Heiko Sippel, Jens Bendisposto, Michael Jastram

Eclipse Rich Client Platform

Heiko Sippel, Jens Bendisposto, Michael Jastram

Eclipse Rich Client Platform

Entwicklung von erweiterbaren Anwendungen mit RCP

entwickler.press

Heiko Sippel, Jens Bendisposto, Michael Jastram: Eclipse Rich Client Platform
Entwicklung von erweiterbaren Anwendungen mit RCP
ISBN: 978-3-939084-91-4

Ein Imprint der Software & Support Verlag GmbH

Bibliografische Information Der Deutschen Bibliothek
Die Deutsche Bibliothek verzeichnet diese Publikation in der Deutschen Nationalbibliografie; detaillierte bibliografische Daten sind im Internet über http://dnb.ddb.de abrufbar.

Ihr Kontakt zum Verlag und Lektorat:
Software & Support Verlag GmbH
entwickler.press
Goethestraße 28
80336 München
Tel: +49(0) 89 66 55 76 10
Fax: +49(0) 89 66 55 76 11
lektorat@entwickler-press.de
http://www.entwickler-press.de

Lektorat: Sandra Michel, smichel@entwickler-press.de
Korrektorat: mediaService, Siegen
Satz: mediaService, Siegen
Umschlaggestaltung: Maria Rudi
Titelgrafik: Caroline Butz
Belichtung, Druck & Bindung: M.P. Media-Print Informationstechnologie GmbH, Paderborn

Widmungen

Für Maha (Michael)
Für Karin, Giacomo und Kai (Jens)
Für Sabine (Heiko)

Inhaltsverzeichnis

V Vorwort von Stefan Tilkov

Die Menge an Technologien und Standards, Bibliotheken und Werkzeugen, Programmiersprachen und Entwicklungsumgebungen, die uns für die Softwareentwicklung heute zur Verfügung steht, ist gewaltig. Es ist vollkommen undenkbar, sich in allen Bereichen gleich gut auszukennen; niemand kommt umhin, sich zumindest auf einen groben Bereich zu spezialisieren – einen Bereich, in welchem man dann wiederum die Rolle eines Generalisten einnehmen kann.

Doch wie findet man den "richtigen" Themenbereich? Welche Maßstäbe sollte man anlegen, um herauszufinden, ob sich die Beschäftigung mit einem bestimmten Gebiet lohnt? Neben allen technischen Aspekten ist ein besonders wichtiger Faktor das Ökosystem, das eine Technologie oder ein Produkt umgibt.

Eclipse war von Anfang an darauf ausgerichtet, ein Ökosystem zu unterstützen: eine einheitliche Plattform, auf deren Basis Werkzeuge entwickelt, vor allem aber einfach miteinander integriert werden können. Mit großem Erfolg: In Scharen trennen sich die Anbieter von ihren proprietären Umgebungen und portieren ihre Werkzeuge für die Softwareentwicklung auf die Eclipse-Plattform. Zum Teil liegt der Grund dafür in der soliden Basis, die von den Entwicklern der IBM-Tochter OTI bereits für die erste Eclipse-Version gelegt wurde. Aber Eclipse hat sich – in für ein Open Source-Projekt vorbildlicher Manier – kontinuierlich weiterentwickelt und immer mehr an Funktionalität in die Plattform aufgenommen, wodurch die Entwicklung auf ein immer höheres Abstraktionsniveau gehoben werden kann. Das alles hat die Akzeptanz von Eclipse gefördert und ihr immer mehr Nutzer zugeführt.

Je stärker die Plattform genutzt wird, umso mehr stabilisiert sie sich. Das gilt zum einen für die Qualität der Plattform selbst: Je mehr Nutzer sie hat, desto schneller werden Fehler gefunden und beseitigt. Es gilt zum anderen aber auch für die Schnittstellen: Je stärker diese genutzt werden, desto größer ist der Widerstand, sie zu ändern. Die Stabilität der Plattform wiederum macht sie noch interessanter für diejenigen, die sie noch nicht unterstützen – ein klassisches Beispiel eines Netzwerkeffektes: Der Wert des Gesamtsystems steigt überproportional zur Anzahl der Teilnehmer daran, was wiederum dessen Attraktivität steigert.

Und natürlich ist dieser Effekt nicht auf die Hersteller beschränkt. Für Entwickler selbst ist die Plattform reizvoll, weil es für nahezu jedes Thema eine Lösung auf Eclipse-Basis gibt – und zwar nicht nur für Java, sondern mittlerweile auch für diverse andere Programmiersprachen. Dokumentation ist in großem Umfang vorhanden; es gibt zahlreiche Blog-Einträge, Diskussionen in Newsgroups und Foren und – nicht zuletzt – häufig auch persönlichen Kontakt zu anderen Eclipse-Nutzern. Wenn Sie vor der Aufgabe stehen, ein Entwicklerwerkzeug zu erstellen – sei es für den Eigenbedarf, als Open-Source-Projekt oder als kommerzielles Produkt – sprechen damit sehr viele Argumente für die Eclipse-Plattform.

Aber warum sich mit dem Zielpublikum "Entwickler" zufrieden geben? Nicht nur integrierte Entwicklungsumgebungen für unterschiedliche Sprachen und deren Komponenten haben viel gemeinsam und profitieren von einer gemeinsamen Grundmenge an Konzepten. Die Eclipse Rich Client Platform (RCP) bietet ein solides Fundament für Anwendungen aller Art – von der Endanwendung für Privatnutzer über mächtige Editoren für beliebige Daten bis hin zur Unternehmensanwendung. Bei der Entwicklung von Anwendungen auf dieser Basis kann auf die reichhaltigen Grundfunktionen zurückgegriffen werden, die Entwicklung damit ebenfalls auf abstrakterem Niveau erfolgen: Das Potenzial des Ökosystems Eclipse vergrößert sich damit noch einmal um ein Vielfaches.

Die Eclipse-Plattform umgibt eine exzellente technische, ökonomische und soziale Infrastruktur – und damit ist sie ein perfekter Wissensbereich, auf den zu setzen es sich lohnt.

Mit dem Buch, das Sie in Händen halten, liefern Ihnen Michael Jastram, Jens Bendisposto und Heiko Sippel in pragmatischer, schnörkelloser und vor allem praxisorientierter Form das notwendige Rüstzeug, Eclipse Plug-ins und Anwendungen auf Basis von Eclipse RCP zu entwickeln – oder anders formuliert: die Vorteile des Eclipse-Ökosystems für sich zu nutzen.

Stefan Tilkov

Geschäftsführer & Principal Consultant

innoQ Deutschland GmbH

E Einleitung

Anwendungen mit reichen Benutzeroberflächen erleben eine Renaissance. Seit das World Wide Web Mitte der Neunziger eine Revolution in der Anwendungsentwicklung hervorgerufen hat, wurde mehrfach der Tod der Desktop-Anwendungen heraufbeschworen. Dennoch haben sich lokal laufende Programme hartnäckig gehalten – angefangen von Office-Anwendungen über Spiele bis hin zu spezialisierten Nischenprodukten wie CAD- oder Grafikprogrammen.

Doch auch auf diesen Gebieten versucht das Web Einzug zu halten: Google bietet Online-Versionen von Textverarbeitung und Tabellenkalkulation an, Flash-Spiele laufen direkt im Browser und selbst anspruchsvolle Anwendungen, wie Google Maps, benötigen lediglich einen modernen Browser und JavaScript.

Dennoch – diese Anwendungen sind nutzlos im Flugzeug, und selbst Flash-basierte Benutzeroberflächen stoßen eventuell an Grenzen, die im Desktop-Bereich schon vor langer Zeit überwunden wurden.

Die reichen Benutzeroberflächen, die heute auf den Markt kommen, eliminieren die Nachteile konventioneller Desktop-Anwendungen und bringen gleichzeitig die Vorteile von Web-Anwendungen ein. Das Ergebnis sind schnelle Anwendungen, die die Rechenleistung des lokalen Computers nutzen, die sich nahtlos ins Internet integrieren, um mit anderen Computern zu kollaborieren, ohne auf eine permanente Netzverbindung angewiesen zu sein. Diese Anwendungen aktualisieren sich im Hintergrund und laufen oft sowohl auf Windows- als auch auf Linux- und Macintosh-Computern.

Die Eclipse Rich Client Plattform hat in den vergangenen Jahren drastisch an Popularität gewonnen, um reiche Anwendungen zu entwickeln. Die Plattform basiert auf Java, der am weitesten verbreiteten Programmiersprache der Welt, und ist somit auf der Stelle für eine große Anzahl von Entwicklern attraktiv. Viele Java-Entwickler benutzen bereits Eclipse zur Softwareentwicklung und sind sich daher sofort der Leistungsfähigkeit der Plattform bewusst. Die wichtigsten Zielplattformen – Windows, Linux und Mac OS X – werden unterstützt. Das Rad muss nicht neu erfunden werden – egal ob automatisches Update, Wizards, eine anpassbare Benutzeroberfläche mit dockbaren Views und reiterbasierten Editoren – alles ist schon da und kann mit wenigen Zeilen Code genutzt werden.

Was den Umstieg auf RCP als Plattform schwierig macht, ist eine anfangs sehr steile Lernkurve: Es muss nicht nur ein neues graphisches Framework erlernt werden, sondern eine ganze Fülle von neuen Techniken und Entwicklungsmustern. Mit diesem Buch liefern wir das Rüstzeug, das nötig ist, um einen Einstieg in die RCP-Entwicklung zu finden.

E.1 Zielgruppe

Dieses Buch richtet sich in erster Linie an erfahrene Java-Entwickler, die mit der Eclipse RCP keine oder wenig Erfahrung haben. Auch Entwickler, die bereits Eclipse-Plug-ins geschrieben haben, werden von diesem Buch profitieren, da die Plug-in-Programmierung nur einen Teil der RCP-Entwicklung ausmacht.

Dieses Buch ist für Praktiker geschrieben. Anhand eines konkreten Beispieles arbeiten wir uns von den Grundlagen zu einer fertigen Anwendung, so dass viele in der Praxis wichtige Konzepte in einem realen Kontext vorgestellt werden können. Dabei werden gerade die Themen, die sich nur begrenzt mit Web-Anwendungen lösen lassen, mit besonderer Aufmerksamkeit behandelt – von Drag & Drop bis OLE-Integration.

Um in der Praxis arbeiten zu können, muss man die zugrunde liegenden Konzepte verstehen, und daher wird in einem eigenen Teil eine solide theoretische Grundlage geschaffen, auf die im praktischen Teil oft verwiesen wird.

E.2 Über dieses Buch

Dieses Buch ist so konzipiert, dass es sowohl chronologisch durchgearbeitet werden kann als auch zum Nachschlagen für bestimmte Themen nützlich ist. Der zweite und dritte Teil werden von einer Anwendungsentwicklung begleitet. Zu jedem Kapitel in diesen Teilen gibt es den lauffähigen Code auf der Website, so dass man an jeder beliebigen Stelle sofort einsteigen kann.

Teil 1 – Die Plattform

In diesem Teil werden Grundlagen der Plattform vermittelt. Plug-ins werden vorgestellt und die Unterschiede zwischen Plug-in-Entwicklung und RCP-Entwicklung herausgearbeitet. Die für die GUI benutzen Technologien – SWT und JFace – werden vorgestellt.

Teil 2 – TiPler, der Todo-Listen-Manager

In diesem Teil beginnen wir mit einer leeren Workbench und erstellen Schritt für Schritt eine komplette Anwendung. Der leere Rahmen wird nach und nach mit Views, Menüs, Editoren und allen anderen Teilen gefüllt, bis wir am Ende eine komplette Anwendung haben.

Teil 3 – Von der Anwendung zum Produkt

Die in Teil 2 erstellte Anwendung ist zwar fertig, aber viele Dinge müssen noch erledigt werden, die nicht wirklich in den Bereich Programmierung gehören. Dazu gehört sowohl die Konfiguration der Anwendung mit Splash-Screen und Icon als auch das Verpacken für verschiedene Betriebssysteme und automatisches Aktualisieren der Software.

Teil 4 – Weitere RCP-Konzepte

Hier werden Teile und Erweiterungen der RCP vorgestellt, die wir für wichtig halten, die aber nicht gut in unsere Beispielanwendung passen. Dazu gehören Dinge wie OLE-Integration, Management lang laufender Prozesse (Job-API) und vieles mehr.

Anhang

Der Anhang beschreibt noch das eine oder andere Konzept, das für den RCP-Programmierer interessant sein könnte, aber nicht zum Kern der Plattform gehört: Die Rich Ajax Platform (RAP), mit der man RCP-Anwendungen im Webbrowser laufen lassen kann, und Unit-Tests von RCP-Anwendungen.

Webseite zum Buch: http://www.jmage.net

Begleitend zum Buch gibt es eine Webseite (http://www.jmage.net), wo folgende Inhalte zu finden sind:

- Tipps und Tricks
- Online-Tutorials
- Häufige Fragen
- Errata
- Mit Bug-Fixen aktualisierte Code-Beispiele
- Linkliste mit den Verweisen des Buches

Beispiel-Code

Am meisten lernt man durch mitmachen! Wir versuchen, dem Leser das Mitmachen so leicht wie möglich zu machen. Auf der Website befinden sich alle Werkzeuge, die in diesem Buch benutzt werden. Weiterhin befindet sich für jedes Kapitel, in dem an Code gearbeitet wird, der entsprechende Code auf der Website.

Die Werkzeuge auf der CD sind für Windows, Linux und Mac OS X enthalten.

- Eclipse für RCP-Entwickler
- RCP-SDK
- Delta-Pack
- RAP

E.3 Konventionen

Die folgenden Konventionen werden in diesem Buch benutzt:

- `Code` steht in eigenen, grau unterlegten Kästen. Es wird nur das Essentielle gezeigt – Import-Statements, Kommentare und teilweise nicht relevanter Code werden ausgelassen.
- Auf wichtige Elemente im Code wird mit Nummern (❶, ❷, ❸, ...) aus dem Text heraus verwiesen.
- Methoden im Text werden durch nachfolgende Klammern markiert (z.B. add()), wobei Argumente weggelassen werden.
- Klassennamen, GUI Elemente, Parameter, etc. im Text werden nicht speziell formatiert, aber in „Anführungszeichen" gesetzt, wenn es zur besseren Lesbarkeit hilfreich ist.
- Verweise auf weiterführende Literatur und das Internet werden am Ende eines jeden Kapitels gesammelt.

Außerdem werden im gesamten Buch Kästen benutzt, die nützliche Tipps, Hinweise und Warnungen enthalten.

E.4 Dank

Es ist unmöglich, ein Buch ohne Hilfe und Unterstützung einer ganzer Reihe von Menschen zu schreiben. Auch uns wurde von vielen Seiten geholfen. Als Erstes möchten wir uns bei den Erschaffern der Eclipse-Plattform bedanken, denn ohne sie würde es diese einzigartige Plattform nicht geben. Dazu gehören zahlreiche Menschen, die entwickelt, getestet und dokumentiert haben.

Besonders bedanken wir uns bei Professor Dr. Michael Leuschel vom Institut für Informatik der Heinrich-Heine-Universität Düsseldorf, der uns vielerlei Ressourcen zur Verfügung gestellt hat, wo immer wir sie brauchten.

Auch der rheinjug (www.rheinjug.de), der Düsseldorfer Java User Group, sind wir zu Dank verpflichtet, da wir dort immer auf offene Ohren gestoßen sind, wenn wir Aspekte des Buches diskutieren wollten, was uns vor einer gewissen Betriebsblindheit bewahrt hat.

Und ganz besonderer Dank geht an unsere Familien, die uns den Rücken freigehalten und angespornt haben, weiterzumachen.

Teil 1

Überblick

Hier verschaffen wir uns einen Überblick über RCP: Wo wir uns die Plattform herunterladen, wie sie strukturiert ist, wie man schnell einsteigt. Dieser Teil des Buches enthält außerdem eine Einführung in die Architekturmuster von Eclipse. Wir führen hier wichtige Begriffe und Prinzipien ein, die für die Entwicklung guter Applikationen unerlässlich sind, wie zum Beispiel den Erweiterungsmechanismus von RCP.

Wer die Entwicklung mit der RCP erst einmal am Beispiel ausprobieren will, kann direkt zu Teil 2 springen, um dort eine komplette Anwendungsentwicklung von einer leeren Workbench bis hin zum fertigen Produkt durchzuarbeiten. Dort gibt es viele Verweise auf den theoretischen Teil, so dass man bei Bedarf die entsprechenden Teile nachlesen kann.

1 Die Entwicklungsumgebung

Die RCP-Programmierung ist einfacher, als man denkt. Wer mit der Eclipse-Plattform vertraut ist, kann mit wenigen Klicks den Rahmen für eine RCP-Anwendung erstellen, wie wir hier gleich zeigen werden. Allerdings zahlt es sich aus, die Entwicklungsumgebung ordentlich vorzubereiten, zum Beispiel durch die Einrichtung einer eigenen Ziel-Plattform. Auch das werden wir in diesem Kapitel machen.

1.1 Eclipse für RCP- und Plug-in-Entwickler

Wer heutzutage die Eclipse-IDE von der offiziellen Download-Seite [1] herunterladen will, steht vor der Qual der Wahl, denn die Entwicklungsumgebung gibt es in verschiedenen Ausführungen. Man kann u.a. wählen zwischen der einfachen Ausführung für Java-Entwickler, Eclipse Classic, die bereits die Plug-in-Entwicklungsumgebung enthält, sowie einer noch umfangreicheren Version speziell für RCP- und Plug-in-Entwickler, jeweils für die Entwicklung unter Windows, Mac OS X oder Linux. Eine direkte Gegenüberstellung der verschiedenen Distributionen findet man unter [2].

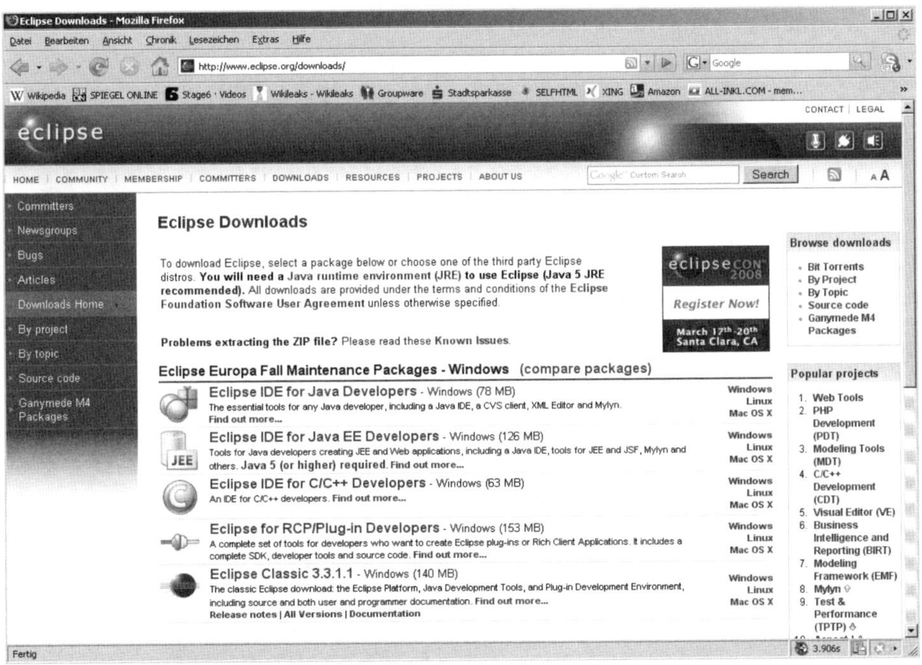

Abbildung 1.1: Die Download-Seite von Eclipse

Für unsere Zwecke laden wir die Eclipse-Distribution für RCP-Entwickler herunter, immerhin über 150 MB. Alternativ finden wir diese Distribution auch auf der Website zum Buch. Wir entpacken das enthaltene Eclipse-Verzeichnis und finden darin wie gewohnt den Ordner *plugins* mit über 250 JAR-Dateien und Unterordnern. Viel Eclipse, und alles kostenlos! Viele dieser Plug-ins werden aber nur für die Entwicklung verwendet und in einer RCP-Anwendung nicht benötigt. Dazu gleich mehr, denn zunächst wollen wir unseren ersten Rich Client erstellen.

1.2 In fünf Minuten zur ersten Rich-Client-Anwendung

Probieren wir einfach mal den Projekt-Assistenten aus. Dies geht ebenso einfach wie bei „normalen" Java-Projekten; allerdings gibt es keinen Punkt „Neues Rich Client Projekt erstellen". Eine Rich-Client-Anwendung ist nämlich auch nur ein spezielles Plug-in, und daher erstellen wir ein neues Plug-in-Projekt mit Hilfe des Projekt-Assistenten, den wir mit der Menüfolge „File | New | Other... | Plug-in Development | Plug-in Project" öffnen. Wir arbeiten uns wie folgt durch die Dialoge durch:

1. Dialog **Plug-in Project**: Name des Projekts: net.jmage.tip.hello
   "Target Platform": Eclipse Version 3.3
2. Dialog **Plug-in Content**: Plug-in Provider: jmage.net
   "Generate an activator...": Checkbox deaktivieren
   "Would you like to create a rich client application?": yes
3. Dialog **Templates**: „Hello RCP" auswählen
4. Dialog **Basic RCP Application**: keine Einträge notwendig

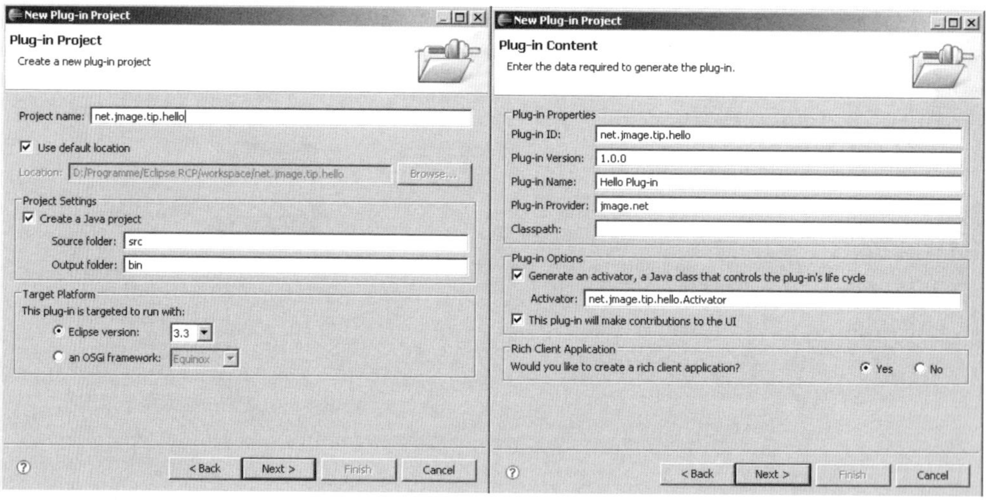

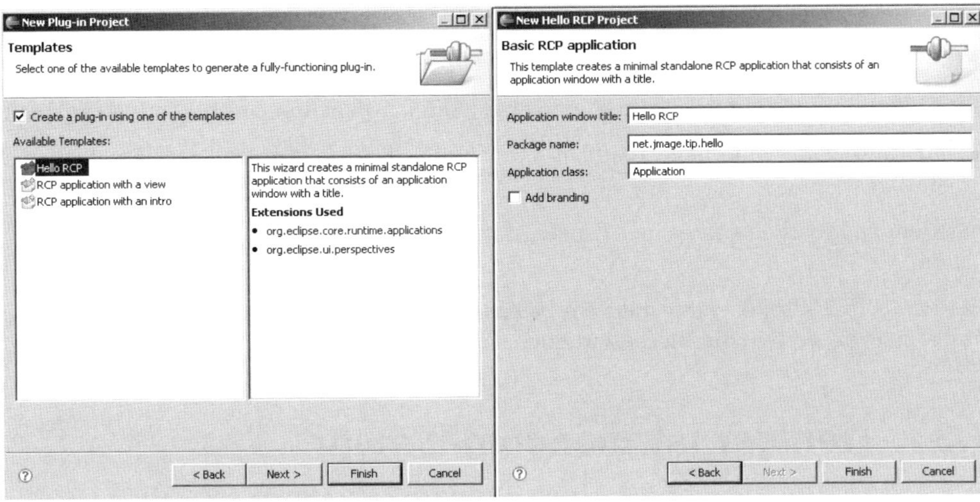

Abbildung 1.2: Der Projekt-Assistent: In vier Schritten zur fertigen Anwendung

Nach wenigen Sekunden ist das Projekt erstellt, und wir wechseln in die neue Perspektive „Plug-in Development Environment" (PDE)". Darin ist bereits der Plug-in-Editor geöffnet, den wir von nun an sehr oft benutzen werden. Im Package-Explorer sehen wir einige automatisch generierte Dateien, darunter auch fünf Java-Quellen.

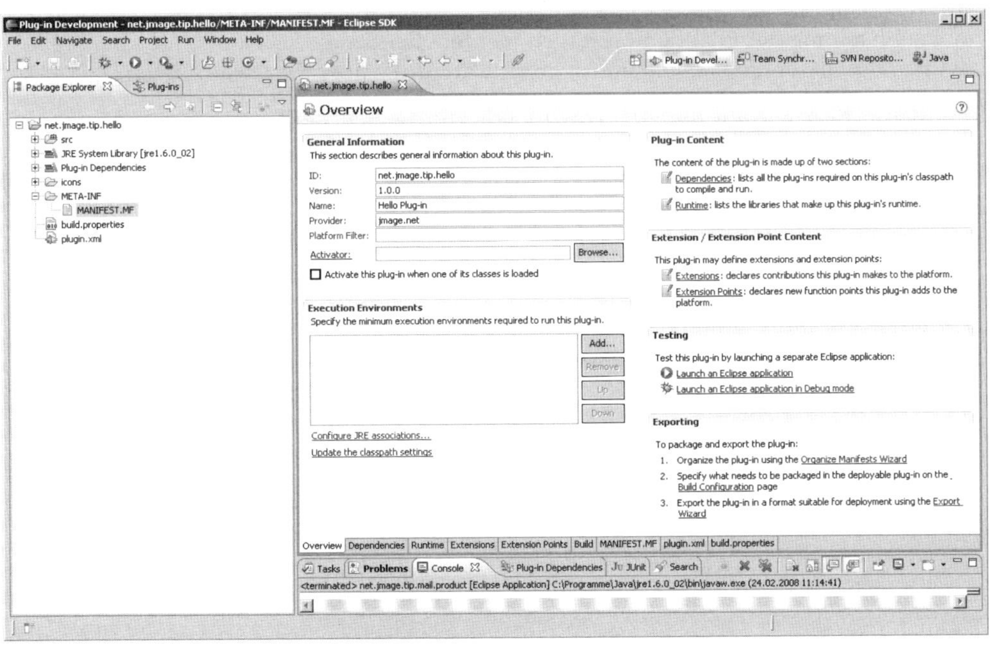

Abbildung 1.3: Die PDE mit dem generierten Projekt.

Wir können nun den Rich Client auf verschiedene Weisen starten, indem wir

- im Kontextmenü des Projekts „Run as | Eclipse Application" auswählen,
- im Plug-in-Editor unter „Testing" den Link „Launch an Eclipse application" auswählen,
- im Run-Dialog eine neue Laufzeit-Umgebung „Eclipse Application" erstellen und starten.

In jedem Fall erscheint ein neues Fenster mit dem Titel „Hello RCP" – unser erster Rich Client.

Ein neues RCP-Projekt setzt man am besten mit einem der Templates des Assistenten auf. Auch wir werden dies in diesem Buch so halten.

1.3 Weniger ist manchmal mehr

Eigentlich könnten wir jetzt schon mit der Entwicklung anfangen, aber es ist nicht besonders geschickt, die eben installierte Eclipse-Distribution auch als Ziel-Plattform für den zu erstellenden Client zu verwenden. Sie enthält einfach zu viele Plug-ins, wodurch man evtl. den Überblick verliert. Außerdem kann es sein, dass es einige Plug-ins für die Ziel-Plattform gar nicht gibt und der Client dort nicht lauffähig ist, z.B. auf einem mobilen Gerät. Dies ist eine häufig auftretende Fehlerquelle. Besser ist es daher, das „Eclipse RCP-SDK" zu installieren und dieses als Ziel-Plattform festzulegen. Das SDK enthält lediglich den Kern von Eclipse und die Laufzeitumgebung für die Plug-ins sowie diejenigen, die für die Erstellung der GUI herangezogen werden. Bei Bedarf können dann weitere Plug-ins hinzugefügt werden. So hat man jederzeit Kontrolle über die verwendeten Plug-ins.

Das RCP-SDK sowie alle anderen Downloads, die die Eclipse Plattform betreffen, finden wir unter [3] (die entsprechende Version anklicken). Die Größe beträgt etwa 20 MB. Wir entpacken das Archiv in einem neuen Ordner „eclipse_rcp_sdk" und geben diesen dann als gewünschte Ziel-Plattform an:

1. Menü „Window | Preferences..."
2. „Plug-in Development" aufklappen
3. „Target Platform" wählen
4. Als „Location" den Ordner mit dem RCP-SDK auswählen

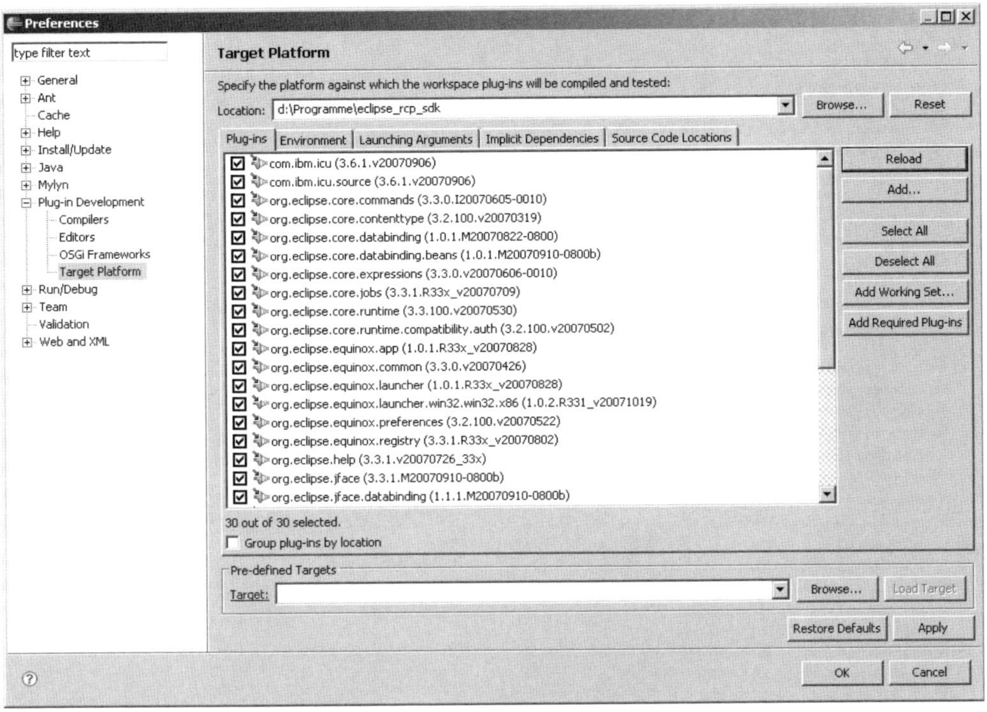

Abbildung 1.4: Auswahl der Ziel-Plattform

Eclipse ermittelt nun die in der neuen Ziel-Plattform vorhandenen Plug-ins. Danach können wir den Preferences-Dialog schließen. Dem Projekt stehen von nun an nur noch die in der Ziel-Plattform vorhandenen Plug-ins zur Verfügung. Diese zurzeit etwa 30 Plug-ins stellen den absolut notwendigen Kern einer Rich-Client-Anwendung dar (siehe auch Kapitel **2**).

Unser eben erstelltes Projekt ist auch unter der neuen Ziel-Plattform lauffähig, wie ein erneuter Start beweist. Mit der Einrichtung der Entwicklungs- und Ziel-Plattformen sind die Startvorbereitungen abgeschlossen.

Achtung

Falls wir zu einem späteren Zeitpunkt weitere Plug-ins in der Ziel-Plattform installieren, indem wir ein JAR-File oder ein Verzeichnis in den dortigen Ordner *plugins* kopieren, so müssen wir dies der PDE mitteilen, indem wir den Dialog „Target Platform" wie oben öffnen und dort auf „Reload" klicken. Dadurch wird die Liste der Plug-ins neu erstellt. Dies ist ein oft gemachter Fehler: Ohne Reload stehen die neuen Plug-ins nicht zur Verfügung.

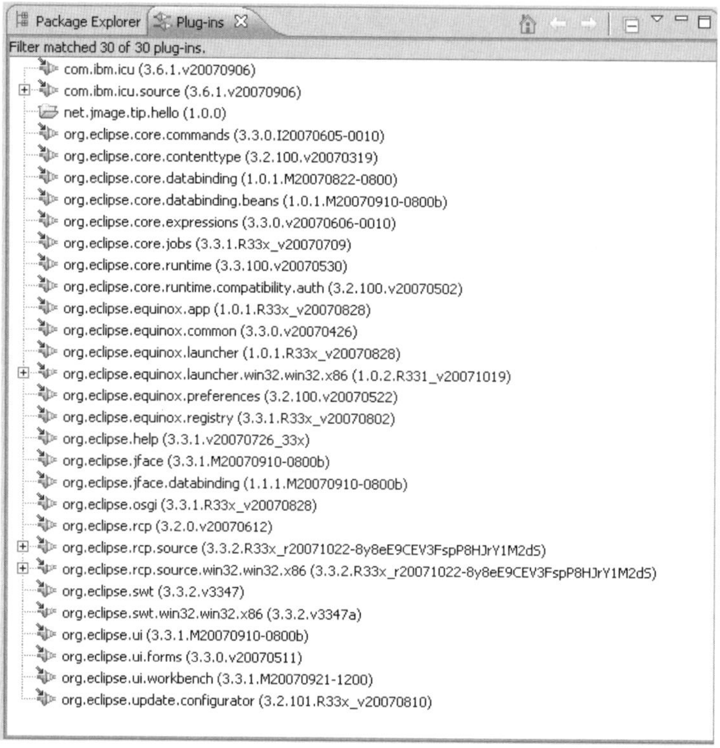

Abbildung 1.5: Die Minimal-Ausstattung an Plug-ins liefert das RCP-SDK

1.4 Zusammenfassung

Der Projekt-Assistent von Eclipse bietet einen einfachen Start in die RCP-Programmierung. Für die Manifest-Dateien existiert ein komfortabler Editor, aus dem heraus die Anwendung auch gestartet werden kann. Es ist empfehlenswert, für die Entwicklung eine eigene Ziel-Plattform einzurichten, basierend auf dem RCP-SDK von Eclipse, das die absolut notwendigen Plug-ins enthält und bei Bedarf um Plug-ins erweitert werden kann.

1.5 Verweise

[1] Eclipse-Download-Seite: *http://www.eclipse.org/downloads/*

[2] Vergleich der Distributionen: *http://www.eclipse.org/downloads/moreinfo/compare.php*

[3] Downloadseite des Eclipse-Projekts: *http://download.eclipse.org/eclipse/downloads/*

2 Das Eclipse Plug-in-Konzept

Im Folgenden werden wir uns mit der Theorie und Architektur von RCP beschäftigen. Um später gute Architekturen zu schreiben, ist dieser Teil besonders wichtig.

Warum reden wir über Plug-ins, wo wir doch Applikationen entwickeln wollen? Und warum schreiben wir in einem RCP-Buch über Eclipse? Die Antwort auf die erste Frage ist sehr einfach: Jede RCP-Applikation ist ein Plug-in für die Plattform. Wir müssen uns also zwangsläufig mit Plug-ins beschäftigen; sobald wir wissen, wie wir Plug-ins schreiben, ist die RCP-Applikation nicht weit.

Aber warum Eclipse? Einer der Gründe ist natürlich, dass RCP aus Eclipse hervorgegangen ist. Die erweiterbare Architektur von Eclipse 2.1 hatte das Potenzial, nicht nur in der IDE selber genutzt zu werden, sondern auch als Grundlage für allgemeine Applikationen zu dienen. Mit dem Versionssprung auf 3.0 wurden die Komponenten, die als für allgemeine Zwecke nützlich erschienen, von den IDE-typischen Komponenten getrennt. Das machte eine umfangreiche Änderung in der Struktur nötig, und ein großer Teil der Plug-ins für Eclipse musste ebenfalls umstrukturiert werden. Außerdem wurde gleichzeitig der Eclipse-Mechanismus für die dynamische Plug-in-Verwaltung auf eine angepasste Fassung des OSGi Frameworks umgestellt. Neben der Tatsache, dass OSGi einen Standard für ein Java-Komponentenmodell liefert, hatte die Umstellung den Vorteil, Komponenten durch sogenanntes Hot-Pluging zur Laufzeit hinzufügen oder entfernen zu können. Mehr über OSGi ist in Kapitel 36 zu finden.

In Kapitel 2.2 werden wir genauer betrachten, welche Komponenten zu RCP gehören, und einige zusätzliche Plug-ins beschreiben. In den Kapiteln 28 und 32 werden Zusatzkomponenten wie zum Beispiel das Eclipse Filesystem und das Resources Plug-in im Detail besprochen.

Ein weiterer wichtiger Grund, warum wir über Eclipse schreiben, ist, dass Eclipse die wohl größte und am weitesten verbreitete RCP-Applikation ist. Wenn wir darüber nachdenken, wie wir unsere eigene RCP Applikation entwerfen, lohnt es sich meistens, einen Blick auf Eclipse zu werfen. Eclipse gibt ein Beispiel, wie Erweiterbarkeit zum Erfolg beiträgt und lebt uns vor, wie wir Applikationen entwickeln können, die durch Plug-ins erweiterbar sind. Der Begriff Plug-in suggeriert möglicherweise, dass es sich um eine Erweiterung für ein bestehendes monolithisches System handelt. Bei Eclipse trifft das aber so nicht zu. Praktisch jede Funktionalität, die Eclipse zur Verfügung stellt, ist in einem Plug-in gekapselt.

Um eine solche Erweiterbarkeit auch für unsere eigenen RCP-basierten Anwendungen zu erreichen, ist es wichtig, das Plug-in-Konzept verstanden und verinnerlicht zu haben. Wenn wir RCP einsetzen, ohne die Plug-in-Architektur richtig zu benutzen, vergeuden wir praktisch das gesamte Potenzial, und die Plattform verkümmert zu einem Ersatz für Swing.

2.1 Erweiterbarkeit von Java-Anwendungen

Um das Eclipse Plug-in Konzept zu verstehen, überlegen wir einmal, wie wir eine erweiterbare Java-Anwendung von Hand programmieren würden. Stellen wir uns also vor, wir schreiben eine Hauptklasse, die wir Vater nennen, und eine mögliche Erweiterung, die Sohn heißen soll. Vater wird zu einer Zeit geschrieben, zu der wir von der Existenz der Klasse Sohn noch nichts wissen. Es ist sehr einfach, von der Klasse Sohn aus Informationen über Vater zu erhalten, wir kennen ja das Interface. Umgekehrt ist es etwas schwieriger.

Eine mögliche Lösung ist es, wie in **Listing 2.1** bis **Listing 2.3** gezeigt, zusammen mit unserer Vater-Klasse ein Erweiterungs-Interface zu definieren, das zukünftige Klassen implementieren müssen.

```
public interface IExtensionInterface {
    public void aMethod();
}
```

Listing 2.1: Ein einfaches Erweiterungs-Interface

```
public class Vater {
  public List <IExtensionInterface> children =
    new LinkedList <IExtensionInterface>();
  public void add(IExtensionInterface listener) {
    children.add(listener);
  }
  public void callChildren() {
    for (IExtensionInterface child : children ) child.aMethod();
  }
}
```

Listing 2.2: Eine Klasse, die durch unbekannte andere Klassen erweitert werden soll

```
public class Sohn implements IExtensionInterface {
  public void aMethod() {
    System.out.println("Hello dad !");
  }
  public Sohn(Vater dad) {
    dad.add(this);
  }
}
```

Listing 2.3: Eine Erweiterung für unsere Vater-Klasse

Das Erweiterungs-Interface spezifiziert, welche Methoden eine Erweiterung zur Verfügung stellen muss. In unserem Beispiel muss jede Erweiterung eine Methode aMethod zur Verfügung stellen. Die Vater-Klasse kennt zwar die konkrete Implementierung nicht, aber sie kennt einen Teil der Methoden, die die Sohn-Klasse zur Verfügung stellt.

Die Erweiterung registriert sich bei der Vater-Klasse durch Aufruf der Methode add(). Wenn die Vater-Klasse nun Informationen von den Erweiterungen abrufen will, kann sie über die Liste der Erweiterungen iterieren und die Methode aufrufen.

Das Konzept hat einen Haken: Wenn die Vater-Klasse die Sohn-Klasse nicht kennt, wie wird Sohn dann instanziiert? Auf irgendeine Art müssen wir dem Vater mitteilen, dass es die Erweiterung gibt. Wenn wir das manuell machen wollen, wird es spätestens hier schwierig, denn wir müssen zur Laufzeit Klassen mit einem bestimmten Interface identifizieren. Alternativ können wir auch eine Property-Datei benutzen, in der ein Plug-in-Programmierer die Klassen einträgt, und dann die Klassen mit Hilfe von Reflection nachladen. Hier kommt die Rich Client Platform ins Spiel, denn sie bietet einen Rahmen für erweiterbare Anwendungen.

Ein Bild, das sich für Eclipse anbietet, ist das von Steckdosen und Steckern. Tatsächlich wimmelt es in Eclipse von Steckdosen, den Erweiterungspunkten, und Steckern, den Plug-ins. Wir werden gleich genauer beschreiben, was ein Plug-in und ein Extension Point ist, aber für das grundsätzliche Verständnis sollte man das Bild von Steckern und Steckdosen im Kopf behalten.

RCP stellt uns die Laufzeitumgebung zur Verfügung, eine Steckdose, in die wir unsere Applikation einstecken, denn eine Applikation ist bei der RCP auch nur ein Plug-in. Insbesondere gibt es keine Hauptklasse und keine Methode main(). Das Starten und Initialisieren der Applikation übernimmt das Framework vollständig, wir konzentrieren uns auf unsere Aufgaben der Implementierung der Geschäftslogik und der grafischen Präsentation.

2.2 Komponenten der RCP

Abbildung 2.1 zeigt eine mögliche Sicht auf die in der RCP enthaltenen Gruppierungen von Plug-ins. Die Plug-ins, die in den jeweiligen Gruppen enthalten sind sowie ihre Funktionenen sind in **Tabelle 2.1** aufgeführt.

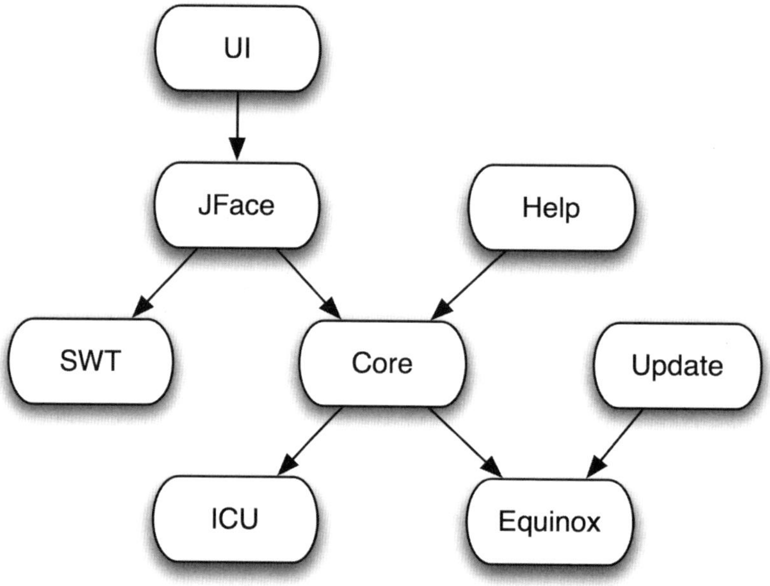

Abbildung 2.1: Komponenten der Rich Client Platform

Achtung

Es gibt deutliche Unterschiede bezüglich der Paketstruktur zwischen RCP in Version 3.3 und früheren Versionen.

Wenn wir uns das Bild einmal genauer anschauen, stellen wir fest, dass es keine Abhängigkeiten zwischen SWT und einem anderen Plug-in gibt, und tatsächlich können wir SWT auch völlig unabhängig von RCP als grafische Bibliothek nutzen. Es besteht auch die Möglichkeit, eine Untermenge der Plug-ins zu nutzen, um eine Plattform für Applikationen ohne grafische Oberfläche (sogenannte headless Anwendungen) zu definieren; dazu lassen wir die SWT-, JFace- und UI-Plug-ins weg. Es geht sogar noch sparsamer: Wenn wir den Core weglassen, erhalten wir eine OSGi-Implementierung, die wir nutzen können, um erweiterbare Applikationen mit einem sehr kleinen Overhead zu schreiben; allerdings verlieren wir dabei deutlich an Komfort.

Element	Funktion	Plug-ins
ICU	Systembibliothek (Unicode)	com.ibm.icu
Equinox	OSGi Framework	org.eclipse.osgi
		org.eclipse.equinox.app
		org.eclipse.equinox.common
		org.eclipse.equinox.launcher
		org.eclipse.equinox.preferences
		org.eclipse.equinox.registry
Core	Laufzeitkern	org.eclipse.core.commands
		org.eclipse.core.contenttype
		org.eclipse.core.databinding
		org.eclipse.core.databinding.beans
		org.eclipse.core.expressions
		org.eclipse.core.jobs
		org.eclipse.core.runtime
		org.eclipse.core.runtime.compatibility.auth
Update	Management für Aktualisierungen	org.eclipse.update.configurator
Help	Hilfesystem	org.eclipse.help
SWT	Systembibliothek (Grafik)	org.eclipse.swt
JFace	Abstraktion von SWT Komponenten (z.B. Tabellen) Data-Binding an Visualisierung	org.eclipse.jface org.eclipse.jface.databinding
UI	Workbench Views und Editoren	org.eclipse.ui org.eclipse.ui.workbench

Tabelle 2.1: Komponenten der RCP und ihre Funktionen

2.3 Plug-in-Deklaration

Ein typisches Plug-in besteht aus zwei Teilen: der statischen Deklaration und der Implementierung, also den Java-Klassen. In diesem Abschnitt wollen wir uns vorerst auf den deklarativen Teil beschränken. Später werden wir dann die Aspekte der Implementierung beleuchten, die sich mit dem Zugriff auf die Deklaration befassen.

Die minimale Deklaration besteht aus der Datei MANIFEST.MF (im Verzeichnis META-INF), die unter anderem die Abhängigkeiten zu anderen Plug-ins und das Startverhalten des Plug-ins beschreibt. Wenn wir die „Hello RCP" Beispiel-Applikation mit dem Projekt-Wizard erstellen, so erhalten wir eine Manifest-Datei, die in etwa wie in **Listing 2.4** aussieht.

```
Manifest-Version: 1.0
Bundle-ManifestVersion: 2
Bundle-Name: JMage Architecture Plug-in
Bundle-SymbolicName: net.jmage.architecture; singleton:=true ❶
Bundle-Version: 1.0.0
Bundle-Activator: net.jmage.architecture.Activator ❷
Require-Bundle: org.eclipse.ui, ❸
 org.eclipse.core.runtime
Eclipse-LazyStart: true ❹
```

Listing 2.4: MANIFEST.MF

Die Datei ist verhältnismäßig einfach zu lesen, daher wollen wir hier nur einige wenige Punkte diskutieren. Jedes Plug-in, das Erweiterungen oder Erweiterungspunkte definiert – so wie die „Hello RCP"-Applikation – muss die Direktive singleton:=true beinhalten ❶. Der Bundle-Activator ❷ ist eine optionale, spezielle Klasse, die den Lebenszyklus des Plug-ins steuert. Der Activator wird oft benutzt, um bestimmte zentrale Daten zu speichern und Zugriff auf gewisse Dienste der Plattform wie zum Beispiel Logging oder Voreinstellungen zu erlauben. Wie bereits erwähnt, deklariert das Manifest die Abhängigkeiten zu anderen Plug-ins ❸, in unserem Fall org.eclipse.ui und org.eclipse.core.runtime. Der letzte Punkt, den wir hervorheben wollen, ist Eclipse-LazyStart ❹, eine sehr bequeme Eigenschaft der RCP: Die Implementierung eines Plug-ins wird erst dann geladen, wenn die Klassen wirklich benötigt werden. Es ist dabei aber etwas Sorgfalt nötig, sonst kann es zu unbeabsichtigen Kaskaden von Instanziierungen kommen. Wir werden auf die Details des Lazy Loadings in Kapitel 3.1 eingehen.

Die zweite Datei, in der Deklarationen des Plug-ins stehen können, ist die Datei plugin.xml. Hier werden die Informationen über Erweiterungen eingetragen, die das Plug-in beisteuert. Um bei unserem Bild zu bleiben: Die Einträge in der plugin.xml legen die Form der Stecker fest. Unsere „Hello RCP"-Anwendung generiert beispielsweise die plugin.xml Datei aus **Listing 2.5**.

```
<plugin>
   <extension id="application" point="org.eclipse.core.runtime.applications">
      <application>
         <run class="net.jmage.architecture.Application"></run> ❶
      </application>
   </extension>
   <extension point="org.eclipse.ui.perspectives"> ❷
      <perspective  name="RCP Perspective"
                  class="net.jmage.architecture.Perspective"
                     id="net.jmage.architecture.perspective">
      </perspective>
   </extension>
</plugin>
```

Listing 2.5: Ausschnitt aus der Datei plugin.xml

Die Datei deklariert zwei Erweiterungen für Eclipse Standard-Erweiterungspunkte. Der erste Punkt ❶ ist org.eclipse.core.runtime.applications, der gewissermaßen den Einstiegspunkt in unsere Applikation festlegt, nämlich die Klasse Application. Im Kapitel 3.2 über den Lebenszyklus einer Anwendung besprechen wir diese Erweiterung im Detail.

Der zweite Punkt ❷ definiert eine Perspektive, eine Beschreibung der Anordnung von Views und Editoren. Wir stellen diese Konzepte in Kapitel 5 (Workbench) genauer vor.

Wie wir sehen, ist eine Erweiterung ein XML-Knoten. Was jetzt noch fehlt, ist ein passendes Schema. Damit sind wir bei der dritten Form von Deklarationen: Erweiterungspunkte.

Erweiterungspunkte werden in excd-Dateien deklariert, die im Ordner schema eines Plug-in Projektes liegen.

Keine Angst: Wir erklären im Folgenden zwar den Aufbau der XML-Datei, es ist aber nicht nötig, alle Tags und Attribute zu lernen, denn wir bearbeiten die Datei bequem im Extension Point Schema Editor (siehe Kapitel 2.5).

Werfen wir einen Blick auf die Deklarationen des Application-Extension-Points. Ein stark gekürzter Teil der Definition ist in **Listing 2.6** abgebildet.

```
<schema targetNamespace="org.eclipse.core.runtime">
 <element name="extension"> ❶
  <complexType>
   <attribute name="point" type="string" use="required" />
   <attribute name="id" type="string" use="required" />
   <attribute name="name" type="string" />
   <sequence> <element ref="application"/> </sequence> ❷
  </complexType>
 </element>

 <element name="application">
   <complexType>
     <sequence> <element ref="run" minOccurs="0" maxOccurs="1"/>❸ </sequence>
   </complexType>
 </element>

 <element name="run">
  <complexType>
   <attribute name="class" type="string" use="required"> ❹
    <annotation><appInfo>
     <meta.attribute kind="java" basedOn="org.eclipse.equinox.app.IApplication"/> ❺
    </appInfo></annotation>
  </complexType>
 </element>
</schema>
```

Listing 2.6: Applications Extension Point Schema: applications.exsd

Das Schema beschreibt, welche Informationen eine gültige Erweiterung liefern muss. Wir können es in einer Art Entitäten-Relationen-Diagramm wie in **Abbildung 2.2** darstellen. Wir haben das Diagramm auf den gleichen Ausschnitt reduziert.

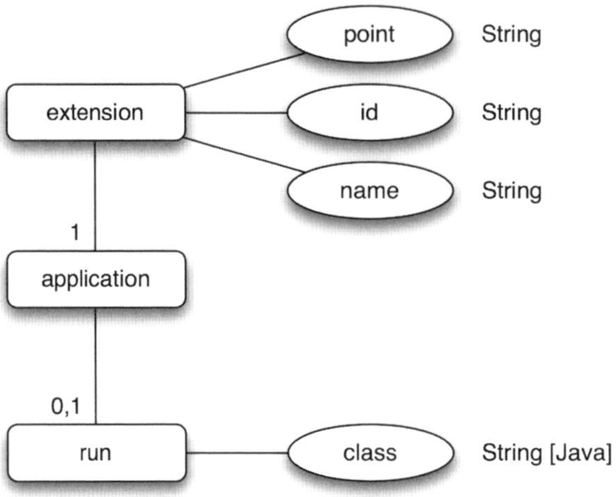

Abbildung 2.2: Struktur der Applications Schema-Informationen

Jede Definition hat das Wurzelelement extension ❶, und auch die drei Attribute point, id und name sind festgelegt. Interessanter ist die Zeile ❷, wo wir eine Komposition definieren. Das Element extension enthält eine Sequenz von Elementen mit dem Namen application. Die Kardinalität ist, wenn wir keine Angaben machen, genau Eins. Für Angaben über Kardinalitäten stehen die Attribute minOccurs und maxOccurs zur Verfügung; sie können sowohl im element- als auch im sequence-Tag benutzt werden. Neben Sequenzen besteht auch die Möglichkeit, zwischen verschiedenen Alternativen zu wählen (Choice). Bei maxOccurs können wir statt einer Zahl auch den Wert unbounded wählen, wenn es keine Beschränkung in der Anzahl der Unterelemente geben soll. In Zeile ❸ werden minOccurs und maxOccurs benutzt, um zu spezifizieren, dass ein application-Element höchstens ein run-Element enthalten kann, aber nicht muss.

Schauen wir uns einmal ein Attribut an: In Zeile ❹ ist das Attribut class im Element run definiert. Als Typ ist String eingetragen, dies stimmt aber nicht so ganz. Aus Systemsicht gibt es nur zwei verschiedene Typen von Attributen: string und boolean. Tatsächlich spaltet sich der Typ string in Untertypen auf. In Zeile ❺ wird der Untertyp java festgelegt. Für den java-Untertyp legt man typischerweise auch eine Superklasse oder ein Interface fest, das gefordert wird. Außer java existiert noch der Untertyp resource.

Die Elemente der statischen Deklaration sind damit vollständig. Es existieren noch mehr Deklarationen, wie zum Beispiel die Datei build.properties oder die Produkt-Datei. Diese Dateien deklarieren aber ausschließlich Dinge, die nur zur Kompilierzeit eine Rolle spielen.

Kehren wir noch einmal zurück zu unserem Anfangsbeispiel und überlegen uns, wie das Vater-Sohn-Problem spezifiziert werden kann. Es ist klar, dass die Vater-Klasse den Erweiterungspunkt implementieren muss und die später folgenden Plug-ins Erweiterungen für diesen Punkt zur Verfügung stellen. Wir wollen auf der Sohn-Klasse nur eine Methode aufrufen, daher reicht es aus, wenn wir hier den Namen der Sohn-Klasse an den Punkt übermitteln.

Hier ist beim Design der Erweiterungspunkte etwas Vorsicht geboten. Wir werden aber die Details im Abschnitt Lazy Loading und virtuelle Proxies genauer erklären. Unsere Struktur könnte wie in **Abbildung 2.3** aussehen.

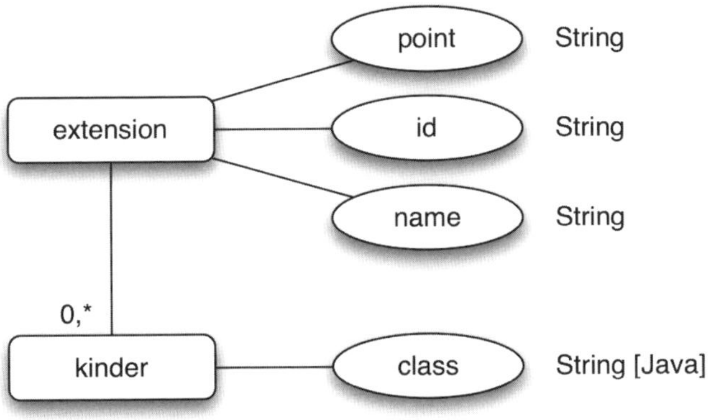

Abbildung 2.3: Struktur des Erweiterungspunktes für eine Java-Erweiterung

Die Erweiterung akzeptiert optional beliebig viele Knoten vom Typ kinder, die jeweils ein einziges java-Attribut mit Namen class haben.

2.4 Der Plug-in Manifest Editor

Wenn wir den deklarativen Teil eines Plug-ins berabeiten, so benutzen wir üblicherweise den Plug-in Manifest Editor wie in **Abbildung 2.4** dargestellt.

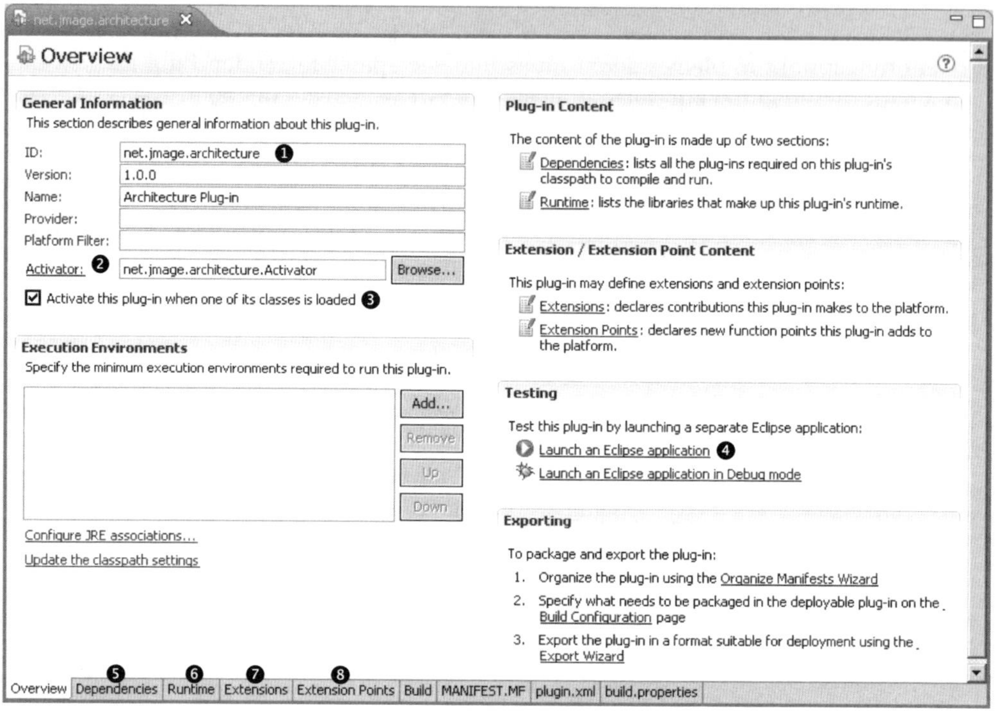

Abbildung 2.4: Übersichtsseite des Plug-in-Editors

Es ist beachtenswert, dass wir mit dem Editor nicht wie in den meisten üblichen Fällen eine Quelldatei bearbeiten, sondern gleichzeitig mehrere Dateien. Der Editor bietet uns eine einheitliche Sicht auf die plugin.xml-, die MANIFEST.MF- und die build.properties-Datei. Außerdem bekommen wir eine Übersicht über die Erweiterungspunkte, die selber allerdings mit dem Extension Point Schema Editor bearbeitet werden.

Hinweis

Manchmal passiert es, dass die Informationen im Plug-in-Editor fehlerhaft sind, wenn die entsprechenden Konfigurationsdateien von Hand editiert wurden. Am sichersten ist es, den Editor zu schließen und neu zu öffnen.

Wenn wir den Editor zum ersten Mal öffnen, bekommen wir eine Übersichtsseite zu sehen, auf der wir neben den allgemeinen Informationen ❶ wie ID und Name auch angeben können, welche Klasse den Lebenszyklus des Plug-ins steuert ❷ und ob Eclipse das Lazy Loading ❸ verwenden soll. Mehr Informationen über den Lebenszyklus eines Plug-ins sind in Kapitel 3.2 zu finden. Das Lazy Loading beschreiben wir in Abschnitt 3.1. Sehr nützlich ist der Bereich „Testing" ❹, über den die Anwendung korrekt konfiguriert gestartet werden kann, auch im Debug-Modus.

Hinweis

Leider funktioniert das Synchronisieren der Run-Konfigurationen nicht immer reibungslos. Wenn Die Anwendung einmal nicht starten sollte, kann es helfen, einfach alle Run-Konfigurationen zu löschen(über Run | Open Run Dialog...).

Die weiteren Seiten des Editors werden wir im Folgenden vorstellen.

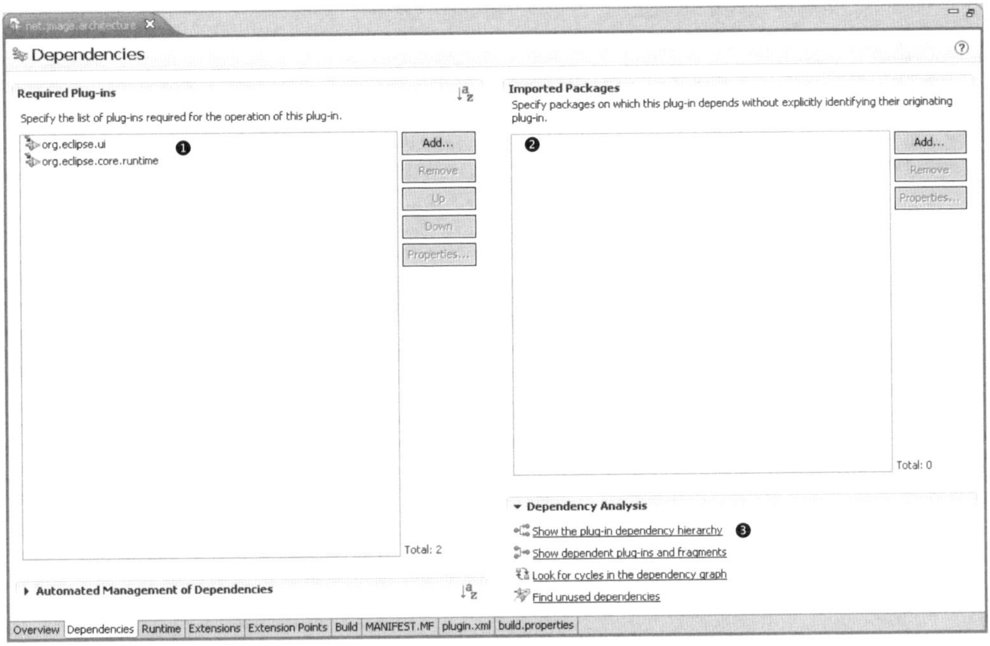

Abbildung 2.5: Übersicht über die Abhängigkeiten des Plug-ins

Abbildung 2.5 zeigt die Dependencies-Seite: Hier werden die Abhängigkeiten zu anderen Plug-ins ❶ bzw. Paket-Importen ❷ deklariert. Der Unterschied zwischen den beiden Typen von Abhängigkeiten ist klein aber entscheidend.

Wenn wir ein Paket importieren, dann interessiert uns nicht dessen Herkunft. Ein beliebiges Plug-in, das das entsprechende Paket exportiert, kann von der Plattform benutzt werden. Typischerweise importiert man nur API-Pakete. Wenn wir eine Abhängigkeit zu einem anderen Plug-in spezifizieren, dann können alle Pakete, die dieses Plug-in exportiert, benutzt werden. Beide Methoden haben ihre Vor- und Nachteile. Während der Import flexibler ist, ist bei Verwendung einer Abhängigkeit besser vorherzusehen, was passiert. Wir empfehlen, im Zweifel die Abhängigkeit zu einem anderen Plug-in zu wählen. Zusätzlich stellt die Seite einige Werkzeuge ❸ zur Verfügung, mit denen sich die Abhängigkeiten analysieren und Fehler in den Beziehungen zwischen Plug-ins finden lassen, denn in Wirklichkeit gibt es viel mehr Abhängigkeiten zu anderen Plug-ins als uns im Feld ❶ angezeigt werden! Der Grund ist, dass Plug-ins auf anderen Plug-ins basieren können. Diese transitiven Abhängigkeiten werden uns in der normalen Ansicht nicht angezeigt. Wenn wir alle Plug-ins sehen wollen, können wir „Show the plug-in dependency hierarchy" in ❸ aufrufen. Wir bekommen dann eine View, ähnlich wie in **Abbildung 2.6**, die unter jeder unserer Abhängigkeiten einen Baum darstellt, den man erforschen kann.

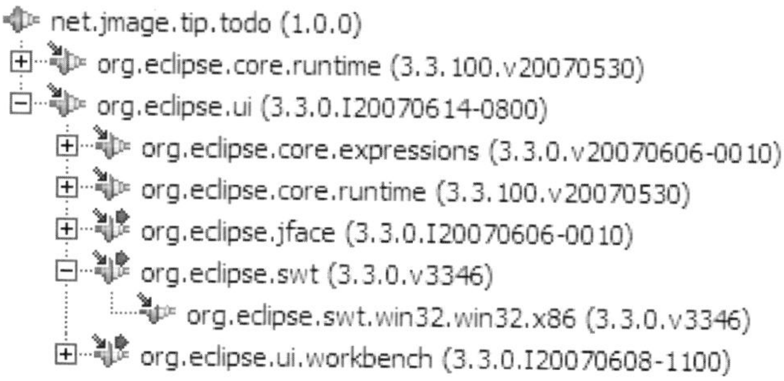
net.jmage.tip.todo (1.0.0)
org.eclipse.core.runtime (3.3.100.v20070530)
org.eclipse.ui (3.3.0.I20070614-0800)
org.eclipse.core.expressions (3.3.0.v20070606-0010)
org.eclipse.core.runtime (3.3.100.v20070530)
org.eclipse.jface (3.3.0.I20070606-0010)
org.eclipse.swt (3.3.0.v3346)
org.eclipse.swt.win32.win32.x86 (3.3.0.v3346)
org.eclipse.ui.workbench (3.3.0.I20070608-1100)

Abbildung 2.6: Die Plug-in Dependencies

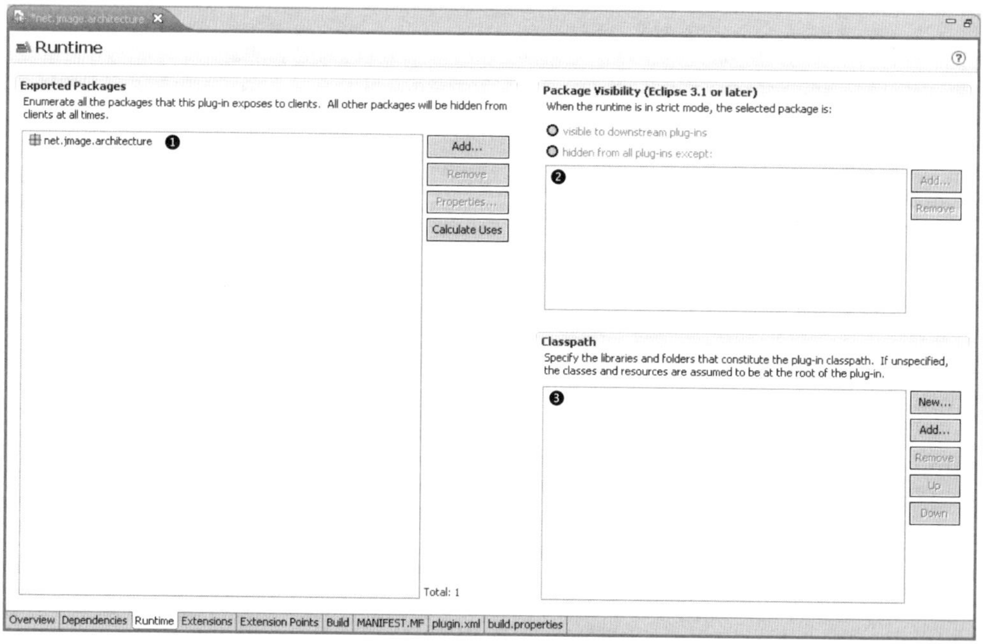

Abbildung 2.7: Runtime Ansicht des Plug-in-Editors

Die nächste Seite „Runtime“ ist in **Abbildung 2.7** dargestellt und deklariert, welche Klassen für andere Plug-ins sichtbar sein sollen; außerdem wird hier der Laufzeit-Klassenpfad festgelegt. Im Abschnitt ❶ werden die Java-Packages eingetragen, die für andere Plug-ins sichtbar sein sollen. API-Pakete sollten hier publik gemacht werden. Es besteht zusätzlich auch die Möglichkeit, Packages nur für bestimmte andere Plug-ins sichtbar zu machen. Dazu werden sie exportiert, aber ❷ nur für gewisse andere Plug-ins sichtbar gemacht. Es ist anzumerken, dass die Pakete nur im strict-Modus (d.h. die Anwendung wird mit dem VM-Parameter -Dosgi.resolverMode=strict gestartet) versteckt werden.

Der Laufzeit-Klassenpfad kann in ❸ geändert werden (das ist aber nur in wenigen Situationen notwendig). Alle Beispiele in diesem Buch kommen ohne Modifikation des Pfades aus.

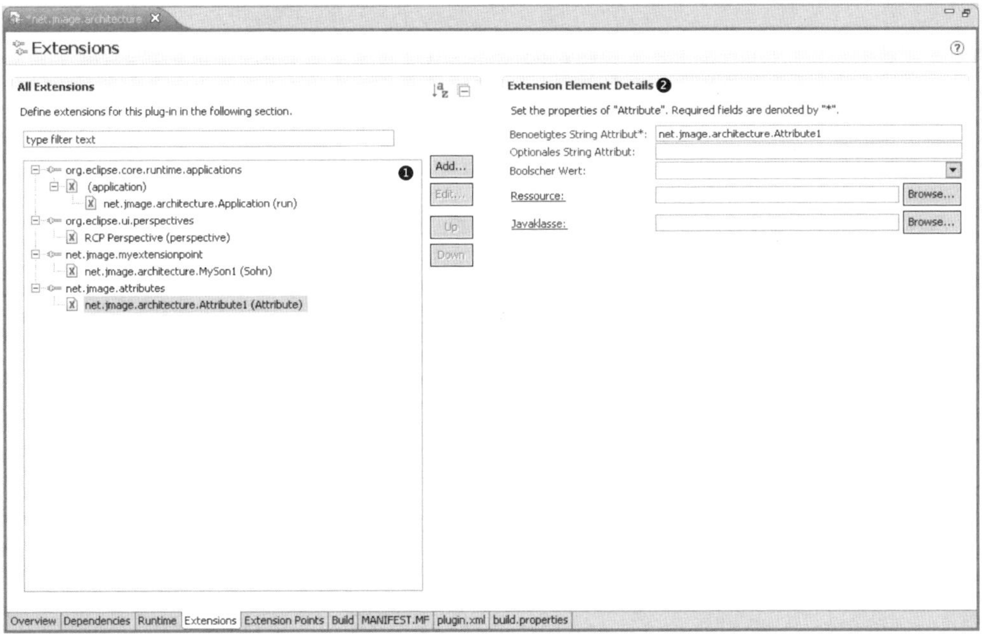

Abbildung 2.8: Deklarationsseite für Erweiterungen

Die nächste Seite ist für das Konzept der Erweiterungen besonders wichtig. Hier wird deklariert, welche Stecker das Plug-in zur Verfügung stellt. An dieser Stelle verankern wir unser loses Plug-in in der Applikation. Den Editor zeigt **Abbildung 2.8**. Die Elemente der Erweiterungen werden in einer Baumstruktur ❶ dargestellt, die Attribute eines bestimmten Elementes werden im Detaileditor ❷ geändert. Das Aussehen der einzelnen Attribute hängt von ihrem Typ ab. In der Abbildung sehen wir die vier verschiedenen Typen, außerdem ist das erste Attribut als verpflichtend markiert. An dem Stern erkennt man, dass dieses Attribut auf jeden Fall einen Wert besitzen muss, außerdem wird von der Plattform ein generischer Wert eingetragen.

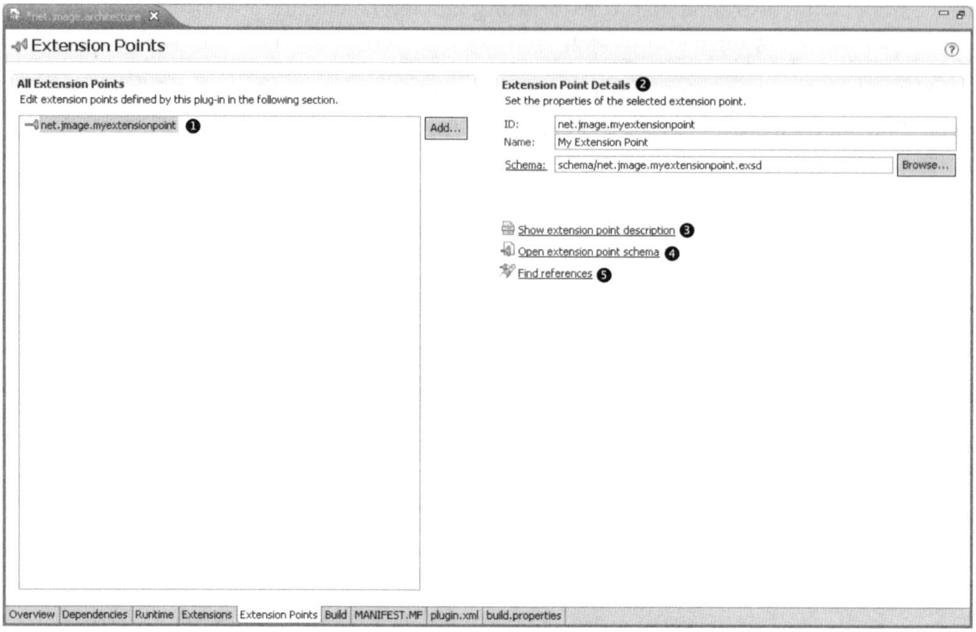

Abbildung 2.9: Übersicht über zur Verfügung gestellte Erweiterungspunkte

Die Seite Extension Points zeigt, wie wir in **Abbildung 2.9** sehen, welche Erweiterungspunkte ein Plug-in zur Verfügung stellt. Um bei unserem Bild zu bleiben: Hier wird die Form der Steckdosen definiert.

In Feld ❶ wird eine Liste der verfügbaren Punkte angezeigt. (Wie ein solcher Punkt erzeugt wird, erklären wir in Kapitel 2.5 über den Extension Point Schema Editor.) Rechts ❷ werden Details zum aktuell ausgewählten Punkt angezeigt. Interessant sind die Möglichkeiten, die Dokumentation ❸ zu einem Punkt anzuschauen, die Definitionsdatei eines Punktes zu öffnen ❹ sowie bereits vorhandene Erweiterungen zu suchen ❺. Letzteres kann vor allem dann nützlich sein, wenn man ein Plug-in für einen bestimmten Punkt schreiben will und ein Beispiel für eine Implementierung sucht.

Der Reiter „Build" dient zur Konfiguration des Plug-in-Build-Prozesses. Im Normalfall werden hier selten Änderungen gemacht. Wir kommen in der Regel damit aus, Ordner und Dateien zu markieren, die in unsere Distribution eingeschlossen werden sollen. Der Bereich „Binary Build" beschreibt den normalen Export für unser Produkt. Hier sollten wir alle Ordner angeben, die später zur Laufzeit benötigt werden, also zum Beispiel Ordner, die Bilder oder andere Ressourcen enthalten. Der Bereich „Source Build" ist dann interessant, wenn wir ein SDK bauen wollen für Nutzer, die unsere Software erweitern sollen. In einem solchen Fall wollen wir üblicherweise auch Sourcecodes und möglicherweise auch Dokumentationen zur API mitliefern. Das Eclipse Plug-in Development Environment (PDE) benutzt ein Ant-Script build.xml, um ein Plug-in zu bauen. Das Buildfile wird dazu on-the-fly erstellt und ausgeführt. Wir können in diesen Prozess eingreifen. Dazu wählen wir aus dem Kontextmenü der build.properties-Datei im Punkt PDE den Befehl „Create Ant Build File". Die PDE wird dann eine build.xml aus den aktuellen Einstellungen erzeugen. Danach müssen wir auf der Build-Seite die Check-Box Custom Build aktivieren, damit unsere build.xml nicht mehr automatisch überschrieben wird. Jetzt können wir das Script unseren Bedürfnissen anpassen.

Die übrigen Seiten werden wir hier nicht weiter erläutern: Es handelt sich um die Quelltexte, die für die ersten Seiten benutzt werden. Der Inhalt dieser drei Reiter ist redundant zu den bisher erläuterten Seiten. Allerdings ist es gelegentlich sinnvoll, sich diese Dateien anzuschauen, wenn es irgendwo Fehler gibt.

2.5 Der Extension Point Schema Editor

Wir haben gesehen, wie ein Schema für einen Erweiterungspunkt aussieht; bei der Komplexität der Schemadatei haben wir aber etwas untertrieben, und viele Teile sind aus Platzgründen ausgelassen worden. Tatsächlich ist es kompliziert, die Schemadefinitions-Datei von Hand zu editieren. Glücklicherweise stellt Eclipse den Extension Point Schema Editor zur Verfügung. Wir beginnen mit einem Rundgang durch den Editor und schauen uns dann im Anschluss an, wie die einzelnen Elemente und Attribute im Detail festgelegt werden.

Der erste Schritt ist das Anlegen eines neuen Erweiterungspunktes. Dazu öffnen wir eine plugin.xml, zum Beispiel die des „Hello RCP"-Beispiels. Im Reiter Extension Points können wir alle definierten Erweiterungspunkte sehen. Wir klicken hier auf Add und füllen den Wizard wie in **Abbildung 2.10** aus.

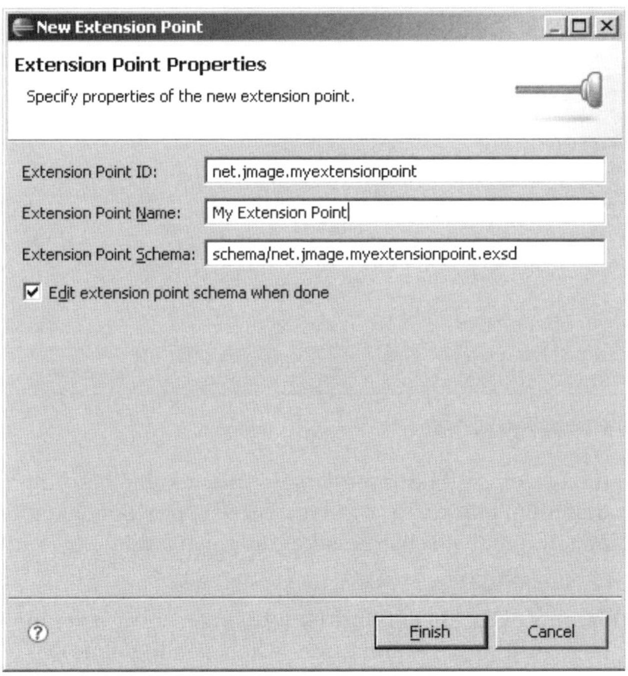

Abbildung 2.10: Erstellen eines neuen Erweiterungspunktes

Nachem wir auf Finish geklickt haben, öffnet sich der Editor und wir können in der Overview-Seite Informationen über unseren Erweiterungspunkt angeben. Wir werden diesen Schritt auslassen, da wir uns auf die Aspekte konzentrieren, die sich mit Programmierung beschäftigen. Dennoch müssen wir hier in einem Entwicklungsprojekt Sorgfalt walten lassen und unseren Punkt dokumentieren; die Dokumentation wird später einmal als Referenz dienen, wenn andere Entwickler unser Produkt erweitern.

Der Reiter net.jmage.myextensionpoint.exsd zeigt den Quelltext des Punktes an. Schon jetzt können wir sehen, dass das **Listing 2.6** tatsächlich sehr stark gekürzt war. Da wir aber nicht von Hand die Änderungen machen wollen, wechseln wir zum Reiter Definition, der wie in **Abbildung 2.11** aussieht.

Wie bereits erwähnt, muss jeder Erweiterungspunkt den Knoten extension definieren. Wir dürfen den Knoten also nicht entfernen und auch keine Attribute hinzufügen. Unsere einzige Möglichkeit ist das Hinzufügen von neuen Elementen oder genau eines sogenannten Compositors innerhalb des extension-Elements.

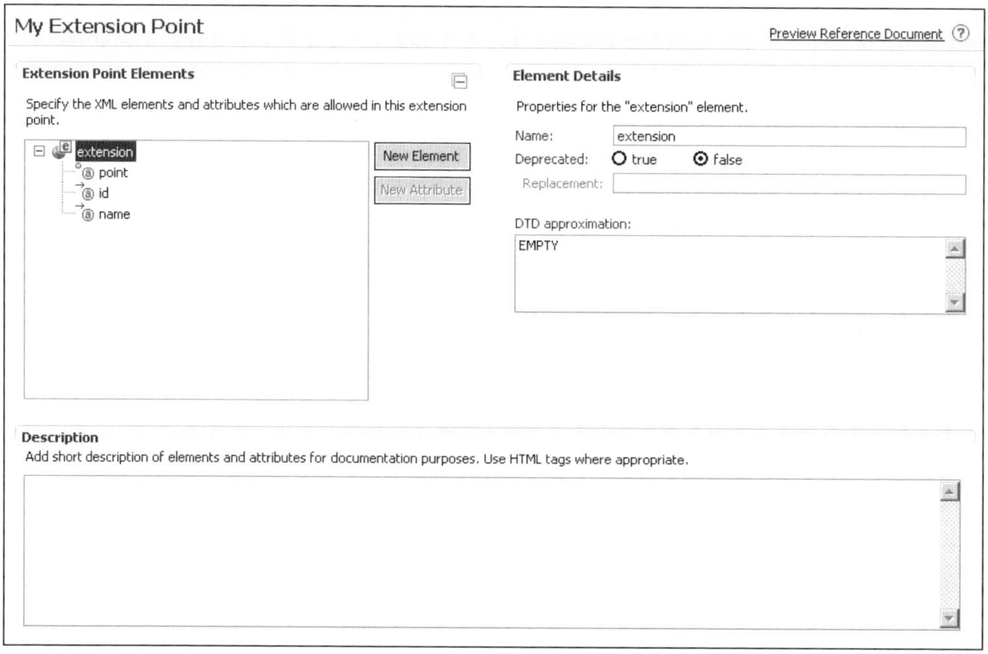

Abbildung 2.11: Definitionsseite des Erweiterungspunkt Editors

In unserem Beispiel werden wir eine Erweiterung definieren, die später keine besondere Funktion haben wird. Sie dient ausschließlich dazu, die verschiedenen Möglichkeiten kennenzulernen, die der Editor bietet. Ein realistisches Beispiel für einen Extension Point zeigen wir in Kapitel 15.

Beginnen wir mit einem neuen Element. Wir klicken auf New Element und benennen das Element um in MyElement. Hier sollten wir dann auch gleich das Element dokumentieren.

Schauen wir uns erst die Attribute an, bevor wir eine Element-Hierarchie aufbauen. Wir erzeugen ein neues Attribut in MyElement, und auch hier sollten wir die Dokumentation nicht vergessen. Der Detail-Editor ist in **Abbildung 2.12** dargestellt.

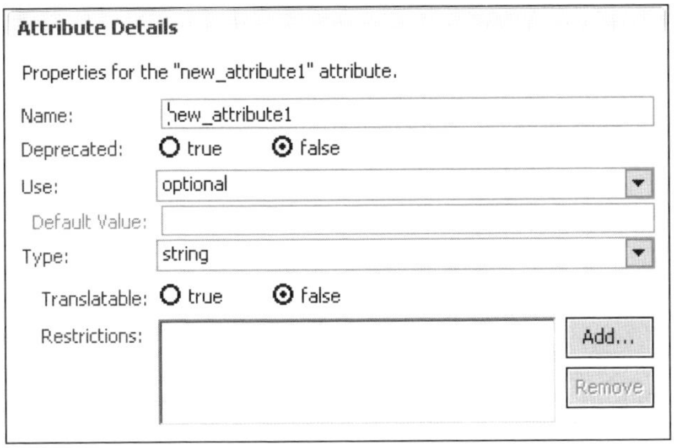

Abbildung 2.12: Editor für Attribut-Details

Per Voreinstellung sind neue Attribute vom Typ string ❶; im Plug-in-Editor wird für solche Attribute ein Textfeld angezeigt. Es besteht aber auch die Möglichkeit, zusätzliche Restrictions anzugeben; dann wird später eine Combobox mit allen Werten aus ❷ angezeigt. Außerdem besteht die Möglichkeit ❸ anzugeben, ob ein Attribut zwingend erfoderlich (required) oder freiwillig (optional) ist, oder ob der Wert im Feld „Default Value" benutzt werden soll (default), falls kein Wert angegeben wird. Die Editoren für die Typen resource und boolean sehen ähnlich aus, es gibt allerdings keine Restrictions. Für den resource-Typ wird im Editor später ein Feld für Dateien mit der Möglichkeit, im Workspace zu browsen, angezeigt. Bei boolean-Attributen wird eine Combobox mit den Werten true und false angezeigt.

Der vierte wählbare Typ ist java, der Editor sieht dann aus wie in **Abbildung 2.13**. Bei diesem Typ kann angegeben werden, welches Interface von der Klasse implementiert bzw. welche Superklasse erweitert werden soll. Im Editor wird dann ein Eingabe-Feld für die Klasse angezeigt.

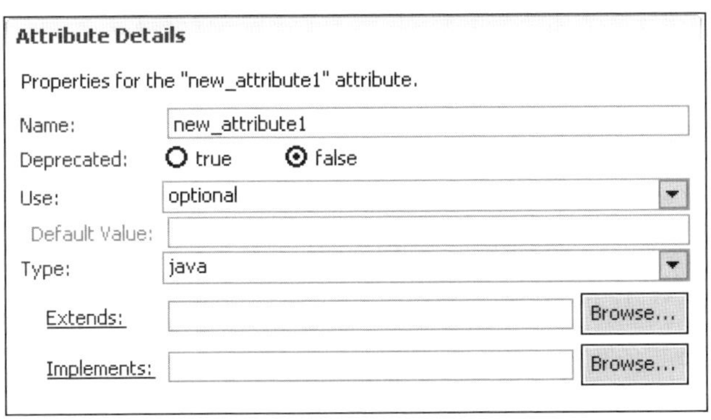

Abbildung 2.13: Detail-Editor für Java-Attribute

Nachdem wir die einzelnen Elemente und ihre Attribute definieren können, beschäftigen wir uns mit den Relationen zwischen den Elementen. Jedes Element kann genau einen sogenannten Kompositor besitzen. Es gibt zwei grundsätzliche Typen: Sequenz (sequence) und Auswahl (choice). Innerhalb eines Kompositors kann man Referenzen auf andere Elemente unterbringen. Sowohl Kompositoren als auch Referenzen können mit Kardinalitäten versehen werden. Es ist allerdings nicht möglich, Kompositoren zu schachteln, was auf den ersten Blick wie eine Einschränkung aussieht. Aber alle Strukturen mit geschachtelten Kompositoren lassen sich durch Einfügen von zusätzlichen Elementen sehr einfach umschreiben. Überlegen wir uns dazu einige der typischen Szenarien:

- Unser Element benötigt genau ein Kindelement: Wir fügen eine Sequenz ein und in der Sequenz eine Referenz. In beiden Konstrukten setzen wir die Kardinalität auf genau Eins.
- Unser Element hat zwei Kinder, eines davon soll genau einmal auftauchen, das andere beliebig oft: Wir fügen eine Sequenz mit Kardinalität genau Eins ein. Innerhalb der Sequenz fügen wir zwei Referenzen ein, eine der Referenzen mit Kardinalität genau Eins und bei der anderen setzen wir Null als untere und unbounded als obere Schranke.
- Unser Element hat zwei Kinder, wir wollen, dass das Plug-in entweder das eine oder das andere Kind wählt. Wir wollen aber nur genau ein Kindelement: Wir fügen eine Auswahl (Kardinalität genau Eins) und dann zwei Referenzen mit Kardinalität genau Eins ein.
- Wieder hat unser Element zwei Kinder und wir wollen, dass das Plug-in entweder das eine oder das andere Kind wählt. Dieses Mal wollen wir jedoch, dass das gewählte Kind mindestens einmal aber auch häufiger auftreten darf: Wir wählen Choice mit Kardinalität genau Eins und zwei Referenzen mit Kardinalität mit minOccurs Eins und maxOccurs unbounded. Wenn wir die Kardinalität bei Choice ändern, erreichen wir einen völlig anderen Effekt. Wenn wir die Kardinalitäten umdrehen, können wir uns ein- oder mehrmals neu entscheiden.

Erinnern wir uns nochmal kurz an unser Vater-Sohn-Beispiel vom Anfang. Die Umsetzung des Beispiels in Erweiterungspunkten ist jetzt sehr einfach. Unser Vater-Plug-in definiert einen Erweiterungspunkt mit einem Sohn-Element. Als Attribut fügen wir class hinzu und geben an, dass das Interface IExtensionInterface implementiert werden muss. Das Resultat ist in **Abbildung 2.14** dargestellt.

Als nächstes denken wir über die Verknüpfung nach. Wir wollen fordern, dass jede Erweiterung mindestens einen Sohn zur Verfügung stellt, aber auch mehrere Söhne beisteuern kann. Also fügen wir im Knoten extension einen Kompositor ein. Der Kompositor bekommt die Kardinalität mindestens Eins, bei der oberen Schranke wählen wir unbounded. Im Kompositor fügen wir dann noch die Referenz ein, die wir auf der Voreinstellung (genau Eins) lassen. **Abbildung 2.15** zeigt das Ergebnis; im Feld „DTD approximation" sehen wir übrigens eine Art regulären Ausdruck für unsere Kinderknoten.

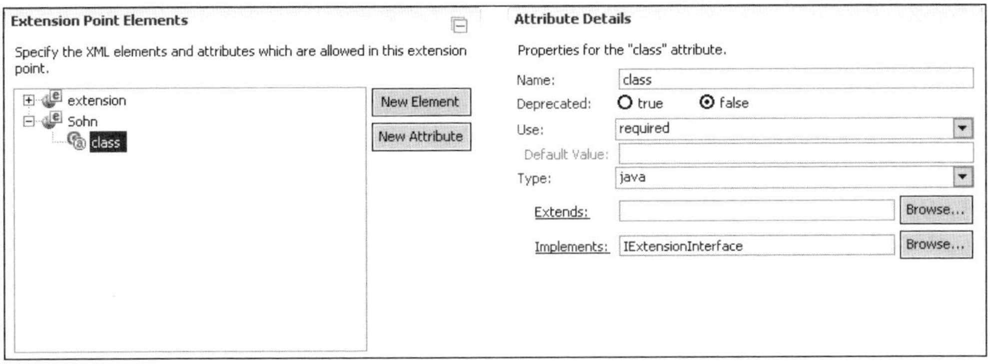

Abbildung 2.14: Ein Java Attribut für unser Beispiel

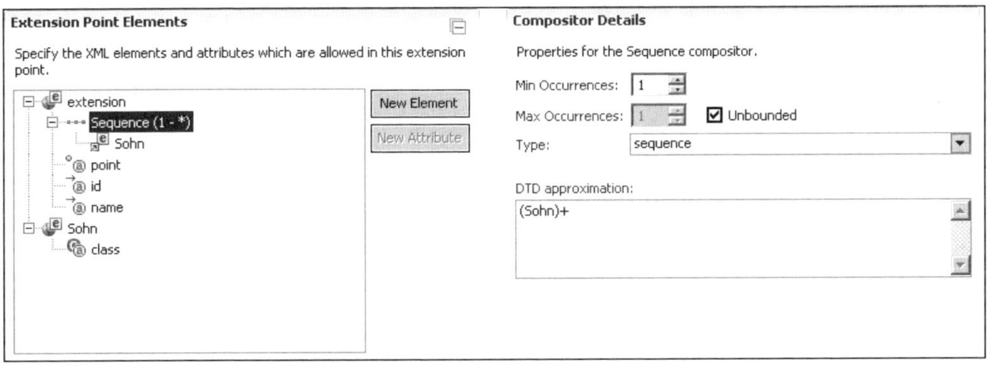

Abbildung 2.15: Definition der Relationen

2.6 Nutzen der Extension Points

Wir haben die Form der Steckdose und der Stecker definiert, und wir haben den Stecker auch schon eingesteckt. Was jetzt fehlt, ist der Strom. Bringen wir also Leben in die Anwendung, indem wir einen ersten Extension Point benutzen. Wenn RCP startet, werden alle Deklarationen aller Plug-ins geladen. Der Arbeitsspeicher, der dabei benötigt wird, ist verhältnismäßig gering, und es wird auch nicht übermäßig viel Zeit benötigt, um das Programm zu starten. Bei der Verwendung von Java-Attributen ist vom Plug-in-Entwickler etwas Aufmerksamkeit gefordert: Es ist möglich, in einer Anwendung versehentlich eine Kaskade von Aktivierungen auszulösen. Wir werden dieses Thema ausführlich im Kapitel 3.1 diskutieren.

Beginnen wir mit einem einfachen Beispiel. Wir werden dazu das „HelloWorld"-Template verwenden. Zunächst erzeugen wir ein neues Plug-in-Projekt net.jmage.ep und wählen das „HelloWorld"-Template. Als nächstes erzeugen wir einen neuen Extension Point net.jmage.hello. Wir erzeugen ein neues Element mit dem Namen Textelement. Das Element soll ein einziges Attribut mit Namen text haben. Zum Schluss müssen wir noch im Element extension einen Kompositor mit einer Referenz auf unser Element erzeugen. Insgesamt sieht unser Erweiterungspunkt wie in **Abbildung 2.16** aus.

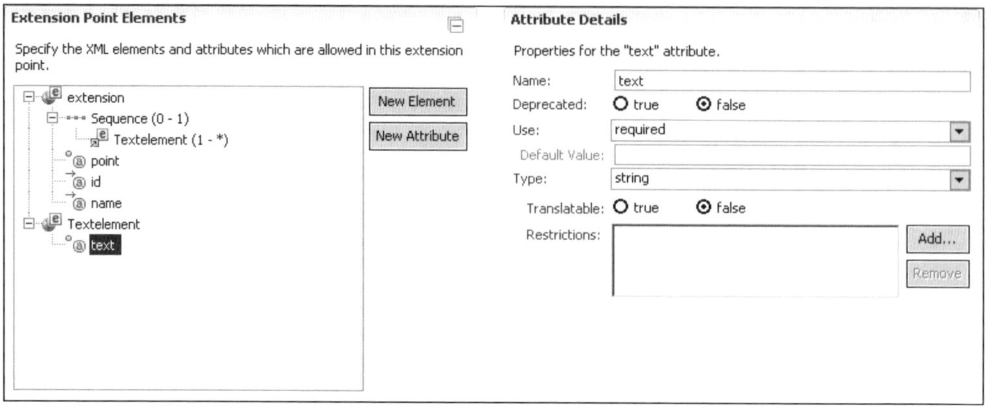

Abbildung 2.16: Erweiterungspunkt-Deklaration für Hello World

Außerdem müssen wir noch ein Plug-in schreiben, das unseren Erweiterungspunkt benutzt. Wir erzeugen ein neues (Non-UI) Plug-in net.jmage.extender1, ohne ein Template zu nutzen. Zuerst benötigen wir eine Abhängigkeit zu dem Plug-in, das den Erweiterungspunkt zur Verfügung stellt. Also fügen wir bei den Dependencies unter Required Plug-ins net.jmage.ep hinzu. Im Anschluss wechseln wir auf die Extensions-Seite und erzeugen eine Erweiterung für den Punkt net.jmage.hello. Als Text tragen wir zum Beispiel „Hello from Extender 1“ ein.

Jetzt nehmen wir uns die Klasse SampleAction aus net.jmage.ep vor. Wir wollen den Text des Hello World Dialoges erweitern. Plug-ins sollen Text zum Dialog beitragen. **Listing 2.7** zeigt den relevanten Ausschnitt aus der Klasse SampleAction.

```
public void run(IAction action) {
  MessageDialog.openInformation( window.getShell(),"Ep Plug-in", getText());
}
private String getText() {
  StringBuilder text = new StringBuilder("Hello, Eclipse world\n");
  IExtensionRegistry registry = Platform.getExtensionRegistry();❶
  IExtensionPoint extensionPoint = registry.getExtensionPoint("net.jmage.hello");❷
  IExtension[] extensions = extensionPoint.getExtensions();❸
  for (IExtension extension : extensions) {
    IConfigurationElement[] configurationElements =
                              extension.getConfigurationElements();❹
    for (IConfigurationElement configurationElement : configurationElements) {
      String contribution = configurationElement.getAttribute("text");❺
      text.append(contribution);
      text.append('\n');
    }
  }
```

Listing 2.7: Zugriff auf Erweiterungen

```
  return text.toString();
}
```

Listing 2.7: Zugriff auf Erweiterungen (Forts.)

Wenn wir jetzt das Programm starten und die SampleAction auslösen, bekommen wir einen Dialog, der in etwa wie in **Abbildung 2.17** aussieht.

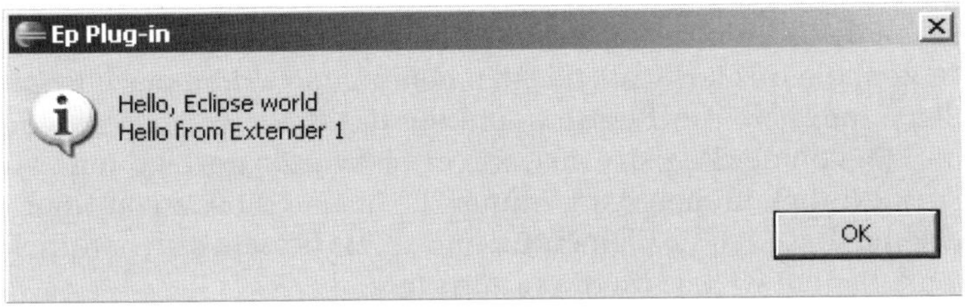

Abbildung 2.17: Popup Fenster mit einer Erweiterung

Das Muster aus **Listing 2.7** sieht man in Eclipse Plug-ins sehr häufig. Oft benutzt man auch Varianten, bei denen die Deklaration einmalig bei der Initialisierung des Plug-ins gelesen wird. Insbesondere bei Java-Instanziierungen kann es tödlich für die Geschwindigkeit einer Applikation sein, wenn man die Registry jedesmal neu ausliest und neue Klassen erzeugt. Der Nachteil einer einmaligen Initialisierung ist natürlich, dass das Hot-Deployment dadurch schwieriger wird. In den meisten typischen Applikationen ist das aber kein Problem.

In ❶ besorgen wir uns die Referenz auf die Extension-Registry mit einer statischen Methode der Platform-Klasse. Die IExtensionRegistry ist der Startpunkt für Operationen, die mit Erweiterungen zu tun haben. Hier können wir die Erweiterungs-Registry manipulieren: Wir können beispielsweise neue Erweiterungspunkte programmatisch erzeugen oder entfernen und Referenzen auf Extension Points, Extensions und deren Unterstrukturen holen. Außerdem besitzt die Registry einen Listener-Mechanismus, mit dem wir uns über Änderungen informieren lassen können. Listener können zum Beispiel benutzt werden, um Hot-Deployment zu realisieren.

Die Registry stellt einige Methoden zur Verfügung, die bei einfachen Erweiterungspunkten sehr bequem sind. Unser Beispiel könnte man deutlich kürzer schreiben, wie in **Listing 2.8** angedeutet ist. Wir haben hier jedoch die längere Variante gewählt, weil diese den Zugriff auf kompliziertere Strukturen ermöglicht.

```
IExtensionRegistry registry = Platform.getExtensionRegistry();
IConfigurationElement[] configurationElements =
                          registry.getConfigurationElementsFor("net.jmage.hello");
for (IConfigurationElement element : configurationElements) {
 // Attribut auslesen
}
```

Listing 2.8: Zugriff auf Erweiterungen (kurze Version)

Zurück zu **Listing 2.7**: Wir benutzen die Registry, um das passende IExtension Point-Objekt zu bekommen ❷. Das Interface ermöglicht uns dann alle Erweiterungen, die für diesen Punkt registriert sind, zu holen ❸, erlaubt aber auch gezielten Zugriff auf bekannte Erweiterungen, d.h. solche, deren ID wir bereits kennen. Erweiterungen sind vom Typ IExtension. Sie entsprechen dem extension-Element aus dem Erweiterungspunkt-Schema. Dementsprechend haben wir beispielsweise Zugriff auf die eindeutige ID mit der Methode getUniqueIdentifier(). Die Kinder, d.h. die Elemente, die wir in dem Extension Point anlegen, sind vom Typ IConfigurationElement. Wir können uns die Registry als eine Art Baum vorstellen, wie in **Abbildung 2.18**. Wir können die Konfigurationselemente, also die Knoten, die uns tatsächlich Daten liefern, von jedem der übergeordneten Knoten aus holen. Unterhalb der Registry funktioniert das mit der Methode getConfigurationElements() ❹, von der Registry aus, wie in **Listing 2.8** gezeigt, mit getConfigurationElementsFor(). Wir bekommen dann immer die oberste Ebene von Konfigurationselementen, in unserem Beispiel die Elemente x und y. Das bezieht sich natürlich immer nur auf den Teilbaum, in dem wir die Methode aufrufen.

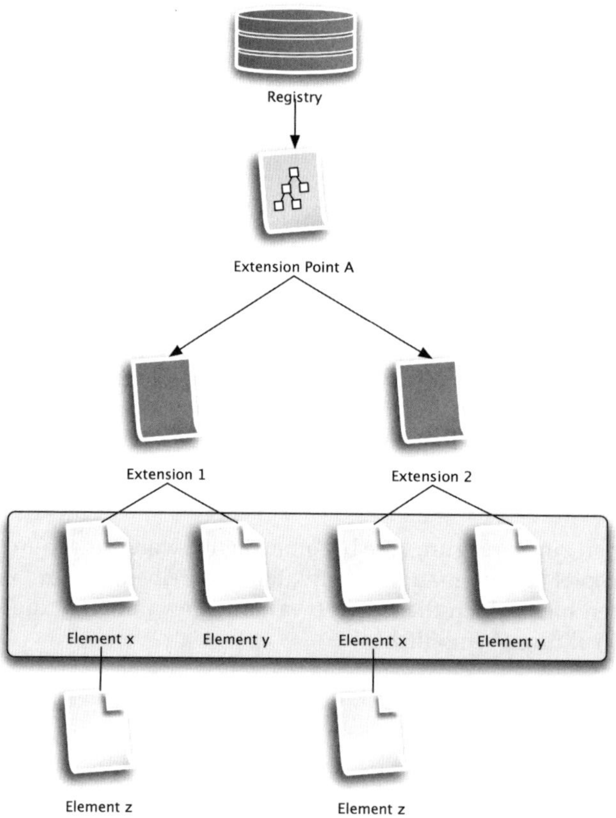

Abbildung 2.18: Aufbau der Erweiterungs-Registry

Die Konfigurationselemente stellen zur Navigation durch die Unterbäume die Methode getChildren() zur Verfügung. Außerdem können wir auf die Attribute ❺ zugreifen. Eine Besonderheit ist der Attributtyp java. Hier wollen wir Objekte einer bestimmten, von außen definierten, Klasse erzeugen. Das geschieht im Inneren der RCP durch Reflection, nach außen stellt uns das Interface IConfigurationElement aber die bequem zu nutzende Methode createExecutableExtension() zur Verfügung.

3 Architekturdetails

Das im zweiten Kapitel vorgestellte Plug-in-Konzept ist der zentrale Teil in der Architektur von Eclipse. Dort haben wir gelernt, was Plug-ins, Extensions und Extension Points sind. In diesem Kapitel werden wir uns im Detail anschauen, wie die Plattform mit diesen Komponenten umgeht und was das für den Entwickler konkret bedeutet.

3.1 Lazy Loading und virtuelle Proxies

Wir haben bereits erwähnt, dass es einer gewissen Vorsicht bedarf, sobald es an die Verwendung von Java-Attributen geht. Der Grund ist die Art und Weise, wie die RCP mit Erweiterungen umgeht. Beim Start werden alle statischen Laufzeit-Deklarationen, also die Dateien plugin.xml, MANIFEST.MF und die Erweiterungspunkt-Schemata aller vorhandenen Plug-ins geladen. Da die Dateien verhältnismäßig klein sind, wird der Speicherbedarf klein gehalten, und es wird auch nicht viel Zeit für die Initialisierung benötigt. Auf diese Art ist es möglich, Hunderte von Plug-ins in einem System zu installieren, ohne den Benutzer während des Startvorgangs in die Kaffeepause zu schicken.

Erst, wenn ein bestimmtes Plug-in tatsächlich benötigt wird, muss es geladen werden. Wenn wir das Eclipse Lazy Loading verwenden (und das sollten wir auf jeden Fall auch tun), dann wird das Plug-in geladen:

- Sobald das erste Mal eine Klasse instanziiert wird, die in dem Plug-in liegt, oder
- Eine statische Methode einer solchen Klasse aufgerufen wird.

Ohne Lazy Loading müssen wir das Laden des Plug-ins selbst erledigen. Das ist nicht ratsam, denn es ist mühselig und üblicherweise nicht nötig. Wir werden im Folgenden immer davon ausgehen, dass Lazy Loading eingeschaltet ist.

Wir müssen dennoch eine sehr wichtige Regel beachten: Immer so spät wie möglich instanziieren.

Erinnern wir uns an unser Vater-Sohn Beispiel. Das Vater-Plug-in erwartete von den Kindern eine Klasse, die das Interface IExtensionInterface implementieren. Eine Methode der Klasse Vater könnte jetzt beim Instanziieren eine Liste von Kind-Instanzen durch Verwendung von createExecutableExtension() erzeugen. Es gibt hierbei jedoch einen Haken. Eigentlich benutzen wir die Kind-Instanzen noch nicht, wenn wir aber den Konstruktor indirekt über Reflection aufrufen, wird RCP das Plug-in laden. Das könnte weitere Plug-ins aktivieren und wir enden in einer Kaskade von Aktivierungen, die völlig unnötig waren.

Eine Möglichkeit, dieses Dilemma zu lösen, ist die Verwendung von Stellvertreterobjekten. Diese Möglichkeit wird in Eclipse häufiger benutzt, daher wollen wir sie hier an unserem Vater-Sohn-Beispiel vorstellen. Wir werden außerdem einen weiteren Aspekt untersuchen, der für die Performance von Bedeutung ist. Prinzipiell wäre es möglich, beinahe alle Informationen, die von einer Erweiterung erwartet werden, in einer Java-Klasse zu kapseln. Allerdings wird es dann nötig, das Plug-in zu aktivieren, was zu einem deutlich höheren Speicherverbrauch führt.

Wir werden sehen, dass die Verwendung eines Proxies einerseits die Instanziierung verzögert, bis sie zwingend notwendig wird, und gleichzeitig erlaubt, eine einheitliche Schnittstelle zu bieten, in der alle Informationen gekapselt sind.

Um das zu demonstrieren, wollen wir unserem Erweiterungspunkt einige neue Attribute spendieren. Beginnen wir mit dem Vater-Plug-in: Wir erzeugen ein neues Plug-in-Projekt mit dem Namen net.jmage.vater, als Template wählen wir „Hello World", damit wir uns um die Aktivierung des Vater-Plug-ins keine Gedanken machen müssen. Wir werden die Action benutzen, um auf die Plug-ins zuzugreifen. Dabei werden wir beim ersten Ausführen der Action nur auf statische Elemente zugreifen und beim zweiten Mal auf die Implementierungen.

Wir benötigen als Nächstes unser IExtensionInterface: Wir erzeugen ein Interface im Paket net.jmage.vater.api und fügen die Methode aMethod() hinzu. Um das Interface öffentlich verfügbar zu machen, tragen wir das api-Paket unter Exported Packages im Reiter Runtime ein.

Außerdem brauchen wir die Erweiterungspunktdefinition. Wir generieren einen neuen Punkt mit dem Namen net.jmage.soehne. **Abbildung 3.1** zeigt die Definition unseres Punktes. Wir haben dem Sohn-Element zwei zusätzliche Attribute spendiert, name und bool.

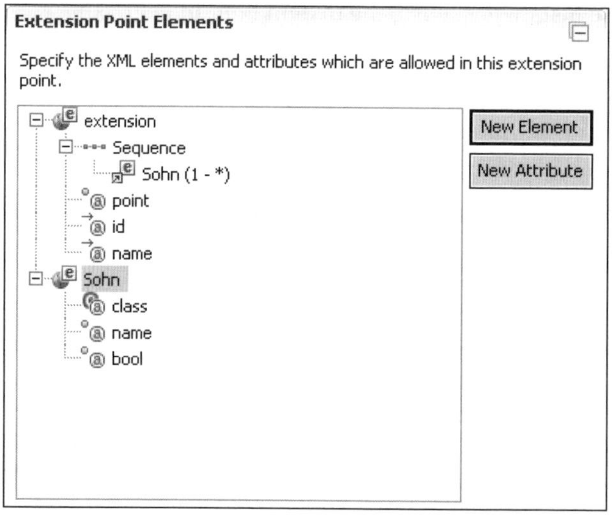

Abbildung 3.1: Erweiterungspunkt – Definition mit dynamischen und statischen Attributen

Jetzt wird es Zeit, unsere Stellvertreter-Klasse wie in **Listing 3.1** gezeigt zu definieren.

```
public class SohnProxy implements IExtensionInterface {
  private final IConfigurationElement ce;
  private IExtensionInterface instance = null; ❶
  public SohnProxy(IConfigurationElement ce) {
    this.ce = ce; ❷
  }
  public void aMethod() {
   try {
    if (instance == null) {
     instance = (IExtensionInterface) ce.createExecutableExtension("class"); ❸
    }
    instance.aMethod();
   } catch (CoreException e) {
      e.printStackTrace();
   }
  }
  public String getName() {
   return name;
  }
  public boolean getBool() {
    return Boolean.valueOf(ce.getAttribute("bool")).booleanValue();
  }
}
```

Listing 3.1: Stellvertreter-Klasse für unsere Erweiterungen

Die Proxy-Klasse besitzt zwei Felder. Zum einen das Konfigurationselement, das die Erweiterung definiert, zum anderen eine Instanz der eigentlichen IExtensionInterface-Implementierung ❶, d.h. ein Objekt der Klasse, die wir durch die Erweiterung liefern. Wir übergeben dem Konstruktor des Proxies das Konfigurationselement, das wir in dem Proxy speichern ❷. Die Methoden getName() und getBool(), die die Werte aus der statischen Deklaration enthalten, sind unabhängig von der Instanz. Erst wenn diese wirklich benötigt wird, d.h. wenn wir eine Methode der Klasse aufrufen, wird eine Instanz generiert ❸.

Als Nächstes schreiben wir schon einmal eine Erweiterung. Wir erzeugen ein neues Plug-in-Projekt net.jmage.sohn1. Das Plug-in benötigt kein Template und soll auch keine UI-Beiträge liefern, aber wir werden den Activator benötigen um anzuzeigen, wenn unser Sohn-Plug-in von der Plattform geladen wird.

Dazu fügen wir in der Methode start der generierten Activator-Klasse eine Ausgabe ein; zum Beispiel:

```
System.out.println(PLUGIN_ID+ "loaded");
```

Außerdem legen wir eine Erweiterung für unseren Extension Point an. Dazu müssen wir natürlich vorher das Vater-Plug-in in die Dependencies als Required Plug-in eintragen. Im Anschluss erzeugen wir die Extension etwa wie in **Abbildung 3.2** gezeigt ist.

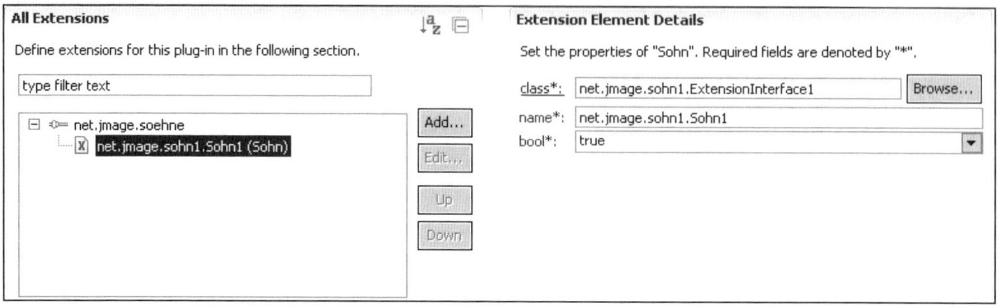

Abbildung 3.2: Eine Erweiterung für unseren Extension Point

Die Implementierung unserer Erweiterung ist ziemlich einfach, wie in **Listing 3.2** gezeigt wird.

```
public class ExtensionInterface1 implements IExtensionInterface {
  public void aMethod() { System.out.println("Sohn1"); }
}
```

Listing 3.2: Implementierung der Sohn-Erweiterung

Jetzt wollen wir die Action so ändern, dass unsere Proxies generiert werden und bei Ausführung der Aktion etwas passiert. In **Listing 3.3** ist der entsprechende Ausschnitt aus der Klasse gezeigt. Wenn die Action-Klasse geladen wird, wird die Methode initProxies() aufgerufen ❶. Innerhalb der Methode holen wir zunächst die Instanz der Erweiterungsdatenbank ❷. Mit Hilfe der Registry können wir nun die Erweiterungen abfragen. In unserem Fall – wir haben ja nur eine Sorte von Elementen – reicht es aus, dass wir direkt alle definierten Konfigurationselemente ❸ holen. Bei komplizierteren Erweiterungspunkten muss man manchmal tiefer absteigen in der Baumstruktur, um dort gezielt auf bestimmte Elemente zuzugreifen. Nachdem wir die Konfigurationselemente haben, können wir die Stellvertreterobjekte erzeugen ❹. Die Methode run() ändern wir so ab, dass wir beim ersten Aufruf nur auf statische, bereits vor Laden des Plug-ins bekannte Informationen ❺ und ab dem zweiten Aufruf auf die tatsächliche Instanz ❻ zugreifen.

```
private static int count = 1;
private static ArrayList<SohnProxy> listeners = initProxies();

private static ArrayList<SohnProxy> initProxies() { ❶
  ArrayList<SohnProxy> returnList = new ArrayList<SohnProxy>();
  IExtensionRegistry extensionRegistry = Platform.getExtensionRegistry(); ❷
  IConfigurationElement[] elements =
        extensionRegistry.getConfigurationElementsFor("net.jmage.soehne"); ❸
```

Listing 3.3: Laden und Aufrufen der Erweiterungen

```
    for (IConfigurationElement configurationElement : elements) {
      returnList.add(new SohnProxy(configurationElement)); ❹
    }
    return returnList;
  }
  public void run(IAction action) {
    System.out.println("Run count=" + count);
    if (count == 1) {
     for (SohnProxy soehne : listeners) {
        System.out.println(soehne.getName() + " " + soehne.getBool()); ❺
      }
    }
    else {
      for (SohnProxy soehne : listeners) {
        soehne.aMethod(); ❻
      }
    }
    count++;
    System.out.println("Run finnished.");
  }
```

Listing 3.3: Laden und Aufrufen der Erweiterungen (Forts.)

Betrachten wir, was passiert, wenn wir das Programm starten und die Aktion ausführen. Die folgende Ausgabe wird erzeugt, wenn wir drei Mal die Aktion ausführen:

```
Run count=1
net.jmage.sohn1.Sohn1 true
Run finished.
Run count=2
net.jmage.sohn1 loaded
Sohn1
Run finished.
Run count=3
Sohn1
Run finished.
```

Der erste Aufruf zeigt, dass unser Proxy-Objekt initialisiert wurde, aber das Sohn-Plug-in wurde noch nicht geladen, die start()-Methode des Sohn-Aktivators wurde noch nicht aufgerufen. Beim zweiten Aufruf wird auf die Methode aMethod() des Proxy-Objekts zugegriffen. Die Methode erzeugt an dieser Stelle eine Instanz der wirklichen Implementierung aus unserem Sohn-Plug-in. Da wir Lazy Loading benutzen, lädt die Plattform jetzt automatisch das Sohn-Plug-in nach, der Aktivator wird aufgerufen und die echte aMethode() ausgeführt. Bei dem letzten Lauf wird nur noch die Methode aMethod() ausgeführt, da das Plug-in bereits von der Plattform geladen wurde.

Wir empfehlen dringend darauf Acht zu geben, dass Klassen aus Erweiterungen immer so spät wie möglich geladen und statische Informationen immer über die Deklaration geliefert werden. Es ist durch ungeschickte Initialisierung möglich, eine Anwendung durch eine ausgelöste Kaskade von Plug-in-Aktivierungen völlig unbenutzbar zu machen.

3.2 Lebenszyklus einer Anwendung

Der Lebenszyklus (Lifecycle) einer Applikation wird, wie bereits in Kapitel 2.3 beschrieben, durch eine Erweiterung des Extension Points org.eclipse.core.runtime.applications kontrolliert.

Früher musste die Applikationsklasse das Interface IPlatformRunnable implementieren, seit Eclipse 3.3 muss sie stattdessen das Interface IApplication implementieren. Anstelle einer einzelnen run()-Methode hat unsere Applikation nun die Methoden start() und stop(). IPlatformRunnable wird aus Gründen der Rückwärtskompatibilität zwar noch unterstützt, ist aber als deprecated markiert. Das neue Model erlaubt es, selbst dann noch Daten aufzuräumen, wenn die Plattform ein Problem hat und die Applikation gekillt wird.

In **Listing 3.4** sehen wir die Implementierung der Applikation, die vom Wizard automatisch für das „Hello RCP“-Beispiel generiert wurde; üblicherweise ist es nicht nötig, diese Klasse zu ändern.

Übrigens: Die Implementierung, die der aktuelle Wizard für die start()-Methode erzeugt, ist exakt die gleiche, wie sie der alte Wizard für die run()-Methode generiert hat.

Zuerst wird ein Display-Objekt erzeugt ❶. Das Display-Objekt repräsentiert den Bildschirm; es wird vor allem benötigt, um anderen Threads die Möglichkeit zu geben, den UI-Thread zu beeinflussen. Wir werden dieses Thema in Kapitel 4.2 genauer betrachten.

Zeile ❷ erzeugt und startet die Workbench, die Oberfläche unserer Applikation. Die Zeile blockiert solange, bis die Anwendung geschlossen wird. Je nach Rückgabewert beendet sich die Plattform oder startet neu.

Ganz besonders wichtig ist Zeile ❸: Hier werden die Ressourcen wieder freigegeben. Bei SWT handelt es sich um Betriebssystem-Ressourcen, und wenn wir nicht alle Ressourcen freigeben, hungern wir möglicherweise das Betriebssystem aus.

```
public class Application implements IApplication {
  public Object start(IApplicationContext context) throws Exception {
    Display display = PlatformUI.createDisplay(); ❶
    try {
      int returnCode = PlatformUI.createAndRunWorkbench(display,
                          new ApplicationWorkbenchAdvisor()); ❷
```

Listing 3.4: Implementierung des IApplication Interfaces

```
      if (returnCode == PlatformUI.RETURN_RESTART)
         return IApplication.EXIT_RESTART;
      else
       return IApplication.EXIT_OK;
    } finally {
      display.dispose();❸
    }
  }
  public void stop() {❹
    final IWorkbench workbench = PlatformUI.getWorkbench();
    if (workbench == null) return;
    final Display display = workbench.getDisplay();
    display.syncExec(
      new Runnable() {
        public void run() {
          if (!display.isDisposed()) workbench.close();
        }
      });
  }
}
```

Listing 3.4: Implementierung des IApplication Interfaces (Forts.)

Die stop()-Methode ❹ wird nur dann aufgerufen, wenn die Plattform die Anwendung zwangsweise beendet, d.h. im Fehlerfall. Hier kann die Applikation wichtige Aufräumarbeiten durchführen. Die Standardimplementierung beendet die Workbench, falls dies noch nicht geschehen ist.

3.3 Adapter und Adapter-Factories

Ein weiteres wichtiges Konzept, auf das wir unvermeidlich treffen, wenn wir die RCP verwenden oder Plug-ins für Eclipse schreiben, sind Adapter. Einsteigern in die Entwicklung mit RCP bereitet gerade dieses Konzept oft Schwierigkeiten. Es ist aber tatsächlich gar nicht so schlimm, wie es auf den ersten Blick wirkt.

Das Hauptziel eines Adapters ist es, die Architektur einer Anwendung möglichst sauber zu gestalten, zum Beispiel durch die Trennung von Geschäftslogik und der grafischen Repräsentation. Die Gründe für eine solche lose Kopplung von Komponenten ist vielseitig; es ist dadurch möglich, später eine andere Benutzerschnittstelle mit der gleichen Geschäftslogik zu verwenden. Ein Beispiel ist die Portierung eines Programms auf eine andere Hardwareplattform wie ein mobiles Endgerät. Aber auch die Wartbarkeit und vor allem Testbarkeit der Anwendung erhöht sich durch das Zerlegen in Komponenten.

Betrachten wir das Beispiel des Ressourcen-Plug-ins aus der Eclipse IDE. (Wir stellen das Resources Plug-in genauer in Kapitel 32 vor.) Das Plug-in stellt eine Abstraktion des Dateisystems zur Verfügung. Dazu gibt es Interfaces wie zum Beispiel IProject, IFolder und IFile, die Zugriff auf einzelne Elemente des Dateisystems erlauben. Alle diese Interfaces sind vom Interface IResource abgeleitet. Stellen wir uns nun vor, wir wollen eine Navigationsansicht zur Verfügung stellen, die für jedes dieser Elemente ein Icon darstellt. Was wir benötigen, ist eine Umwandlung unserer Geschäftsobjekte, nämlich den Objekten vom Typ IResource, in Objekte, mit denen unser User Interface etwas anfangen kann. Wir wollen sicher nicht, dass unsere Interfaces durch Code, der zur Benutzerschnittstelle gehört, verschmutzt wird, d.h. es ist keine Option, zum Beispiel eine Methode getIcon() in den Schnittstellen anzubieten.

Der nächste Gedanke wäre es, Wrapper-Klassen zu definieren, die die Zusatzinformationen zur Verfügung stellen. Wir würden also eine Klasse UIFile schreiben, die das IFile Interface implementiert; wir könnten zum Beispiel die Methodenaufrufe an die wirkliche IFile-Instanz delegieren. Außerdem würde uns UIFile die Methode getIcon zur Verfügung stellen. Diese Lösung ist allerdings mit großem Aufwand verbunden: Wir müssen für jede Klasse im Datenmodel einen eigenen Wrapper schreiben. Hier kommen die Adapter ins Spiel. Die RCP stellt für Objekte, die umgewandelt werden sollen, das Interface IAdaptable zur Verfügung. Das Interface ist in **Listing 3.5** abgebildet. Es enthält die Methode getAdapter(), die eine Klasse übergeben bekommt und ein Objekt liefert.

```
public interface IAdaptable {
  public Object getAdapter(Class adapter);
}
```

Listing 3.5: IAdaptable Interface

Schauen wir uns den Code-Ausschnitt in **Listing 3.6** an. Der Ausschnitt stammt aus der Klasse ResourceNavigator, die die Eclipse Navigator View implementiert.

```
// input is of type IAdaptable
IResource resource = null;
if (input instanceof IResource) resource = (IResource) input; ❶
else resource = (IResource) input.getAdapter(IResource.class); ❷
```

Listing 3.6: Verwendung des IAdaptable Interfaces

Die Variable input ist vom Typ IAdaptable, und wir wollen aus input ein Objekt vom Typ IResource generieren. Zunächst testen wir, ob das Objekt bereits den richtigen Typ hat; in diesem Fall können wir einfach auf IResource casten ❶. Andernfalls rufen wir die getAdapter-Methode der IAdaptable Schnittstelle auf ❷ und verlassen uns darauf, dass das Objekt selber eine Instanz von IResource oder – falls das nicht möglich ist – null liefert.

Jetzt ist es in der Verantwortung des Objektes, eine passende Implementierung zurückzugeben. Das scheint etwas widersprüchlich zu sein, denn es gibt ja jetzt eine starke Kopplung in eine Richtung. Wenn wir das auf unser UI-Problem übertragen, müsste jetzt das Datenmodell die Benutzerschnittstelle kennen, was wir ja bereits als nicht sinnvoll ausgeschlossen haben.

In Eclipse wird die Abhängigkeit aufgelöst, indem eine Indirektion eingefügt wird: Die Adapter-Factory. In **Abbildung 3.3** wird das Zusammenspiel zwischen den beteiligten Klassen dargestellt. Die Klassen A und B kennen einander nicht und sind damit konzeptionell voneinander getrennt. Der Aufrufer hat eine Referenz auf ein Objekt vom Typ IAdaptable, die konkrete Implementierung ist vom Typ A, aber das weiß der Aufrufer nicht. Der Aufrufer führt die Methode getAdapter() des Objekts aus und übergibt die Klasse des gewünschten Typs als Parameter. Objekt A ruft nun die getAdapter()-Methode der Factory auf, diesmal mit einer Referenz auf sich selbst und der gewünschten Klasse. Die Factory ist dafür zuständig, aus diesem Objekt ein Objekt des gewünschten Typs zu erzeugen. Der Rückgabetyp ist natürlich Object, denn A kennt ja den wirklichen Typ nicht. Das Objekt wird an den Aufrufer weitergereicht, der es jetzt einfach up-casten kann.

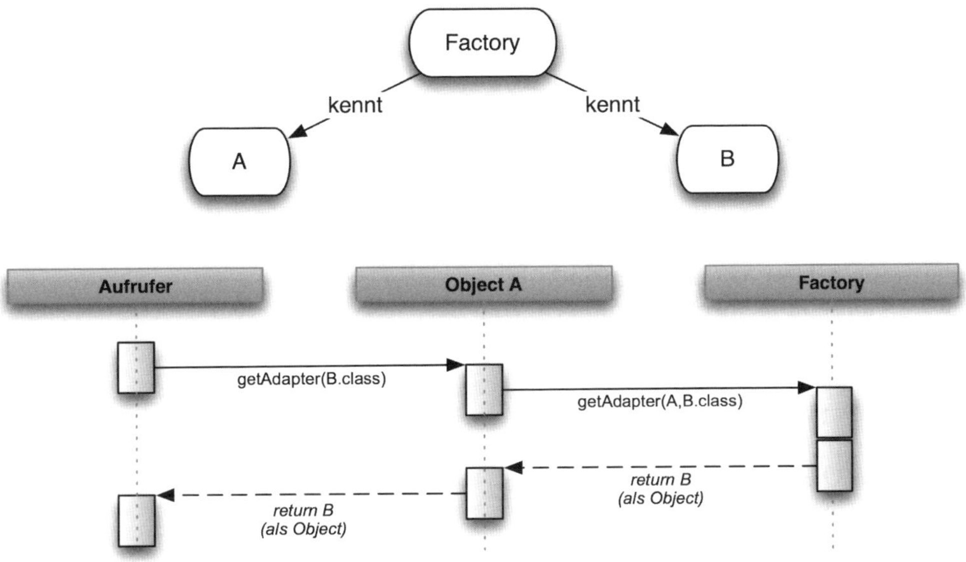

Abbildung 3.3: Verwendung einer Adapter-Factory

Wenn wir alle Aufrufe der Methode getAdapter() sowieso nur an die Plattform delegieren, dann könnten wir ja auch eine abstrakte Klasse definieren, die diesen Aufruf implementiert. Und genau das stellt Eclipse mit der Klasse PlatformObject (siehe **Listing 3.7**) zur Verfügung.

```
public abstract class PlatformObject implements IAdaptable {
  public PlatformObject() { super(); }
  public Object getAdapter(Class adapter) {
    return AdapterManager.getDefault().getAdapter(this, adapter); ❶
  }
}
```

Listing 3.7: PlatformObject

Für die Verwendung von Adaptern haben wir grundsätzlich zwei Alternativen:

- Wenn wir das Geschäftsobjekt kontrollieren können und bereit sind, entweder IAdaptable zu implementieren oder das Objekt von PlatformObject abzuleiten, dann können die Aufrufer die Methode getAdapter() des Geschäftobjekts selber aufrufen, um es in einen gewünschten Typ umzuwandeln. Die Implementierung von IAdaptable können wir übrigens aus dem PlatformObject übernehmen. Der Vorteil dieses Ansatzes ist, dass er garantiert mit jeder Implementierung innerhalb von Eclipse funktioniert. Der Nachteil ist, dass wir eine Verunreinigung der Geschäftsobjekte mit Code, der eigentlich nicht dazugehört, in Kauf nehmen müssen. Allerdings entsteht durch den Code nur eine Kopplung an die Eclipse Runtime, die in Plug-ins typischerweise sowieso existiert.
- Wenn wir keine Kontrolle über die Geschäftsobjekte haben (zum Beispiel, weil die Objekte Legacy Code sind) oder wenn wir unser Geschäftsobjekt nicht durch den Code von IAdaptable verschmutzen wollen, dann können wir auch die Verantwortung, den Adapter zu suchen, dem Aufrufer überlassen. In diesem Fall muss der Aufrufer die Plattform aufrufen, um die Umwandlung durchzuführen. Der Vorteil dieses Verfahrens ist, dass wir an bestehenden Geschäftsobjekten keine Änderungen vornehmen müssen. In gewissen Fällen ist dies der einzig mögliche Weg.

Welchen der Ansätze wir verfolgen, ist im Prinzip eine Geschmacksfrage. Für den Fall, dass wir an den Geschäftsobjekten keine Änderungen machen können oder dürfen, ist die zweite Art der einzige mögliche Weg. Andererseits gibt es Fälle, wo wir IAdaptable zwangsläufig implementieren müssen, zum Beispiel, wenn wir ein Geschäftsobjekt auf der Basis eines Eclipse Interfaces wie IResource implementieren.

Eclipse Plug-ins unterstützen in der Regel beide Ansätze. Es wird allerdings zuerst geprüft, ob das Objekt vom Typ IAdaptable ist, d.h. das Objekt kann das Verhalten immer kontrollieren. Wir empfehlen das ebenfalls zu tun; ein entsprechendes Schema ist in **Listing 3.8** abgebildet. Der Quelltext stammt aus der Klasse Util im Plug-in org.eclipse.ui.workbench. Es wird zunächst geprüft, ob die Klasse IAdaptable implementiert ❶. Wenn das der Fall ist, wird die getAdapter()-Methode der Klasse benutzt. Ansonsten wird der AdapterManager nach einer passenden Factory gefragt ❷.

Tipp

In **Listing 3.8** wird die Klasse Assert benutzt. Diese Klasse wird von der Laufzeitumgebung zur Verfügung gestellt und erlaubt es uns Bedingungen sicherzustellen. Falls diese Bedingungen verletzt werden, wirft Assert eine AssertionFailedException. Assert kann benutzt werden, um Erwartungen an die Parameter oder Rückgabewerte – also Pre- und Postcondition – explizit aufzuschreiben. Diese Angaben können später bei der Wartung oder Erweiterung unserer Anwendung sehr nützlich werden.

```
public static Object getAdapter(Object srcObject, Class adapterType) {
  Assert.isNotNull(adapterType);
  if (srcObject == null) { return null; }
  if (adapterType.isInstance(srcObject)) { return srcObject; }
  if (srcObject instanceof IAdaptable) { ❶
    IAdaptable adaptable = (IAdaptable) srcObject;
    Object result = adaptable.getAdapter(adapterType);
    if (result != null) {
      Assert.isTrue(adapterType.isInstance(result));
      return result;
    }
  }
  if (!(srcObject instanceof PlatformObject)) { ❷
    Object result = Platform.getAdapterManager().getAdapter(srcObject,adapterType);
    if (result != null) { return result; }
  }
  return null;
}
```

Listing 3.8: Aufrufschema für Adapter

Bleibt die Frage zu klären, woher die Plattform weiß, welche Factory zu welchem Paar von Objekt und Klasse gehört. Die Antwort ist typisch für Eclipse: Durch eine Erweiterung des Extension Points org.eclipse.core.runtime.adapters.

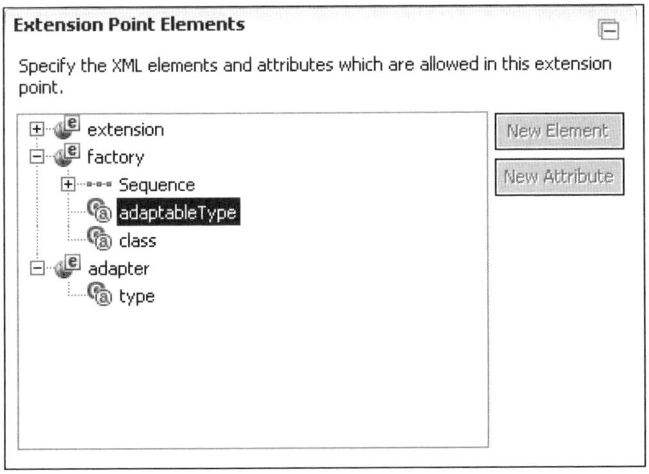

Abbildung 3.4: Definition des Adapters Extension Point

Abbildung 3.4 zeigt die Definition des Extension Points, eine Erweiterung besteht aus mindestens einem Factory-Element. Innerhalb des Elements müssen wir einen Typ adaptableType angeben, den die Factory als Eingabe akzeptiert. Außerdem müssen wir die Factory-Klasse angeben, die die Umwandlung bewerkstelligt und mindestens ein adapter-Element. Hier wird spezifiziert, welche Zieltypen unsere Factory generieren kann.

Listing 3.9 zeigt ein Beispiel für eine Factory-Klasse, die Objekte vom Typ KlasseA in Objekte, die die Interfaces IKlasseB bzw. IKlasseC implementieren, umwandelt. Wenn ein Aufrufer ein Objekt obj vom Typ KlasseA in ein Objekt vom Typ IKlasseB umwandeln will, dann ruft er beispielsweise AdapterManager.getDefault().getAdapter(obj, IKlasseB.class) auf. Die Plattform sucht eine passende Adapterfabrik und ruft dort die Methode getAdapter() auf. Zunächst müssen wir prüfen, ob das übergebene Objekt den richtigen Typ hat ❶ und casten es auf KlasseA. Als Nächstes prüfen wir, ob der Zieltyp IKlasseB ist ❷ und generieren in diesem Fall ein neues Objekt vom passenden Typ ❸. Wie das genau geschieht, unterscheidet sich von Fall zu Fall. Hier haben wir einfach eine anonyme Klasse gewählt. Außerdem lesen wir Informationen aus unserem Quell-Objekt und schreiben es in das Ziel-Objekt ❹. Nachdem unser neues Objekt fertig initialisiert wurde, können wir es zurückgeben.

Die Methode getAdapterList() ist redundant zu der statischen Deklaration. Wir geben hier ein Array von Klassen zurück ❺, die als potentielle Adaptertypen in Betracht kommen.

```
public class MyAdapterFactory implements IAdapterFactory {
  public Object getAdapter(Object adaptableObject, Class adapterType) {
    if (adaptableObject instanceof KlasseA) { ❶
      KlasseA src = (KlasseA) adaptableObject;
      if (adapterType == IKlasseB.class) { ❷
        // Anonyme Klasse, konkrete Implementierung waere auch denkbar
        IKlasseB dst = new IKlasseB() { ❸
          public String value;
        };
        dst.value = src.getSomeString();❹
        return dst;
      }
      if (adapterType == IKlasseC.class) {
          // … analog ein Objekt fuer IKlasseC erzeugen
      }
    }
  }
  public Class[] getAdapterList() {
   return new Class[] { IKlasseB.class, IKlasseB.class }; ❺
  }
}
```

Listing 3.9: Beispiel für eine Adapter-Factory

Anstelle einer statischen Deklaration können wir übrigens auch Factories über die registerAdapters()-Methode des AdapterManagers registrieren. Diese dynamischen Factories lassen sich zur Laufzeit auch wieder entfernen, was bei statisch deklarierten Factories nicht funktioniert. Allerdings ist das typischerweise nicht notwendig.

Adapter und Adapterfactories werden in unserem Beispielprojekt eingesetzt und in Kapitel 9 entwickelt.

3.4 Einige wichtige Klassen der Plattform

In diesem Abschnitt wollen wir noch einige ausgewählte Klassen anschauen, die wichtige Funktionen und Einstiegspunkte darstellen. Die Liste ist weder vollständig, noch werden wir jede der Klassen im Detail und vollständig behandeln. Es lohnt sich auf jeden Fall, auch einmal einen Blick in die Dokumentation und vor allem die FAQ zu werfen.

Beginnen wir mit zwei Klassen, die uns begegnen, wenn wir die Frage, ob ein Activator generiert werden soll, mit „yes" beantworten. Die erzeugte Klasse hat einen der abstrakten Supertypen Plug-in oder AbstractUIPlug-in. Welcher Typ gewählt wird, hängt davon ab, ob wir wollen, dass unser Plug-in Beiträge zur Benutzerschnittstelle liefert. **Abbildung 3.5** zeigt einen Ausschnitt des Klassendiagramms.

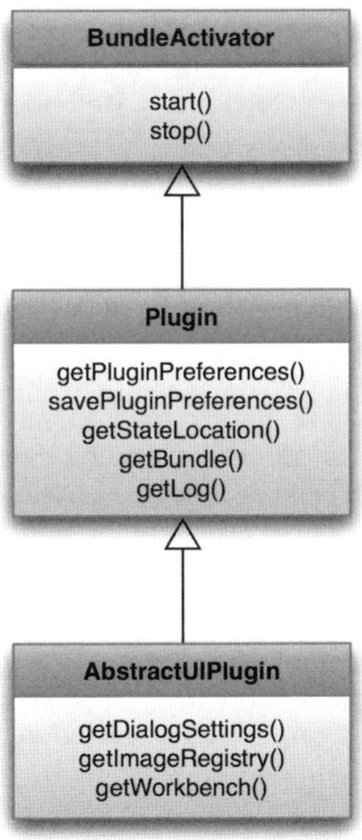

Abbildung 3.5: Klassenhierarchie für Aktivator-Klassen

Die Methoden start() und stop(), die aus dem in org.osgi.framework definierten Interface BundleActivator stammen, werden aufgerufen, wenn ein Plug-in geladen bzw. entladen wird. Die genauen Details wollen wir hier nicht weiter betrachten. Wer mehr darüber wissen will, wie Eclipse und Equinox – die OSGi Implementierung von Eclipse – im Inneren funktionieren, kann die Details in Kapitel 36 nachlesen.

Die Methoden werden in der generierten Aktivator-Klasse überschrieben; typischerweise ergänzen wir die erzeugten Methoden um Plug-in-spezifischen Code. Wir können die start()-Methode zur Initialisierung unseres Plug-ins benutzen. Wir erinnern uns: Lazy Loading sorgt dafür, dass das Plug-in geladen wird, bevor irgendeine statische Methode einer Klasse aufgerufen oder eine Klasse instanziiert wird. Und Laden bedeutet, die start()-Methode des Activators ausführen. Die stop()-Methode sollte dafür sorgen, die möglicherweise von start() allozierten Ressourcen freizugeben.

Die Klasse Plugin definiert eine Reihe von Methoden, die genutzt werden können, um es einem Plug-in zu erlauben, einen Zustand und Voreinstellungen festzulegen. Mit getStateLocation() erhalten wir ein Objekt vom Typ IPath, das einen Pfad zu einem Ordner darstellt, in dem das Plug-in exklusiv beliebige Informationen ablegen darf. IPath ist in org.eclipse.core.runtime definiert und kapselt Funktionen zur Manipulation von Pfaden. Wir können ein solches Objekt mit Hilfe von toFile() in ein java.io.File umwandeln. Auch die Eclipse-Abstraktionen wie das Eclipse File System (siehe Kapitel 28) und das Resource Plug-in (siehe Kapitel 32) unterstützen IPath.

Wenn einfache Informationen, wie zum Beispiel Voreinstellungen, gespeichert werden sollen, können wir einfach die Methoden getPlug-inPreferences() und savePlug-inPreferences() benutzen. Wir haben damit Zugriff auf ein Preferences-Objekt, das Methoden besitzt, um primitive Datentypen und String-Objekte zu speichern.

Die Klasse AbstractUIPlug-in definiert zusätzlich auch noch die Methoden getWorkbench(), getImageRegistry() und getDialogSettings(). Mit getWorkbench() bekommen wir Zugriff auf das IWorkbench-Objekt, das ebenfalls eine Reihe von wichtigen Funktionen zur Verfügung stellt (siehe Kapitel 5). Die Methode getDialogSettings() liefert das globale IDialogSettings-Objekt. In diesem Objekt können hierarchische Sammlungen von Strings gespeichert werden. In Eclipse wird das Objekt typischerweise zur persistenten Speicherung von Dialog- und Wizardeinstellungen benutzt. Es können mit addNewSections() neue Untersektionen erstellt werden. Normalerweise gibt es pro Dialog bzw. Wizard eine eigene Sektion in dem globalen IDialogSettings Objekt. Mit getImageRegistry() erhalten wir eine Instanz der Klasse ImageRegistry. Die Registry dient dazu, Bilder zur globalen Verwendung zur Verfügung zu halten. Den Grund für die zentrale Verwaltung von gewissen Objekten werden wir in Kapitel 4 erläutern.

Eine weitere wichtige Methode ist getLog(), die uns den Zugriff auf das Logging-System der Plattform erlaubt. Mit der Referenz auf das Logging-Objekt können wir einerseits einen Listener registrieren bzw. entfernen, mit dem wir auf Logging-Ereignisse reagieren können. Andererseits können wir mit der Methode log() auch neue Logging-Einträge schreiben. Als Parameter wird ein IStatus-Objekt erwartet.

Das Interface IStatus und die Implementierung Status begegnen uns ebenfalls recht häufig, wenn wir Programme für die RCP schreiben. Einerseits benutzen wir Status, um in das Logging-System zu schreiben, andererseits ist Status auch der Rückgabetyp der Job-

API (siehe Kapitel 33). Der allgemeine Konstruktor von Status benötigt neben einer für den Nutzer lesbaren Nachricht und einem Throwable Objekt eine ID – typischerweise die Plug-in ID – sowie zwei Integerwerte, die Zustandscodes darstellen. Einer der Codes beschreibt, wie kritisch die Information ist – IStatus definiert die Konstanten OK, INFO, WARNING, ERROR und CANCEL. Der andere Code ist Plug-in-spezifisch und kann von uns frei definiert werden. Als Throwable kann auch null übergeben werden, falls kein Fehler aufgetreten ist. Es existieren zwei weitere Konstruktoren, die manchmal bequemer zu benutzen sind. Der eine zusätzliche Konstruktor verzichtet auf den Plug-in-spezifischen Status-Code, der andere verzichtet zusätzlich auf das Throwable Objekt.

Eine weitere besonders wichtige Klasse ist Platform. Die Klasse kann nicht instanziiert werden, alle Methoden sind statisch. Sie bietet einen breiten Zugriff auf allgemeine Information, wie zum Beispiel den Namen des Betriebssystems, das Window-System oder die Systemarchitektur, aber auch die Parameter, die beim Start übergeben wurden. Zusätzlich können wir hier auch auf den Eclipse Keyring zugreifen, in dem sich Zugangsdaten für URIs speichern lassen. Darüber hinaus bietet die Klasse Methoden, um auf die ResourceBundles – das sind internationalisierte Ressourcen, zum Beispiel Strings für verschiedene Sprachen – zuzugreifen (siehe auch Kapitel 23 über Internationalisierung). Es lohnt sich auf jeden Fall, sich die Javadocs [1] zu der Klasse einmal anzusehen, wenn wir Zugang zu globalen Informationen benötigen.

Neben diesen Klassen gibt es noch eine Reihe von weiteren wichtigen Klassen, die mit der Benutzerschnittstelle zu tun haben. Wir werden diese Klassen im Kapitel 4 zu SWT und JFace erläutern.

3.5 Verweise

[1] *http://help.eclipse.org/help33/index.jsp?topic=/org.eclipse.platform.doc.isv/reference/api/index.html*

Es existiert eine ganze Reihe von Artikeln und Büchern zu dem Themenkomplex, der in den Kapiteln 2 und 3 besprochen wurde. Die folgende Liste ist weit davon entfernt, vollständig zu sein, bietet aber die eine oder andere Vertiefung in die angesprochenen Themen.

[2] Beck, Gamma: Contributing to Eclipse. Principles, Patterns, and Plug-ins. Addison Wesley, 2003

[3] McAffer, Lemieux: Eclipse Rich Client Platform: Designing, Coding, and Packaging Java Applications. Addison Wesley, 2005

[4] Arthorne, Laffra: Official Eclipse 3.0 FAQ. Addison Wesley, 2004
http://wiki.eclipse.org/The_Official_Eclipse_FAQs

[5] Bolour, Notes on the Eclipse Plug-in Architecture
http://www.eclipse.org/articles/Article-Plug-in-architecture/plugin_architecture.html

[6] Blewitt, Getting started with Eclipse plug-ins: understanding extension points
http://www.eclipsezone.com/eclipse/forums/t93753.html

[7] Blewitt, Getting started with Eclipse plug-ins: creating extension points
http://www.eclipsezone.com/eclipse/forums/t97608.rhtml

4 Das User Interface

Dieses Kapitel ist als Einführung in die grafischen Konzepte von RCP gedacht, nicht als ausführliche und umfassende Referenz. Das Thema ist so umfangreich, dass es für sich genommen schon ganze Bücher füllen kann, zum Beispiel [11], [12], [13] und [14]. Wir werden uns daher darauf beschränken, SWT und JFace soweit zu erläutern, wie es nötig ist, um saubere Anwendungen mit RCP schreiben zu können. Eine umfassende Liste der verfügbaren grafischen Komponenten und eine Unmenge an Beispielen sind auf der Homepage des SWT Unterprojektes [1] zu finden.

4.1 SWT

Wie AWT und Swing ist auch das Standard Widget Toolkit ein Framework, um in Java grafische Oberflächen zu erzeugen. SWT mischt die Philosophien von AWT und Swing. Es werden, ähnlich wie bei AWT, die nativen Komponenten des Betriebssystems verwendet, allerdings verwendet SWT das Java Native Interface (JNI), um die Betriebssystemkomponenten zu kontrollieren, während AWT die systemspezifischen Teile durch eine native Implementierung versteckt.

Der bedeutende Unterschied zu AWT ist, dass Komponenten, die in dem Betriebssystem nicht nativ vorhanden sind, emuliert werden. Das Resultat ist ein leichtgewichtiger Code, ohne auf eine kleine Menge von visuellen Komponenten beschränkt zu sein. Es gibt auch Komponenten, die nur in bestimmten Betriebssystemen vorhanden sind, zum Beispiel OLE (siehe Kapitel 30). Der wesentliche Unterschied zu Swing ist das native „Look and Feel" von SWT-Anwendungen. Während eine Swing-Anwendung oft nach Java aussieht, ist einer SWT-Applikationen kaum ein Unterschied zu anderen Anwendungen, die explizit für das Betriebssystem geschrieben wurden, anzusehen. Wir können SWT übrigens nicht nur zusammen mit RCP nutzen. Es gibt keine Abhängigkeiten zur Rich Client Platform, daher können wir SWT auch als Swing-Ersatz verwenden.

Neben den üblichen Komponenten wie Checkboxen, Buttons, Labels, Comboboxen, Menüs, Fortschrittsbalken, Textboxen existieren auch komplexere Widgets wie zum Beispiel die in **Abbildung 4.1** abgebildete Baum- bzw. Kalender-Komponente. Für einige Standardaufgaben (Auswahl von Dateien, Farben und Schriftarten, etc.) existieren auch Dialoge in SWT.

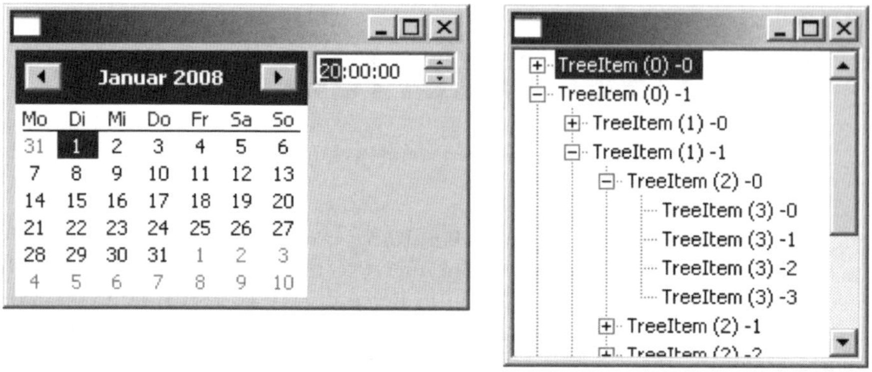

Abbildung 4.1: Komplexe SWT-Komponenten: Kalender und Baum

Es ist auch möglich, eigene Komponenten zu entwickeln. Da das aber typischerweise nicht nötig ist und möglicherweise auch schwierig sein kann, wollen wir hier auf [8] verweisen. Das Erstellen von eigenen Widgets ist dewegen kompliziert, weil SWT eine Abstraktionsschicht für Betriebssystem-Komponenten ist. Wenn wir also ein neues Widget schreiben, dann müssen wir uns auch mit der Frage der Portabilität auseinandersetzen.

Ein Ausschnitt der Klassenhierarchie der SWT-Widgets ist in **Abbildung 4.2** dargestellt, aus Platzgründen haben wir einige Klassen nicht in dem Diagramm aufgeführt.

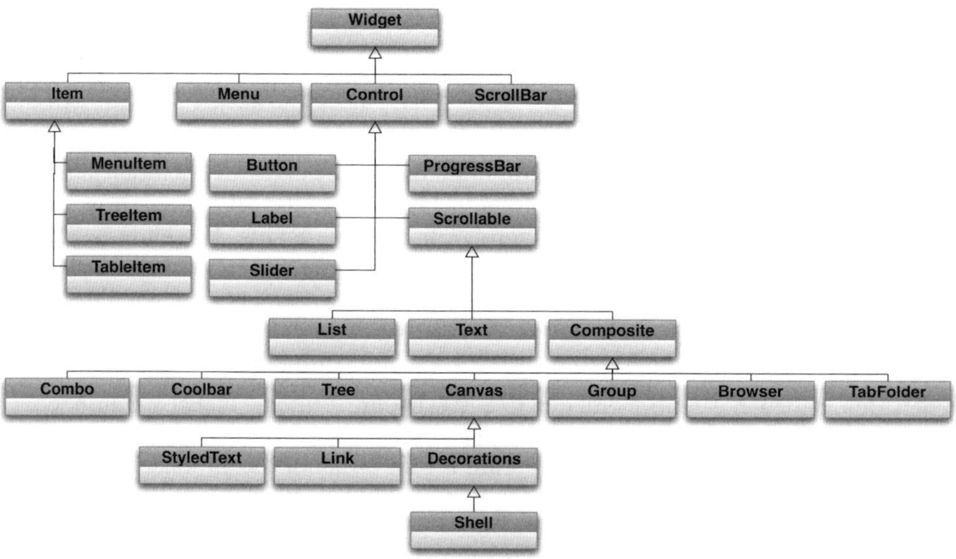

Abbildung 4.2: Ausschnitt aus der Klassenhierarchie der SWT-Komponenten

Eine besonders nützliche Quelle für Code ist die Seite des SWT-Unterprojekts [1]. Hier finden wir neben einer Aufstellung der in SWT vorhandenen Komponenten auch eine sehr große Auswahl an Codeschnipseln, die wir in unserer eigenen Applikation wiederverwerten können. Gerade diese Snippets erweisen sich als extrem nützlich, wenn wir eine neue Funktion implementieren wollen. Selbst wenn für das Problem, das wir lösen müssen, kein Schnipsel existiert, so können wir doch in der Regel etwas Ähnliches finden.

Im Folgenden werden wir ein kleines SWT-Programm schreiben, um ein Gefühl für das Toolkit zu entwickeln. Da wir uns hier zunächst ausschließlich um SWT kümmern wollen, werden wir die Standalone-Version benutzen. Dazu müssen wir unseren Workspace ein bisschen präparieren – wir empfehlen hierfür einen frischen Workspace zu benutzen. Wir klicken auf „Import", wählen „Plug-ins and Fragments" und belassen die Standardeinstellungen. Im nächsten Dialog wählen wir das SWT-Plug-in und das dazugehörende plattformspezifische Fragment wie in **Abbildung 4.3** aus.

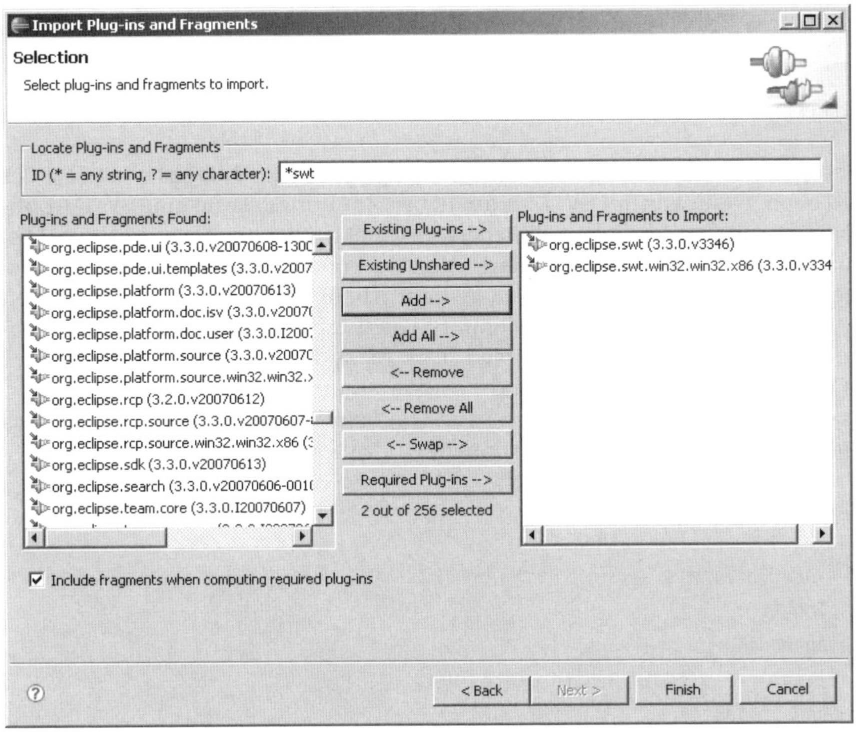

Abbildung 4.3: Importieren des SWT-Plug-ins

Nachdem die Plug-ins im Workspace liegen, können wir die darin enthaltenen Archive nutzen. Wir erstellen ein neues Java-Projekt (kein Plug-in!) mit dem Namen SWT-Example und fügen die jar-Dateien aus dem org.eclipse.swt.win32.win32.x86-Fragment in den Build-Pfad ein (Rechtsklick auf das Projekt | Build Path | Configure Build Path | Add Jars im Reiter Libraries). Bei anderen Architekturen oder Betriebssystemen heißt das Fragment entsprechend anders.

Alternativ können wir auch das Paket „SWT Binary and Source" für unser Betriebssystem von der Eclipse Downloadseite [2] benutzen. Das Paket enthält die swt.jar-Datei, die wir wie bei der ersten Variante zum Build-Pfad zufügen.

Nach den Vorarbeiten können wir nun unser erstes SWT-Programm schreiben. Wir erzeugen eine neue Klasse SWTStart. Die main-Methode der Klasse soll wie in **Listing 4.1** aussehen.

```
public static void main(String[] args) {
  Display display = new Display(); ❶
  Shell shell = new Shell(display); ❷
  shell.open (); ❸
  while (!shell.isDisposed ()) {❹
    if (!display.readAndDispatch ()) display.sleep();
  }
  display.dispose (); ❺
}
```

Listing 4.1: Ein erstes leeres Fenster

Als Erstes besorgen wir uns eine Referenz auf ein Display-Objekt ❶. Display ist eine der wichtigsten Klassen, wenn wir mit SWT zu tun haben. Im Prinzip kann eine SWT-Applikation mehrere Display-Objekte haben, üblicherweise gibt es aber nur eines. Multiple Displays werden nicht von jedem Betriebssystem unterstützt und es muss dann für jedes Display ein eigener Thread laufen. Wir werden dadurch übrigens nicht auf nur einen Monitor beschränkt. Mit der Methode getMonitors() des Display-Objektes können wir ein Array der vorhandenen Monitore bekommen. Das Array beinhaltet Objekte des Typs Monitor, das Methoden hat, um Größe und Position zu ermitteln. Wenn wir beispielsweise einen zweiten Monitor angeschlossen haben und ein Fenster erzeugen wollen, das diesen Monitor vollständig ausfüllt, dann können wir das wie in **Listing 4.2** umsetzen.

```
Display display = Display.getDefault();
Monitor[] monitors = display.getMonitors();
Shell shell = new Shell(display);
if (monitors.length > 1) {
  Monitor secondMonitor = monitors[1];
  Rectangle clientArea = secondMonitor.getClientArea();
  shell.setBounds(clientArea);
}
shell.open();
```

Listing 4.2: Verwenden mehrerer Monitore

Als Nächstes erzeugen wir eine neue Shell ❷. Die Shell entspricht einem Fenster in unserer Applikation; in Schritt ❸ öffnen wir das Fenster, d.h. wir bringen es auf den Bildschirm. Wir können auch mehr als eine Shell erzeugen und öffnen, es ist aber sehr sinnvoll, weitere Fenster als Kind des ersten Fensters – oft auch als top-level Shell-Objekt bezeichnet – anzulegen. Nachdem wir das Fenster geöffnet haben, kommt die Eventloop des Benutzerschnittstellen-Threads ❹. Mit readAndDispatch() wird ein Ereignis aus der Ereigniswarteschlange des Betriebssystems gelesen und verarbeitet; die Methode gibt false zurück, wenn alle Ereignisse verarbeitet wurden und der Thread mit sleep() in einen Schlaf-Zustand geschickt werden kann. Was genau das Verarbeiten des Ereignisses bedeutet, werden wir im Kapitel 4.3 über Ereignisse in SWT genauer erklären. Der Schlaf wird unterbrochen, sobald neue Ereignisse verarbeitet werden müssen. Falls readAnd-Dispatch() den Wert true liefert, wird sleep nicht aufgerufen und das nächste Ereignis mit readAndDispatch() verarbeitet. Die äußere while-Schleife wird erst beendet, wenn das Fenster geschlossen – genauer gesagt mit dispose() freigegeben – wurde. Am Ende ❺ müssen wir unbedingt das Display mit dispose() freigeben. Den Grund dafür werden wir im nächsten Abschnitt genauer erläutern.

4.2 Besonderheiten von SWT

Es ist wichtig im Hinterkopf zu behalten, dass SWT nur eine dünne Abstraktionsschicht über die Betriebssystem-Implementierung der einzelnen Komponenten legt. Insbesondere haben die SWT-Objekte keinen eigenen Zustand. Immer, wenn wir ein SWT-Objekt erzeugen, allozieren wir auch gleichzeitig eine Betriebssystemressource. Eine Folge davon ist, dass wir Ressourcen explizit mit dispose() freigeben müssen. Die wichtigste Regel im Umgang mit SWT ist:

Achtung

1) Wenn wir ein SWT-Objekt mit new erzeugen, müssen wir es auch mit dispose() freigeben!

2) Wenn wir ein SWT-Objekt nicht selber erzeugen, dann dürfen wir es auch nicht freigeben!

Wenn wir uns nicht an diese Regel halten, können wir unser Betriebssystem aushungern. Wir können sukzessiv alle vorhandenen Ressourcen blockieren, bis nichts mehr geht und der arme Benutzer das System neu booten muss. Schauen wir uns das Beispiel aus **Listing 4.3** an.

```
public static void main(String[] args) {
  Display display = new Display ();
  final Shell shell = new Shell (display);
  shell.open ();


  Font oldfont = shell.getFont(); ❶
  Font font = new Font (display, "Courier", 72, SWT.NORMAL); ❷
  GC gc = new GC(shell); ❸
  gc.setFont(font); ❹
  gc.drawText("Hallo Welt",5,5);
```

Listing 4.3: Ressourcen freigeben in SWT

```
    gc.setFont(oldfont);
    gc.drawText("Hallo Welt",5,100);
    gc.dispose(); ❺
    font.dispose(); ❻

    while (!shell.isDisposed ()) {
     if (!display.readAndDispatch ()) display.sleep ();
    }
    display.dispose ();
  }
```

Listing 4.3: Ressourcen freigeben in SWT (Forts.)

Der Anfang und das Ende sind wie im ersten SWT-Beispiel: Erzeugen des Displays und der Shell und dann Öffnen des Fensters. Am Ende dann die Eventloop und das Freigeben des Displays. Wir können hier auch sehen: Wir haben das Display-Objekt generiert, daher sind wir auch dafür zuständig, es zu löschen. Das Shell-Objekt scheint eine Ausnahme von der Regel zu sein, denn wir geben es selber nicht frei; aber unsere Eventloop terminiert nur, wenn das Shell-Objekt freigegeben wurde. Der Grund ist, dass das Shell-Objekt sich selber freigibt, wenn wir das Fenster schließen.

Es gibt eine zweite Regel, die im Umgang mit SWT wichtig ist:

Achtung

Wenn ein Objekt freigegeben wird, dann auch alle Kinder des Objekts!

Diese Regel führt zu einem sehr bequemen Verhalten von SWT. Die Standard-Komponenten beachten diese Regel. Wenn wir die Shell – oder ein anderes SWT-Objekt, das Kinder besitzt – freigeben, dann werden automatisch auch alle Objekte freigegeben, die an dem Objekt hängen. Wir müssen uns also nicht um alle grafischen Elemente selber kümmern. Mit anderen Worten: Widgets führen praktisch nie dazu, dass unser System aushungert. Wir müssen aber sehr wohl zum Beispiel auf Objekte vom Typ Font, Display, Image, GC, Shell und Color achten.

Als Java-Programmierer fragen wir uns natürlich, warum das alles nötig ist und nicht einfach die Java Garbage Collection benutzt wird, um die Ressourcen freizugeben. Der Grund ist, dass es bei Java nicht möglich ist, vorherzusagen, wann und ob ein Destruktor – also Finalizer – aufgerufen wird. Da die Freigabe der Ressourcen kritisch ist, ist es keine gute Idee, sie in einem Finalizer freizugeben (siehe auch zum Beispiel [5]).

Weitere Informationen zum Thema dispose() und Umgang mit Betriebssystemressourcen sind in dem Artikel "Managing Operating System Resources" [4] zu finden.

Die zweite Besonderheit des SWT ist das Threading. Über dieses Thema stolpert praktisch jeder, der graphische Oberflächen mit SWT entwickelt. Schauen wir uns dazu das Programm in **Listing 4.4** an.

```
public class SWTThreadingProblem {
  private static Label label;
  private static int counter = 0;
  public static void main(String[] args) {
    Display display = new Display ();
    final Shell shell = new Shell (display);
    shell.setLayout (new FillLayout ()); ❶
    label = new Label(shell,SWT.NONE); ❷
    shell.open ();
    Thread thread = new Thread(new Runnable() {
      public void run() {
        for (int i = 0; i < 100; i++) {
  label.setText("Hallo " + i); ❸
}
      }
    });
    thread.start();
    while (!shell.isDisposed()) {
      if (!display.readAndDispatch()) display.sleep();
    }
    display.dispose();
  }
}
```

Listing 4.4: Fehler bei Zugriff auf UI-Elemente

Wieder sind der Anfang und das Ende genau wie bei unserem ersten Beispiel. Aber dieses Mal verwenden wir ein Layout ❶, in unserem Fall ein FillLayout. Ein Layout bestimmt, wo unsere Komponenten platziert werden; in Kapitel 4.4 werden wir Layouts und den Aufbau von SWT-Oberflächen noch etwas genauer erläutern. Als Nächstes erzeugen wir ein Label in unserem Fenster ❷. Das Label hat vorerst keinen Text; den wollen wir in einem neuen Thread programmatisch setzen ❸. Wenn wir das Programm ausführen, bekommen wir aber nicht das gewünschte Ergebnis, sondern es wird eine SWTException geworfen mit der Meldung "Invalid thread access". Das führt uns zu einer weiteren Regel im Umgang mit SWT:

Achtung

Nur der Thread, in dem das Display-Objekt erzeugt wurde, darf auf UI-Elemente zugreifen!

Aus dieser Tatsache folgen zwei Dinge: Zum einen müssen wir einen Weg finden, wie wir dem UI-Thread mitteilen können, dass etwas geändert werden muss. Zum anderen müssen wir darauf achten, auf keinen Fall teure Berechnungen in dem Thread durchzuführen. Ansonsten blockieren wir das Nutzerinterface, und unser Programm kann nicht mehr mit dem Benutzer interagieren. Für den Benutzer erweckt das den Eindruck eines Absturzes. Wir haben also wieder eine Regel:

Achtung

Keine lang dauernden Berechnungen im UI-Thread vornehmen!

Glücklicherweise stellt das Display-Objekt einfache Methoden zur Verfügung, um von außen Funktionen an den UI-Thread zu übergeben. Dazu gibt es die beiden Methoden syncExec() und asyncExec(), die beide als Parameter eine Instanz von java.lang.Runnable als Parameter entgegennehmen und dessen run-Methode innerhalb des UI-Threads ausführen. Unser Beispiel von eben läßt sich also wie in **Listing 4.5** modifizieren.

```
// ...
    shell.open();
    display.syncExec(new Runnable() {
      public void run() {
        for (int i = 0; i < 100; i++) {
          label.setText("Hallo " + i);
        }
      }
    });
```

Listing 4.5: Richtiger Umgang mit dem UI-Thread

Abbildung 4.4 demonstriert den Unterschied zwischen syncExec und asyncExec. Die Methode syncExec blockiert den aufrufenden Thread so lange, bis das User Interface das Runnable abgearbeitet hat, bei asyncExec wird das Runnable abgesetzt und sofort weitergemacht.

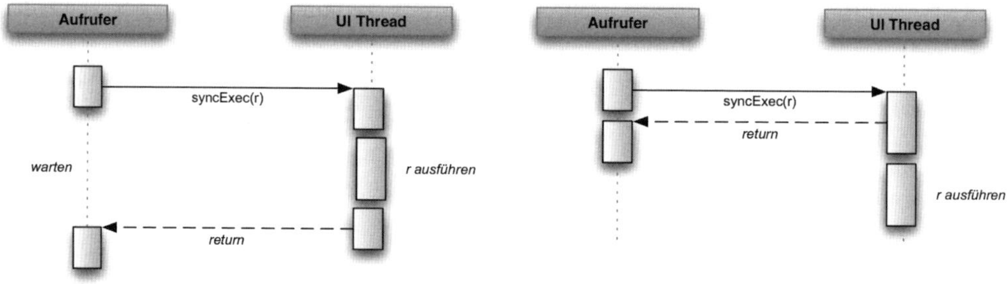

Abbildung 4.4: Synchrone und Asynchrone Ausführung von Grafik-Updates

Für lang laufende Berechnungen ist es empfehlenswert, die Berechnung in einem eigenen Thread durchzuführen, der nach der Abarbeitung die Aktualisierung der Benutzerschnittstelle vornimmt. Wir empfehlen dazu die Job-API zu benutzen, die wir im Kapitel 32 im Detail vorstellen werden.

4.3 Ereignisse in SWT

Als Nächstes ist es an der Zeit, dass wir uns mit der Behandlung der Ereignisse in Eclipse beschäftigen. Wenn wir mit JFace und RCP entwickeln, gibt es für viele Ereignisse bessere Abstraktionen. Trotzdem halten wir es für wichtig, die Grundlagen der Ereignisbehandlung in SWT zu kennen. Wir haben in den bisherigen Beispielen bereits die Eventloop von SWT gesehen: Die Methode readAndDispatch() der Display-Klasse ist die Schnittstelle zwischen SWT und der Ereignis-Warteschlange des Betriebssystems. Unsere SWT-Applikation liest aus der Warteschlange das vorderste Element aus und übermittelt das Ereignis an die top-level Shell unserer Applikation. Die Shell reicht das Ereignis dann an das passende grafische Element – das Widget – weiter. Die Widgets stellen für uns Methoden bereit, um Listener zu registrieren. Es gibt in der gemeinsamen Superklasse Widget eine Methode addListener(), um einen generischen Listener zu installieren. In der Regel benutzt man stattdessen typisierte Listener Interfaces. Diese Interfaces sind vom Markierungsinterface SWTEventListener abgeleitet und sind zuständig für gewisse Ereignisse – wie beispielsweise Maus- oder Tastaturevents. Es gibt außerdem Adapterklassen für die Schnittstellen. Eine Adapterklasse ist eine leere Implementierung eines bestimmten Listener Interfaces. Manchmal ist es bequemer, einen Adapter zu benutzen und nur gewisse Methoden zu überschreiben. Nehmen wir als Beispiel das MouseListener Interface. Die Schnittstelle erwartet drei Methoden: mouseDoubleClick(), mouseDown() und mouseUp(). Wenn wir aber nur auf Doppelklicks der Maus reagieren wollen, bietet es sich an, nicht das Listener Interface zu implementieren, sondern die abstrakte MouseAdapter-Klasse zu verwenden und die Methode mouseDoubleClick() zu überschreiben. Welche Komponenten welche Listener verwenden können, ist in **Tabelle 4.1** dargestellt. Die meisten Ereignisse sind selbsterklärend; ein bischen ungewöhnlich erscheinen ArmEvent und TraverseEvent. Ein ArmEvent wird ausgelöst, wenn der Benutzer durch das Menü navigiert und ein bestimmtes Menüelement selektiert, aber noch nicht angeklickt hat, der Menüeintrag wurde gewissenmaßen scharfgemacht. Ein TraverseEvent wird dann ausgelöst, wenn der Benutzer per Tastatur zwischen verschiedenen Komponenten wechselt, zum Beispiel zwischen Checkboxen.

Ereignis	Schnittstellenmethoden	Komponenten
DisposeEvent	widgetDisposed	Widget
MouseEvent	mouseDoubleClick mouseDown mouseUp	Control
MouseMoveEvent	mouseMove	
MouseTrackEvent	mouseEnter mouseExit mouseHover	
KeyEvent	keyPressed keyReleased	
FocusEvent	focusGained focusLost	

Tabelle 4.1: Ereignisse in SWT

Ereignis	Schnittstellenmethoden	Komponenten
ControlEvent	controlMoved controlResized	Control
PaintEvent	paintControl	
TraverseEvent	keyTraversed	
MenuEvent	menuHidden menuShown	Menu
HelpEvent	helpRequested	Control, Menu, MenuItem
ArmEvent	widgetArmed	MenuItem
VerifyEvent	verifyText	Text, StyledText
SelectionEvent	widgetDefualtSelected widgetSelected	Button, CCombo, Combo, CoolItem, CtabFolder, List, MenuItem, Sash, Scale, ScrollBar, Slider, StyledText, TabFolder, Table, TableTree, TableCursor, TableColumn, Text, ToolItem, Tree
ModifyEvent	modifyText	CCombo, Combo, Text, StyledText
TreeEvent	treeCollapsed treeExpanded	Tree, TableTree
ShellEvent	shellActivated shellClosed shellDeactivated shellDeiconified shellIconified	Shell

Tabelle 4.1: Ereignisse in SWT (Forts.)

4.4 Layouts

Das Layout bestimmt die Positionierung der einzelnen Komponenten in einem Container. SWT stellt drei Layouts standardmäßig zur Verfügung. Die Layouts unterscheiden sich nicht wesentlich von den Layout-Managern in Swing, erfahrene Swing-Entwickler können diesen Abschnitt daher überspringen. Die Layouts sind:

- FillLayout
- RowLayout
- GridLayout

Das FillLayout ist die einfachste Variante eines Layouts. Die Widgets werden in einer einzelnen Zeile oder Spalte angeordnet. Das Fenster, das durch **Listing 4.6** erzeugt wird, ist in **Abbildung 4.5** oben dargestellt.

```
Display display = new Display ();
Shell shell = new Shell (display);
shell.setLayout(new FillLayout()); ❶
new Button(shell, SWT.PUSH).setText("schmal"); ❷
new Button(shell, SWT.PUSH).setText("ein breiter Button");
new Button(shell, SWT.PUSH).setText("noch ein viel breiterer Button");
shell.pack(); ❸
shell.open ();
while (!shell.isDisposed()) {
  if (!display.readAndDispatch ()) display.sleep ();
}
display.dispose ();
```

Listing 4.6: FillLayout

Der größte Teil des Beispiels unterscheidet sich nicht von den bisher betrachteten Programmen. Wir erzeugen ein Display und eine Shell. Danach setzen wir in ❶ ein FillLayout für das Fenster und erzeugen drei Buttons ❷.

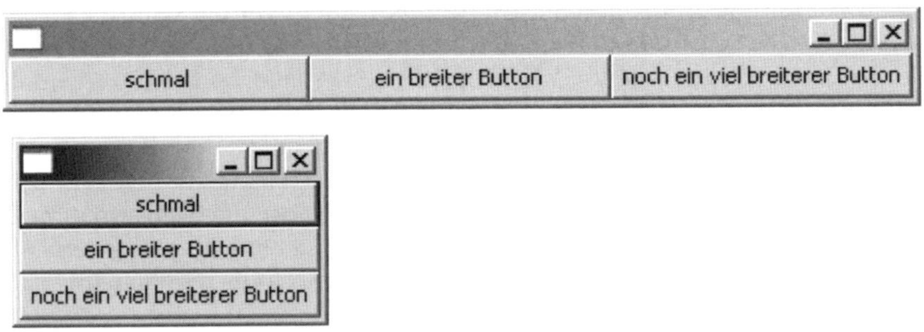

Abbildung 4.5: Ausrichtung von Komponenten mit FillLayout

Wenn wir dem Konstruktor von FillLayout keinen Parameter oder den Parameter SWT.HORIZONTAL übergeben, werden die Komponenten in einer Zeile angeordnet. Wenn wir den Parameter SWT.VERTICAL übergeben, werden die Komponenten in einer Spalte angeordnet wie im unteren Teil von **Abbildung 4.5**. Durch Aufruf der Methode pack() in Zeile ❸ werden Höhe und Breite des Fensters auf seine optimale Größe eingestellt. Die Größe wird durch ein vorhandenes Layout berechnet, in unserem Fall wird das Fenster so eingestellt, dass alle Schalter korrekt dargestellt werden.

Etwas komplexer ist das RowLayout, mit dem ein Zeilenumbruch der Komponenten möglich wird. Ein Beispiel für den Umbruch bei Verwendung von RowLayout sehen wir in **Abbildung 4.6**. Zur Kontrolle des Umbruchs können wir drei boolsche Felder benutzen: wrap, pack und justify. Mit wrap schalten wir den Umbruch an bzw. aus, die Voreinstellung ist ein eingeschalteter Zeilenumbruch. Das Feld pack sorgt dafür, dass die Größe der Komponenten optimal gewählt wird, d.h. ein Button wird zum Beispiel so dargestellt, dass die Beschriftung hineinpasst. Mit justify wird kontrolliert, ob die Komponenten gleichmäßig über die Breite des Containers verteilt werden sollen.

Wenn wir RowLayout verwenden, können wir den einzelnen Komponenten noch ein RowData-Objekt mitgeben, in dem wir Höhe und Breite der Komponente einstellen können. Das Objekt wird der Komponente mit deren setLayoutData()-Methode zugeordnet. Wenn wir also beispielsweise einen Button der Größe 100 mal 50 Pixel erstellen wollen, dann können wir nach dem Erstellen der Instanz b die Methode b.setLayoutData(new RowData(100,50)) aufrufen.

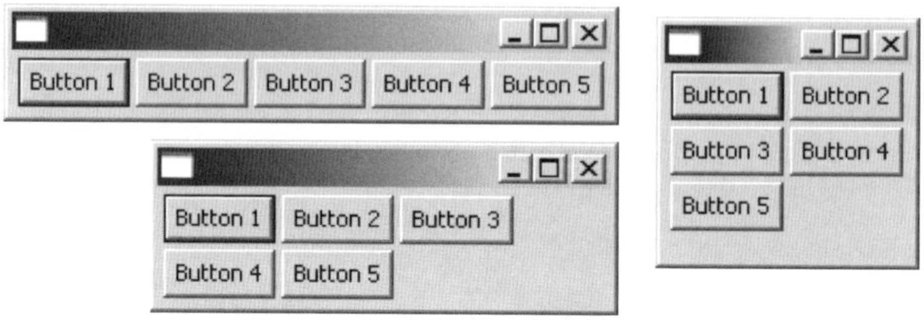

Abbildung 4.6: Anordnung der Komponenten bei Verwendung von RowLayout

Wesentlich flexibler als die bisher vorgestellten Layouts ist das GridLayout. Bei einem GridLayout werden die Komponenten in einem Gitter ausgerichtet. Die Anzahl der Spalten wird mit dem Feld numColums gesetzt. Die Komponenten werden von links nach rechts zeilenweise verteilt und wenn das (numColums+1)-te Element zugefügt wird, wird ein Zeilenumbruch vorgenommen. Mit dem boolschen Feld makeColumsequalWidth können wir dafür sorgen, dass alle Spalten die gleiche Breite bekommen. Wie bei RowLayout können wir Details für bestimmte Komponenten über setLayoutData() übergeben. Dies geschieht mit Hilfe von GridData-Objekten. Diese Objekte können zum Beispiel Informationen über die Ausrichtung der Komponente, aber auch Informationen über Spanning enthalten. Spanning bedeutet, dass eine Komponente mehrere Gitterpositionen belegen kann. Mit Hilfe von Spanning sind komplexere Layouts möglich. Im Prinzip ist das GridLayout mit einer Tabelle in HTML vergleichbar.

Wir können auch eigene Layouts erstellen, dies würde aber den Rahmen des Buchs übersteigen. Für Informationen über eigene Layouts und auch für mehr Details über die hier vorgestellten Manager sowie ein komplexes Beispiel wollen wir auf [7] verweisen.

4.5 SWT und Swing

Was ist für GUI-Entwickler nun besser, SWT oder Swing? Die Frage lässt sich nicht einfach beantworten. Wenn wir ein plattformunabhängiges Aussehen der Applikation und Erweiterbarkeit durch eigene Widgets benötigen, dann ist Swing das Toolkit der Wahl. SWT dagegen hat seine Stärken in der beinahe nahtlosen Integration in das Gastsystem und einer etwas besseren Performance. Warum stellen wir die Frage überhaupt in einem RCP Buch? Schließlich basiert RCP auf SWT und als RCP-Entwickler kommen wir um SWT nicht herum. Und tatsächlich, ein bisschen SWT muss sein, aber es gibt die Möglichkeit, Swing-Komponenten innerhalb von SWT zu nutzen.

Diese Tatsache ist enorm interessant für die Migration bestehender Komponenten. Ein Beispiel und eine Erklärung sind in [9] zu finden.

4.6 JFace

Das Komponentenmodell, das SWT uns zur Verfügung stellt, ist oft auf einem zu tiefen Abstraktionsniveau. Bei der Entwicklung mit SWT alleine schreiben wir den gleichen Code an vielen Stellen. Hier schafft das JFace-Framework Abhilfe, allerdings überdeckt JFace das SWT nicht vollständig, und wir benötigen bei der Entwicklung grafischer Oberflächen in der Regel beide Frameworks.

Ein wichtiger Aspekt bei JFace ist die Abstraktion der Ereignisbehandlung. Bei grafischen Benutzerschnittstellen hat man oft Ereignisse, auf die gleich reagiert wird. Zum Beispiel bewirkt das Tastaturereignis [Strg]+[C] das Gleiche, wie wenn man Copy aus dem Kontextmenü oder aus dem Bearbeiten-Untermenü auswählt. Statt die Ereignisse in den Komponenten zu behandeln, können wir die Funktion mit Hilfe von JFace in ein Objekt kapseln. Der Code wird deutlich einfacher und besser wartbar.

Eine weitere Erleichterung im Vergleich zu SWT sind die Klassen FontRegistry und ImageRegistry, die für uns die Verwaltung von Bildressourcen und Zeichensätzen übernehmen. Außerdem liefert JFace eine Reihe von Dialogen und Wizards, d.h. Dialoge mit mehreren Seiten, wie wir es zum Beispiel vom Wizard für neue Projekte in Eclipse kennen. Eine weitere, extrem nützliche Erweiterung, die JFace liefert, sind die Viewer. Ein Viewer trennt das Aussehen einer grafischen Komponente von den dargestellten Daten. Insbesondere bei Komponenten, die komplexe Daten, wie zum Beispiel hierarchische Baumstrukturen oder Tabellen anzeigen, erweist sich die Trennung als sinnvoll. Dadurch können wir eine JFace-Komponente wie TreeViewer oder ListViewer als eine Sicht auf unsere Daten sehen. Der Viewer extrahiert die für ihn relevanten Daten aus dem Geschäftsmodell und stellt sie dar.

Tipp

Nach Möglichkeit sollten wir immer JFace benutzen. Der höhere Grad an Abstraktion macht es viel einfacher, Applikationen mit sauberer und wartbarer Architektur zu entwickeln.

Beginnen wir mit einem kleinen Beispiel für die Entwicklung. Leider hat sich eine lästige Abhängigkeit zur RCP in JFace eingeschlichen[1]; daher ist es nötig, ein bisschen zu tricksen, um mit JFace zu arbeiten. Für uns wird das später keine Rolle mehr spielen, denn schließlich wollen wir RCP-Anwendungen entwickeln. Wir erzeugen ein Plug-in-Projekt net.jmage.jface und geben an, dass wir einen Aktivator haben wollen und Beiträge zum UI liefern; ein Template wählen wir nicht. Das Plug-in-Projekt ist nun so eingerichtet, dass wir JFace Anwendungen schreiben können.

Es ist an der Zeit, eine erste „Hello World"-Anwendung zu entwickeln. Das Programm ist in **Listing 4.7** abgebildet.

1. siehe dazu *http://www.manning-sandbox.com/thread.jspa?messageID=62026*

Hinweis

Wir können auf diese Weise keine von RCP getrennt ausrollbaren JFace-Anwendungen schreiben, aber wir wollen JFace-Anwendungen hier auch nur benutzen, um die Grundprinzipien zu demonstrieren. Üblicherweise verwenden wir JFace innerhalb einer RCP-Anwendung. Weitere Codeschnipsel für JFace sind unter [10] zu finden.

```
public class JFaceExample extends ApplicationWindow { ❶
  public JFaceExample() {
    super(null); ❷
  }
  protected Control createContents(Composite parent) { ❻
    Label label = new Label(parent, SWT.NONE);
    label.setText("Hallo Welt");
    return super.createContents(parent);
  }
  public static void main(String[] args) {
    Display display = new Display(); ❸
    JFaceExample win = new JFaceExample();
    win.setBlockOnOpen(true); ❺
    win.open(); ❹
    display.dispose();
  }
}
```

Listing 4.7: Hallo Welt mit JFace

Das Beispiel erzeugt ein Fenster mit der Nachricht „Hallo Welt". Schauen wir uns die Details an. Zunächst sehen wir, dass unsere Klasse von der Klasse ApplicationWindow ❶ abgeleitet wurde. Außerdem fällt auf, dass wir keine Shell erzeugen und auch keine Eventloop implementiert haben. Zunächst erzeugen wir wie üblich das Display ❸ und erzeugen eine Instanz unserer Klasse, d.h. der Konstruktor wird aufgerufen. Im Konstruktor ❷ rufen wir einen Konstruktor der Superklasse auf und übergeben als Parameter null. Der Parameter dieses Konstruktors ist eine Shell; wenn wir null übergeben, wird eine neue Shell erzeugt. Bei Punkt ❹ rufen wir die Methode open() unseres ApplicationWindow auf. Der Aufruf setBlockOnOpen(true) ❺ bewirkt, dass unser Fenster eine Eventloop ausführt, bis es geschlossen wird. Es lohnt sich, die Methode open() einmal genauer anzusehen; in **Listing 4.8** ist sie abgebildet. Zunächst wird geprüft, ob eine Shell vorhanden ist, nötigenfalls wird eine neue Shell erzeugt ①. Die Methode create() ruft übrigens auch createContents() ❻ auf, d.h. unser Fenster bekommt seinen Inhalt übermittelt. Dann wird die Shell geöffnet ② und falls die Variable block auf true gesetzt ist, wird die Eventloop ausgeführt ③. Im Prinzip wird hier das Muster, das wir in den bisherigen SWT-Beispielen gesehen haben, in der Methode open() verwendet.

```
public int open() {
  if (shell == null || shell.isDisposed()) {
    shell = null;
    create(); ①
  }
  constrainShellSize();
  shell.open(); ②
  if (block) { runEventLoop(shell); ③ }
  return returnCode;
}
```

Listing 4.8: Die open-Methode der Klasse Window

In dem Beispiel sehen wir, wie ein GUI mit JFace aufgebaut wird. Die Methode createContents() bestimmt das Aussehen des Fensters, die Eventloop wird von JFace übernommen. Wie wir mit Ereignissen umgehen, werden wir uns im Kapitel 4.7, sowie 11 und 12 anschauen.

Eine Anmerkung scheint uns an dieser Stelle noch angebracht: In anderer Literatur wird das Erzeugen des Display-Objektes oft ausgelassen, denn Display-Objekte können implizit erzeugt werden. Dennoch müssen wir das Display am Ende unseres Programms explizit freigegeben – zumindest, wenn wir sauber programmieren wollen und uns nicht darauf verlassen, dass das Betriebssystem für uns aufräumt.

Wir haben uns entschlossen, dies in diesem Buch anders zu handhaben und uns an die aufgestellte Regeln zu halten, dass wir SWT-Objekte nur dann freigeben, wenn wir sie erstellt haben; in unserem Fall das Display. Es ist übrigens kein Widerspruch zu unseren Regeln, darauf zu verzichten, das Label freizugeben. Hier greift unsere Regel, dass das Freigeben des Eltern-Objektes auch die Kinder-Objekte freigibt. Das Schließen des Fensters durch den Benutzer bewirkt die Freigabe der Shell, was wiederum die Freigabe unserer Widgets bewirkt.

Später in RCP-Anwendungen werden wir uns um das Display gar nicht mehr kümmern müssen, denn das Display-Objekt wird von der Workbench erzeugt und damit ist nach den Regeln auch die Workbench für die Freigabe zuständig.

4.7 Ereignisbehandlung in JFace

Ein Problem, das die Ereignisbehandlung von SWT mit sich führt, ist die Tatsache, dass die Ereignisbehandlung an die auslösende Komponente und die Art des Ereignisses gebunden ist. Wenn wir beispielsweise einen Listener schreiben, der eine bestimmte Aktion bei einem Doppelklick auslöst, so ist es nicht möglich, diesen Listener auch zu nutzen, um auf ein Ereignis aus der Menü-Leiste zu reagieren. Der Effekt ist, dass wir entweder zweimal den gleichen Code schreiben oder eine strikte Trennung einführen zwischen dem, was das Ereignis ausgelöst hat, und dem, was es bewirkt. Letzteres erreichen wir, indem wir das Verhalten in Objekten kapseln und Listener schreiben, die Methoden in diesen Objekten aufrufen.

Genau das liefert uns JFace mit den Actions. Eine Action ist ein Objekt, das ein bestimmtes Verhalten kapselt, zum Beispiel das Löschen eines Eintrags in einem Verzeichnis. Die Action wird an grafische Elemente, wie zum Beispiel den Menüeintrag „Eintrag löschen", oder auch einen Tastendruck, wie zum Beispiel `Entf` gebunden. Die Komponente nimmt das Ereignis entgegen und kümmert sich nicht darum, was in der Applikation passiert, und der Action ist es egal, wer sie ausgelöst hat.

Wir werden Actions ausführlich in Kapitel 11 an unserer Beispielanwendung demonstrieren.

Tipp

Wir sollten nach Möglichkeit immer Actions benutzen. Der Code wird dadurch entkoppelt und die Applikation leichter wartbar. Spätere Erweiterungen lassen sich mit sauber entkoppeltem Code viel leichter durchführen.

4.8 Viewer

Ein weiteres sehr nützliches Konzept, das JFace mitbringt, ist die Idee eines Viewers. Ähnlich wie bei den Actions ist der Sinn der Viewer die grafische Repräsentation vom Geschäftsmodell zu entkoppeln. Betrachten wir einmal den Eclipse XML-Editor wie in **Abbildung 4.7** dargestellt. Wir erkennen zwei unterschiedliche Sichten auf die gleichen Daten. Links ist eine Baumansicht und rechts eine tabellarische Sicht der Daten erkennbar. Wenn wir Änderungen in einer dieser Sichten vornehmen, wirkt sich das automatisch auch auf die andere Sicht aus. Mit dem Viewer-Konzept von JFace ist das einfach zu realisieren. Wir deklarieren einen Viewer eines bestimmten Typs, in unserem Beispiel einen TreeViewer und einen TableViewer, und sagen dem Viewer, welche Eingabe er darstellen soll. Das heißt, wir übergeben dem Viewer unser Datenmodell. Zusätzlich müssen wir noch Klassen liefern, die dem Viewer sagen, wie unser Datenmodell in ein für den Viewer handhabbares Modell abzubilden ist. Die Implementierung des Viewers selbst wird dadurch aber nicht beeinflusst. Der TreeViewer wird nicht angepasst, unsere grafischen Komponenten sind von ihrem Inhalt völlig entkoppelt.

Wir arbeiten auf dem eigenen Datenmodell und müssen uns nicht damit herumschlagen, TreeItems zu erzeugen und freizugeben. Wir können auch sicher sein, dass die Änderungen am Modell auf allen Viewern angezeigt werden, und wir können nicht vergessen, irgendwelche grafischen Elemente zu aktualisieren. Eine weitere angenehme Eigenschaft von Viewern ist das einfache Sortieren und Filtern der Inhalte.

Das Viewer-Konzept werden wir ebenfalls in der Beispielapplikation in Kapitel 9.3 einführen und dann in Kapitel 10 ausführlicher demonstrieren. Vor allem werden wir am Beispiel zeigen, wie ein Datenmodell mit Hilfe eines ContentProviders in ein Modell transformiert wird, das ein Viewer verarbeiten kann.

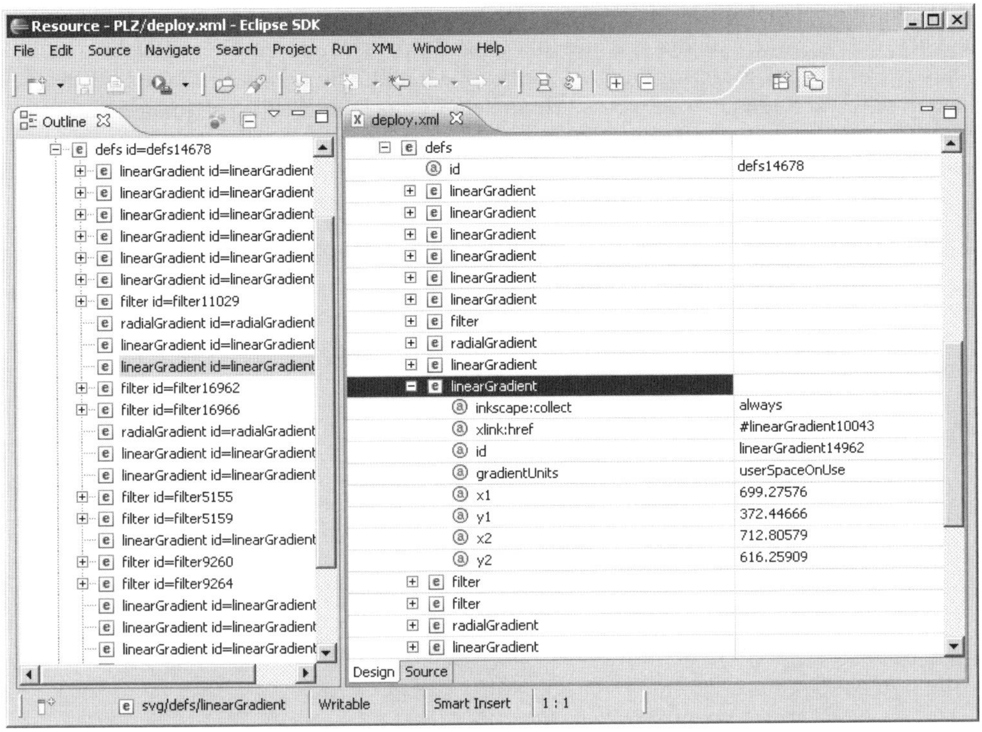

Abbildung 4.7: Zwei Viewer – ein Datenmodell

Ein sehr umfassender Artikel zum Thema Viewer am Beispiel eines TreeViewers ist in [15] zu finden.

Tipp

Es lohnt sich praktisch immer, Viewer zu verwenden. Sie sind einfacher zu warten, zu konfigurieren und anzupassen.

4.9 FontRegistry, ColorRegistry und ImageRegistry

Wie wir bereits wissen, müssen Ressourcen, die wir in Form von SWT-Objekten allozieren, auch wieder freigegeben werden, um unser Betriebssystem nicht auszuhungern – auch Leaking genannt. Das ist eine problematische Angelegenheit, da wir bei einem Fehler das System des Anwenders potentiell destabilisieren. JFace bietet zu unserer Unterstützung die Klassen FontRegistry, ColorRegistry und ImageRegistry, die wir verwenden können, um das Aushungern (Leaking) in unserer Applikation in den Griff zu bekommen. Die Idee ist, oft benötigte oder von verschiedenen Komponenten geteilte Ressourcen – typischerweise Schriftarten, Farben und Bilder – in einer Registry zu verwalten.

Betrachten wir den Fall der ImageRegistry (die FontRegistry funktioniert analog). Die Registry ist eigentlich nichts anderes als eine Map von Strings auf ImageDescriptor-Objekte. Ein ImageDescriptor ist eine Art Proxy-Objekt, wie wir es in Kapitel 3 für Java-Klassen schon kennen gelernt haben. Wir speichern das Paar (Schlüssel, ImageDescriptor) in der Registry, und wenn wir die Registry nach einem bestimmten Schlüssel fragen, erhalten wir eine Bild-Instanz. So wird verhindert, dass Ressourcen generiert werden, die nie benötigt werden. Erst im Moment des Zugriffs wird das Image-Objekt instanziiert.

Listing 4.9 zeigt ein Beispiel für die Verwendung einer ImageRegistry.

```
public class ImageRegistryExample extends ApplicationWindow {
  private final static String LOC = "http://jmage.net/images/stories/plug-big.png";
  private final ImageRegistry registry = new ImageRegistry();❶
  final String KEY = "my.image";
  public ImageRegistryExample() {
    super(null);
    ImageDescriptor descriptor;
    try {
      descriptor = ImageDescriptor.createFromURL(new URL(LOC)); ❷
      registry.put(KEY, descriptor); ❸
    } catch (MalformedURLException e) { /* URL is Ok, so this will not happen*/ }
  }
  protected Control createContents(Composite parent) {
    Button button = new Button(parent,SWT.PUSH);
    button.setImage(registry.get(KEY)); ❹
    return super.createContents(parent);
  }
  public static void main(String[] args) throws MalformedURLException {
    Display display = new Display();
    ImageRegistryExample window = new ImageRegistryExample();
    window.setBlockOnOpen(true);
    window.open();
    registry.dispose();❺
    display.dispose();
  }
}
```

Listing 4.9: Benutzen einer lokalen ImageRegistry

Beim Laden der Klasse wird zunächst eine leere Registry angelegt ❶. Wenn der Konstruktor aufgerufen wird, erzeugen wir zunächst einen ImageDescriptor ❷ und speichern ihn in der Registry ❸. Wie erläutert, belegt der Deskriptor keine Ressource. Erst, wenn wir in ❹ das Bild abfragen, wird die Ressource alloziert und bleibt dann auch bestehen. Bei weiteren Anfragen an die Registry wird immer die gleiche Referenz zurückgeliefert. Natürlich müssen wir daran denken, die Registry entsprechend unserer Regel „Wer erzeugt, räumt auch auf" wieder zu entsorgen ❺.

Es wäre übrigens auch möglich, eine globale Registry zu benutzen. Die Klasse JFaceResources bündelt alle Registry-Klassen. Der Nachteil der globalen Registry ist, dass man ein bischen auf den Namensraum achten muss, was aber typischerweise kein großes Problem darstellt. JFaceResources besitzt statische Methoden, um auf die Registry zuzugreifen. **Listing 4.10** zeigt einen Codeschnipsel, in dem die globale Registry benutzt wird.

```
public ImageRegistryExample() {
  super(null);
  ImageDescriptor descriptor;
  try {
    descriptor = ImageDescriptor.createFromURL(new URL(IMAGE_URL));
    JFaceResources.getImageRegistry().put(KEY, descriptor);
  } catch (MalformedURLException e) { /* URL is Ok, so this will not happen*/ }
}
protected Control createContents(Composite parent) {
  Button button = new Button(parent,SWT.PUSH);
  button.setImage(JFaceResources.getImage(KEY));
  return super.createContents(parent);
}
```

Listing 4.10: Benutzen der globalen ImageRegistry

4.10 Dialoge und Wizards

Während SWT nur eine rudimentäre Unterstützung für einfache Dialoge (Datei-, Farb-, Schriftart- und Verzeichnisauswahl sowie Messageboxen) mitbringt, können wir mit JFace einfach komplexe Dialoge und Wizards erstellen. Die Dialogklassen, die JFace liefert, sind verhältnismäßig leicht nachzuvollziehen, da der Unterschied zu Swing nicht allzu groß ist. Alle JFace-Dialogklassen sind von der abstrakten Klasse Dialog abgeleitet, **Abbildung 4.8** zeigt einen kleinen Ausschnitt aus der Klassenhierarchie der JFace-Dialoge.

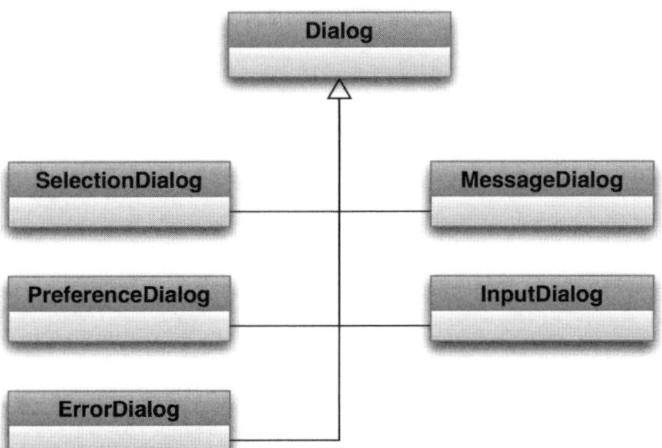

Abbildung 4.8: Ausschnitt aus dem JFace-Dialog-Klassendiagramm

Eine besondere Bedeutung hat die Klasse ErrorDialog. Der Name der Klasse ist etwas unglücklich gewählt worden, denn ErrorDialog kann benutzt werden, um dem Benutzer einen beliebigen Status anzuzeigen. Das Beispiel in **Listing 4.11** soll die Verwendung eines solchen Dialogs verdeutlichen.

```
public class JFaceExample extends ApplicationWindow {
 public JFaceExample() {
  super(null);
 }
 protected Control createContents(Composite parent) {
  String s = "12345";
  showResult(parent, s);
  s = "1234";
  showResult(parent, s);
  return super.createContents(parent);
 }
 private void showResult(Composite parent, String s) {
  IStatus status = null;
  int severity = 0;
  try {
   char c = s.charAt(4);
   status = new Status(IStatus.INFO, JFaceExample.class.getCanonicalName(),
                       "Status: OK Content:" + c);
   severity = IStatus.INFO;
  }catch (StringIndexOutOfBoundsException e) {
    status = new Status(IStatus.ERROR, JFaceExample.class.getCanonicalName(),
                       "Status: Error", e);
    severity = IStatus.ERROR;
  }
  ErrorDialog errorDialog = new ErrorDialog(parent.getShell(), "Result",
  "Operation finished", status, severity); ❶
  errorDialog.open();
 }
 public static void main(String[] args) {
  Display display = new Display();
  JFaceExample win = new JFaceExample();
  win.setBlockOnOpen(true);
  win.open();
  display.dispose();
 }
}
```

Listing 4.11: Anzeige von Statusinformationen mit Hilfe von ErrorDialog

Wenn die Anwendung das Hauptfenster öffnet, wird die Methode showResults() zweimal aufgerufen, einmal mit einer gültigen (wie in **Abbildung 4.9** dargestellt) und einmal mit einer ungültigen Eingabe (siehe **Abbildung 4.10**). In beiden Fällen erzeugen wir einen Informationsdialog mit Hilfe der Klasse ErrorDialog ❶. Der Konstruktor bekommt eine Shell, den Dialogtitel, einen Dialogtext sowie einen Status in einem Integer-Wert, der einen Filter für die Statusinformationen vorgibt. Der Filter wird benutzt, um aus einem MultiStatus die relevanten Informationen zu extrahieren. Wenn wir zum Beispiel einen MultiStatus haben, der einen ERROR-Status und einen WARNING-Status beinhaltet, dann können wir mit dem Filter IStatus.ERROR nur den Fehlerstatus anzeigen oder mit IStatus.ERROR | IStatus.WARNING alle beide.

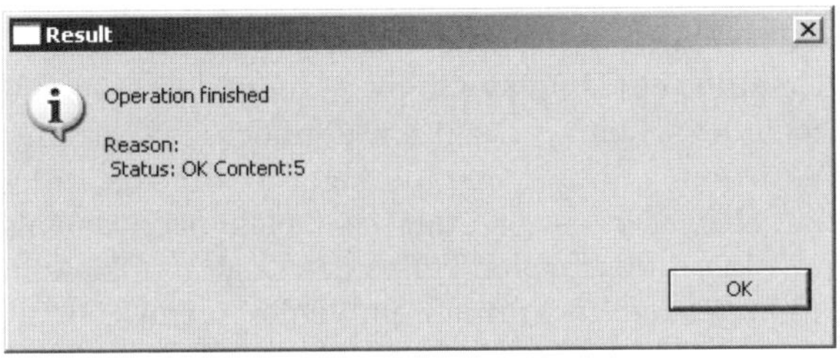

Abbildung 4.9: ErrorDialog mit IStatus.INFO als Severity

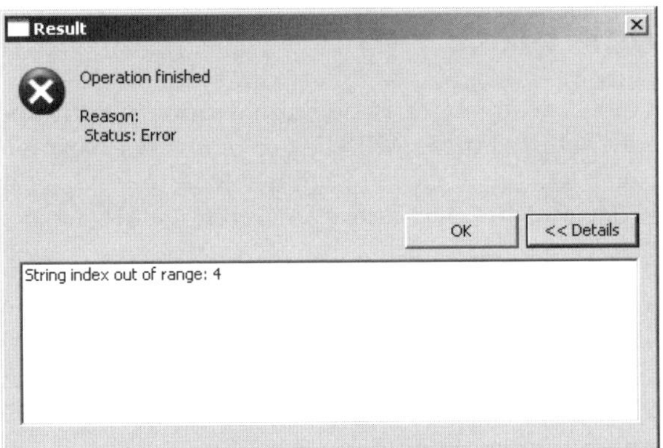

Abbildung 4.10: ErrorDialog mit IStatus.ERROR als Severity

Häufig verwendet werden bei der Entwicklung mit RCP mehrseitige Dialoge, die Wizards genannt werden. Wir kennen Wizards natürlich von vielen Stellen in Eclipse, zum Beispiel den Wizard zum Anlegen eines neuen Projektes. Ein einfaches Beispiel für die Verwendung eines Wizards im Rahmen einer RCP-Anwendung ist in Kapitel 20 beschrieben; in [18] wird die Erstellung von Wizards im Detail erklärt. Es besteht aber grundsätzlich auch die Möglichkeit, einen Wizard für eine reine JFace-Applikation zu schreiben.

4.11 JFace und SWT in RCP-Anwendungen

Wenn wir JFace und SWT in RCP-Anwendungen einsetzen, arbeiten wir in einem geringfügig anderen Kontext. Wie wir in **Listing 4.11** schon gesehen haben, erzeugen wir das Display-Objekt in der IApplication implementierenden Klasse. Üblicherweise werden wir das Display nicht zwischen allen Teilen des GUI als Parameter übergeben. Stattdessen können wir durch Verwendung von Display.getCurrent() bzw. Display.getDefault() eine Referenz auf das Objekt erhalten. Der Unterschied zwischen den beiden Methoden ist sehr subtil: getCurrent() liefert uns das aktuelle Display-Objekt, während getDefault() das erste erzeugte Display-Objekt liefert. Da es praktisch immer nur genau ein Display-Objekt gibt, ist das Resultat der beiden Aufrufe gleich. Der Unterschied besteht darin, was passiert, wenn noch kein Display-Objekt erzeugt wurde. In diesem Fall liefert getCurrent() den Wert null, während getDefault() ein Display-Objekt erzeugt. Obwohl getDefault() auf den ersten Blick besser geeignet scheint, sollten wir dennoch getCurrent() verwenden. Der Grund ist, dass der Aufrufer – ohne es zu merken – dafür zuständig werden kann, das Display-Objekt freizugeben, denn er erzeugt das Objekt eventuell als Seiteneffekt des Methodenaufrufs. Da wir in praktisch allen Fällen das Display-Objekt in der IApplication-Klasse erzeugen, ist es außerdem fast immer ein Fehler, wenn getCurrent() den Wert null liefert.

4.12 Was es sonst noch gibt

Neben SWT und JFace existieren noch einige weitere grafische Frameworks, die wir uns anschauen können. Zum einen gibt es die Eclipse Forms API, die wir in unserer Beispielapplikation in Kapitel 14 auch nutzen werden. Sie ist Bestandteil der RCP und wird für Formulare verwendet. Das klassische Beispiel für den Einsatz der Forms API ist der Plug-in-Editor von Eclipse.

Das zweite Framework ist das Graphical Editing Framework (GEF). Das GEF ist nicht in der RCP enthalten, kann aber sehr einfach mit einer RCP-Anwendung ausgeliefert werden. Mit Hilfe des GEF lassen sich grafische Editoren erzeugen. GEF wird von praktisch allen Modelling-Umgebungen von Eclipse verwendet. In diesem Buch wird das GEF nicht weiter besprochen, es lohnt sich aber, einmal einen Blick darauf zu werfen, wenn man einen grafischen Editor benötigt. Ein Teil von GEF ist Draw2D, das verwendet werden kann, um Grafen im weitesten Sinne darzustellen. In [16] wird zum Beispiel die Verwendung von Draw2D beschrieben, um die Anzeige eines UML-Diagramms zu implementieren, [17] beschreibt einen Datenbank-Schema-Editor, der mit GEF realisiert wurde.

4.13 Verweise

[1] SWT-Projekt-Homepage
http://www.eclipse.org/swt/

[2] Eclipse-Plattform-Downloads
http://download.eclipse.org/eclipse/downloads/

[3] Visual-Editor-Projekt
http://www.eclipse.org/vep/

[4] MacLeod, Nothover: Managing Operating System
http://www.eclipse.org/articles/swt-design-2/swt-design-2.html

[5] Bloch: Effective Java Programming Language Guide. Addison-Wesley, 2006

[6] Sammlung von Plug-ins für Eclipse
http://www.eclipseplugincentral.com/

[7] MacLeod: Understanding Layouts in SWT
http://www.eclipse.org/articles/Article-Understanding-Layouts/Understanding-Layouts.htm

[8] MacLeod, Northover: Creating Your Own Widgets using SWT
http://www.eclipse.org/articles/Article-Writing%20Your%20Own%20Widget/Writing%20Your%20Own%20Widget.htm

[9] Hirsch, Swing/SWT Integration
http://www.eclipse.org/articles/article.php?file=Article-Swing-SWT-Integration/index.html

[10] JFace Codeschnipsel
http://wiki.eclipse.org/index.php/JFaceSnippets

[11] Northover, Wilson: SWT: The Standard Widget Toolkit, Volume 1. Addison-Wesley, 2005

[12] Harris, Warner: The Definitive Guide to SWT and JFACE. Computer Bookshops, 2004

[13] Scarpino, Holder, Ng, Mihalkovic: SWT/JFace in Action: GUI Design with Eclipse 3.0. Manning, 2004

[14] Guojie: Professional Java Native Interfaces with SWT/JFace. Wiley & Sons, 2004

[15] Grindstaff: How to use the JFace Tree Viewer
http://www.eclipse.org/articles/Article-TreeViewer/TreeViewerArticle.htm

[16] Lee, Display a UML Diagram using Draw2D
http://www.eclipse.org/articles/Article-GEF-Draw2d/GEF-Draw2d.html

[17] Zoio: Building a Database Schema Diagram Editor with GEF
http://www.eclipse.org/articles/Article-GEF-editor/gef-schema-editor.html

[18] Klinger: Creating JFace Wizards
http://www.eclipse.org/articles/Article-JFace%20Wizards/wizardArticle.html

5 Die Workbench

Die Workbench bildet den Rahmen einer grafischen RCP-Anwendung. Sie gibt den darin enthaltenen JFace-Elementen Struktur und koordiniert sie. Dazu gehören unter anderem Fenster, Views, Editoren und einiges mehr. Die wichtigesten Elemente sind in **Abbildung 5.1** zu sehen.

Die Workbench ist die Wurzel der GUI-Hierarchie. Sie hat aber selbst keine visuelle Repräsentation. Stattdessen hat die Workbench ein oder mehrere Fenster. Ein solches Fenster ist in **Abbildung 5.2** zu sehen. Die Workbench wird in der Startklasse einer Anwendung, d.h. in der Klasse, die IApplication implementiert, erzeugt und gestartet. Es gibt maximal eine Workbench. Eine Referenz auf die Workbench kann über PlatformUI.getWorkbench() akquiriert werden.

Die Workbench verwaltet ihre Fenster, und wenn das letzte Fenster geschlossen wird, dann wird automatisch die Workbench geschlossen.

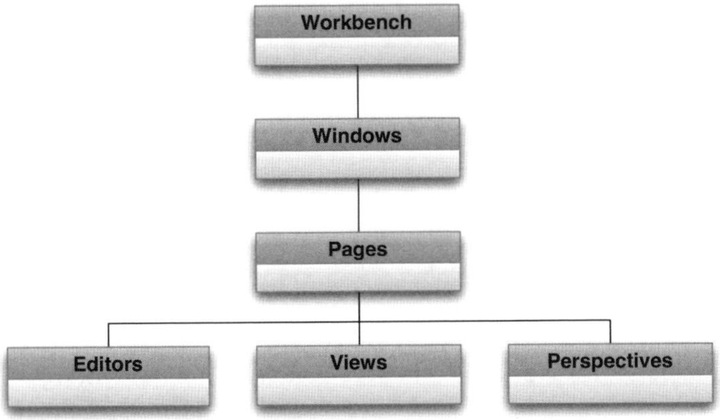

Abbildung 5.1: Der Zusammenhang zwischen einigen Workbench-Komponenten

Die Workbench stellt eine Anzahl von Services zur Verfügung, die über die folgenden Interfaces genutzt werden können:

- IBindingService – über diesen Service können Tastenkombinationen global registriert werden.
- ICommandService – ein Command hat Ähnlichkeit mit einer Action, enthält aber nicht den programmatischen Teil. Man kann sich ein Command als das Bindeglied zwischen einer Action und beispielsweise einer Tastenkombination vorstellen.

- IContextService – ein Kontext erlaubt es, über den Extension Point org.eclipse.ui.context auf Daten jeglicher Art über ein Handle zuzugreifen. Auch die Registierung von Listenern, die auf Änderungen im Kontext reagieren, ist möglich.
- IHandlerService – über diesen Service kann das Aktivieren und Deaktivieren von Handlern kontrolliert werden, die wiederum für das Ausführen von Commands zuständig sind. Zum Beispiel kann ein Command mehrere Handler haben, von denen aber immer nur einer aktiv sein kann.

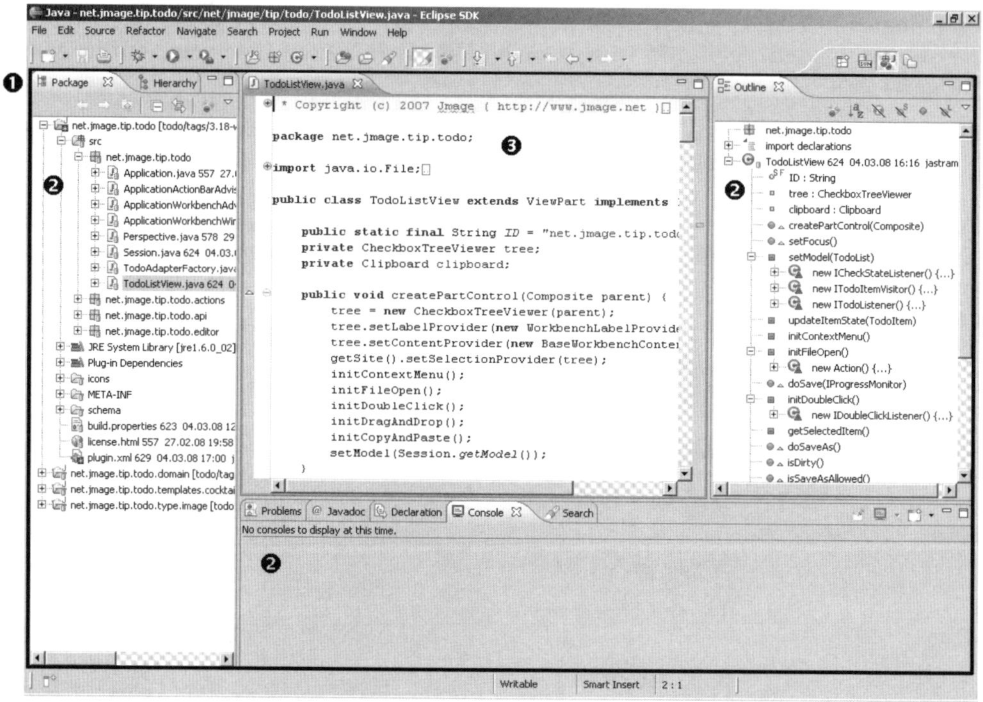

Abbildung 5.2: Komponenten der Workbench

Schauen wir uns die Komponenten der Workbench einmal genauer an. Eine Workbench hat ein oder mehrere Fenster. Auf diese kann man über die Workbench über diverse Mechanismen zugreifen. Wir können zum Beispiel auf das aktive Fenster mit dem Methodenaufruf getActiveWorkbenchWindow() der Klasse Workbench zugreifen. Fenster sind vom Typ IWorkbenchWindow und sind in Seiten (Pages) aufgeteilt, eine Seite ❶ ist in **Abbildung 5.2** schwarz umrahmt. Auch hier gibt es entsprechende Methoden, auf diese zuzugreifen, z.B. getActivePage() für die aktive Seite. Das Workbench-Fenster hat auch eine Methode getShell() mit der wir die entsprechende SWT-Shell erhalten.

Jede Seite setzt sich aus Teilen (Parts) zusammen, die entweder ❷ Views oder ❸ der Editor sind. Der Aufbau der Seite, d.h. die Anordnung von Editor und den Views wird durch die Perspektive vorgegeben. Zur Laufzeit arbeiten wir mit Seiten, die durch die Perspektive konfiguriert werden. Wir bekommen eine Referenz auf die Perspektive mit der Methode getPerspective() des Seiten-Objekts. Eine Page braucht nicht zwangsläufig eine assoziierte Perspektive zu haben. Perspektiven werden über die Workbench verwaltet, und deren Registry kann über PlatformUI.getWorkbench().getPerspectiveRegistry() erreicht werden.

Inzwischen zeichnet sich ab, wie es weitergeht: Seiten haben Teile. Den aktiven Teil bekommen wir über die Methode Page.getActivePart(). Editoren zeigen typischerweise den Hauptinhalt der Anwendung (z.B. Java-Dateien in Eclipse), während die Views unterstützende Funktionen übernehmen (z.B. das Anzeigen der Outline der im aktiven Editor gezeigten Datei). Während wir in der Regel viele Editoren desselben Typs öffnen können, gibt es normalerweise nur eine View eines bestimmten Typs (z.B. nur eine Outline-View). Im Gegenzug gibt es nur einen einzigen Bereich, in dem alle Editoren angezeigt werden, während Views an mehreren Positionen auftauchen. Aber das kennen wir ja bereits aus der Entwicklung mit Eclipse, es gibt den Bereich, in dem die Java-Dateien angezeigt werden und viele Views, wie die Outline, die Aufgabe, die Probleme oder der Package-Explorer. Sowohl Editoren als auch Views sind Implementierungen von IWorkbenchPart und haben dementsprechend viele Gemeinsamkeiten. Man kann sogar einen Schritt weiter gehen: Man kann Views soweit verbiegen, dass sie sich wie Editoren verhalten und umgekehrt – aber das sollte nur in Ausnahmesituationen gemacht werden. Das werden wir in Kapitel 13.3 machen, wo wir eine View speicherbar machen.

Teil 2

Ein durchgehendes Beispiel

Wir wollen den Einstieg in die Entwicklung mit RCP erleichtern, indem wir in diesem Teil ein einfaches Beispiel von Anfang bis Ende entwickeln. Wir fangen mit einem leeren Eclipse-Projekt an, das wir Stück für Stück mit Leben füllen, bis wir zum Schluss bei einer fertigen Anwendung ankommen.

Bei unserem Beispielprojekt handelt es sich um eine Checkliste, mit der man Informationen aller Art hierarchisch organisieren kann (siehe Abbildung). Auf der linken Seite ist ein Baum mit den einzelnen Punkten zu sehen, auf der rechten Seite kann man sich die Details zu einzelnen Punkten anzeigen lassen.

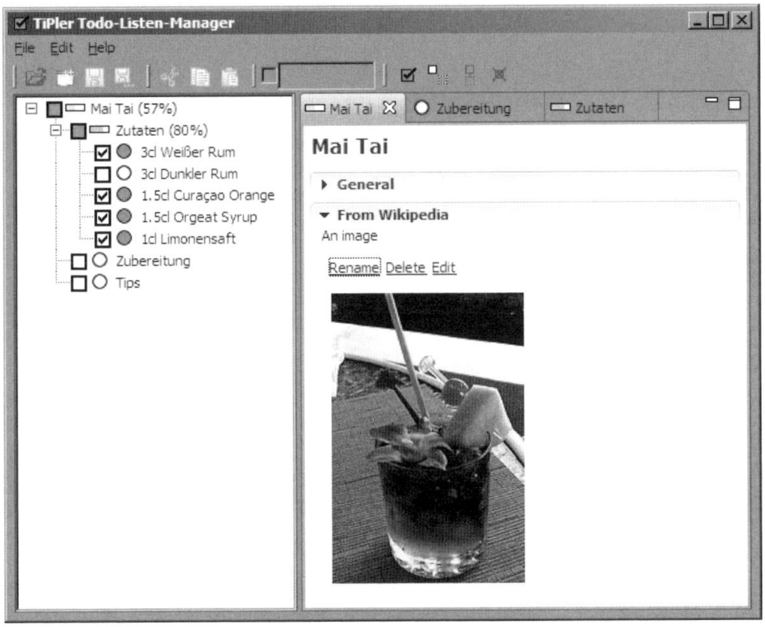

Der fertige TiPler Todo-Listen-Manager

6 Vorbereitung

Bevor wir loslegen können, wollen wir einige Vorbereitungen treffen. Dieses Kapitel setzt den Rahmen und beschreibt:

- Einen Überblick über das Tutorial
- TiPler, das Produkt, das wir entwickeln werden
- Hinweise zur Nutzung des Beispielcodes
- Tipps, wie man in dem vorhandenen umfangreichen Eclipse- bzw. RCP-Code navigiert

6.1 TiPler, ein Todo-Listen-Manager

TiPler ist ein Todo-Listen-Manager, der speziell für dieses Buch entwickelt wurde.

Der Begriff Todo (engl.: to = zu, do = tun) bezieht sich auf eine Liste von Dingen, die noch erledigt werden müssen. Im Deutschen wird auch der Begriff LOP (Liste offener Punkte) benutzt. Eine Todo-Liste wird für die Aufgabenplanung benutzt – egal ob für eine Person oder eine Team. In einer Todo-Liste wird festgehalten, was noch zu tun ist, möglicherweise mit einem Verantwortlichen und einem Fälligkeitsdatum.

In der Softwareentwicklung wird man permanent mit Todo-Listen konfrontiert. Eclipse selbst hat den Tasks-List-View, der nach dem speziellen Text „TODO" in Projekten sucht und diesen als Aufgaben in der Tasks-Liste anzeigt. Ein anderes Beispiel ist die taskorientierte Programmierumgebung Mylar/Mylin für Eclipse, die sogar die IDE automatisch an die entsprechende Task anpasst. Auch ein Bug-Tracker ist wenig mehr als eine komfortable Todo-Liste.

TiPler ist generisch aufgebaut und kann daher für vieles mehr als nur Todo-Listen benutzt werden. Wie auf Seite 97 zu sehen ist, könnte man damit auch Cocktailrezepte verwalten.

Warum haben wir uns eine Todo-Liste als Beispielprojekt ausgesucht? Die Domäne ist leicht zu verstehen, und mit wenig Programmieraufwand können wir schnell sichtbare Ergebnisse erzeugen. Dennoch gibt es genug Herausforderungen und Erweiterungsmöglichkeiten, um die in diesem Buch vorgestellten Konzepte anschaulich an diesem Beispiel vermitteln zu können.

Unsere Todo-Liste soll die folgenden Anforderungen erfüllen (vieles kann in der Abbildung auf Seite 97 wiedererkannt werden):

- Die Einträge in der Liste sind hierarchisch organisiert.
- Alle Knoten des Listenbaumes haben einen Namen.
- Nur Endknoten unseres Listenbaumes können „abgehakt" werden.
- Für Knoten, die keine Endknoten sind, wird prozentual angezeigt, wie vollständig sie sind, also das Verhältnis von angekreuzten Endknoten zur Gesamtzahl der Endknoten.
- Das Arbeiten mit TiPler soll intuitiv sein und typische GUI-Aktionen unterstützt werden. Dazu gehören Editieren (Einfügen, Löschen, Umbenennen...), Drag & Drop, Copy & Paste, Speichern und vieles mehr.
- Jeder Eintrag kann eine beliebige Anzahl von Attributen haben. Ein Attribut hat einen Namen und einen Inhalt. Der Inhalt hängt vom Typ des Attributs ab. Attributtypen werden als Plug-ins realisiert.
- Das Anwendungsfenster besteht aus zwei Bereichen: Im linken Bereich wird die Liste mit den wichtigsten Informationen dargestellt. Im rechten Bereich können die Details zu einzelnen Einträgen angezeigt werden. Dabei können beliebig viele Einträge auf separaten Reitern gezeigt werden.
- Statt das Domänen-Modell selbst zu entwickeln, benutzen wir eine bestehende Bibliothek. Die Bibliothek ist nicht für Eclipse geschrieben worden, sondern liegt lediglich als JAR-Datei vor.
- Allgemeine Funktionen einer typischen Anwendung sind vorhanden. Dazu gehören Copy & Paste, Speichern und Öffnen, Editieren mit Drag & Drop, usw.

Alles in allem stellt uns unser Listen-Manager eine Anzahl von Herausforderungen, die bei der Entwicklung von Desktop-Anwendungen durchaus typisch sind.

6.2 TiPler Entwicklungsschritte

In den folgenden Kapiteln werden wir eine prototypische Entwicklung durchführen. Dabei werden für jedes Kapitel konkrete Ziele gesetzt, die neue Aspekte in der RCP-Programmierung zeigen und gleichzeitig den Prototypen vorantreiben. Es gibt also in jedem Kapitel etwas Neues zu lernen und zu sehen:

- **Der Rahmen (Kapitel 7)** – Wir beginnen die Entwicklung mit einem leeren Workspace. In wenigen Schritten schaffen wir einen lauffähigen Rahmen für unsere Anwendung.
- **Einbinden des Domänen-Codes (Kapitel 8)** – Statt den domänenspezifischen Code selbst zu schreiben, binden wir diesen als externe Bibliothek ein.

- **Visualisierung der Daten (Kapitel 9 und 10)** – Mit Hilfe des Domänen-Codes erstellen wir Test-Daten, die wir in einer Baumstruktur-View darstellen werden. Dazu gibt es verschiedene Ansätze, die hier vorgestellt werden.
- **Einführen von Actions (Kapitel 11 - 13)** – Menüs und Toolbars sind visuelle Repräsentationen von Actions. Wir werden verschiedene Arten von Actions kennen lernen und erstellen.
- **Erstellen eines Editors (Kapitel 14)** – Zum Bearbeiten der Details eines TiPler-Eintrages benutzen wir Editoren.
- **Ein Extension Point für Attributtypen (Kapitel 15 und 16)** – Jetzt lassen wir die Erweiterung von TiPler zu, indem wir einen Extension Point definieren, mit dem neue Attributtypen in TiPler eingebunden werden können, ohne auch nur eine einzige Zeile TiPler-Code zu ändern.
- **Drag & Drop, Copy & Paste (Kapitel 17 und 18)** – Mit Drag & Drop machen wir das Anordnen von Einträgen in TiPler einfach und intuitiv. Copy & Paste nutzt ähnliche Techniken.

Am Ende dieses Teils ist die Anwendung Feature-Complete. Wir werden uns aber auch im dritten Teil weiter mit TiPler beschäftigen, um aus der Anwendung ein „richtiges" Produkt zu machen, das eine eigene Identität hat und als ein Paket verteilt und aktualisiert werden kann.

6.3 Die Sprache der Anwendung

Auch wenn dies ein deutsches Buch ist, ist die Arbeitssprache der Anwendung Englisch. Das trifft zum einen auf den Code zu (Englische Variablen- und Methodennamen sowie Kommentare) als auch auf das Erscheinungsbild (Englische Menüs, Knöpfe, etc.).

Der Grund ist, dass sich Englisch nun mal als „Lingua Franca" in der Softwareentwicklung etabliert hat. In einem Open-Source-Projekt wollen wir die weltweite Mitarbeit erlauben, und selbst in einem kommerziellen Projekt sollten wir uns die Option offenlassen, um mit internationalen Entwicklungspartnern zusammenzuarbeiten.

Das bedeutet aber nicht, dass wir dem Endanwender eine Fremdsprache zumuten wollen. Daher werden wir in Kapitel 23 lernen, wie man eine RCP-Anwendung internationalisiert.

6.4 Eclipse-Konfiguration

Um effektiv arbeiten zu können, müsssen unsere Werkzeuge bereit und ordentlich konfiguriert sein. Übrigens sind alle hier beschriebenen Werkzeuge über unsere Webseite zu finden. Das wurde schon in Kapitel 4 beschrieben.

6.5 Beispiel-Code

Dieser Teil des Buches ist so konzipiert, dass er linear durchgearbeitet werden kann und Kontinuität bildet. Deshalb baut jedes Kapitel auf dem vorhergehenden auf. Sollte es Probleme mit dem Arbeitsstand geben oder ein Kapitel übersprungen werden, so kann leicht an einem anderen Punkt fortgefahren werden. Dazu befindet sich zu jedem Kapitel ein Verzeichnis auf der Website, in dem sich der dazugehörige Code befindet.

Der Code ist in der Form von Eclipse-Projektordnern abgelegt. Dieser kann folgendermaßen benutzt werden:

- Wir beginnen mit einer leeren Workbench. (Die Workbench muss nicht leer sein, aber es darf kein Projekt mit dem Namen eines der zu importierenden Projekte geben.)
- Über „File | Import" öffnen wir den Import-Wizard.
- Wir wählen „Existing Projects into Workspace" aus und klicken auf „Next".

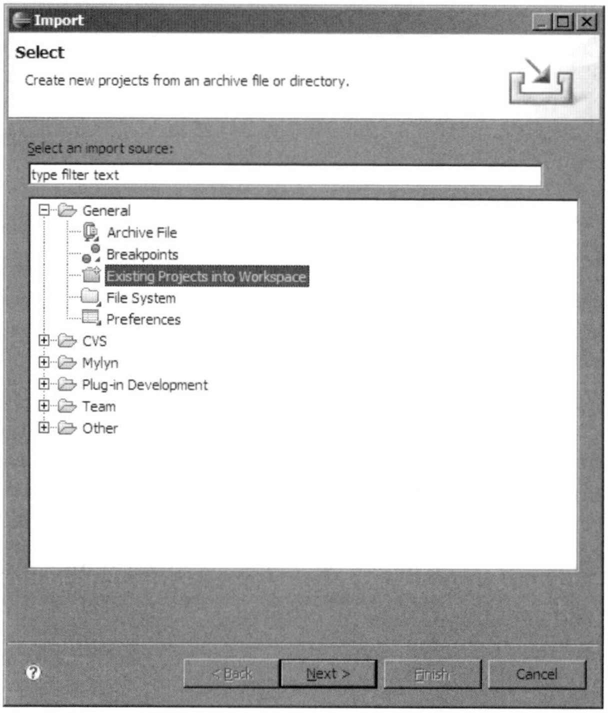

- Wir wählen den entsprechenden Kapitel-Ordner auf der CD aus. In vielen Kapiteln besteht der Code aus mehr als einem Projekt, und alle aufgelisteten Projekte müssen angekreuzt sein. Außerdem muss der Code in den Workspace kopiert werden – schließlich kann auf der CD nicht editiert werden.

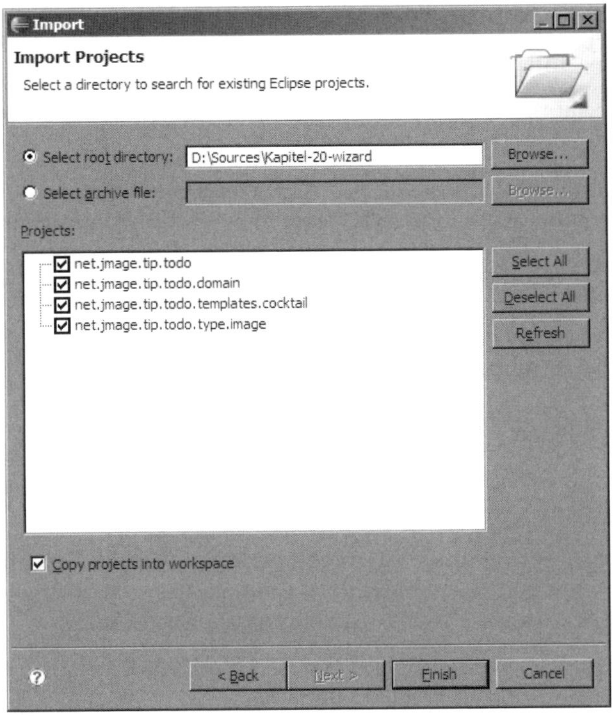

- Mit Finish schließen wir den Import ab. Die Projekte sollten sich nun im Workspace befinden.

Hinweis

Falls ein bestehender Workspace benutzt wurde, ist es empfehlenswert, alle Run-Konfigurationen zu löschen. Eine alte Run-Konfiguration mit veralteten Werten kann die schwer zu findende Quelle von vielen Problemen sein.

Zum Löschen „Run | Open Run Dialog...“ den Editor für die Run-Konfigurationen öffnen und alle Einträge im linken Baum unter „Eclipse Application“ löschen.

Da die Run-Konfigurationen nicht mit abgespeichert werden können, müssen diese möglicherweise noch wie im Kapitel 16.3 beschrieben nachkonfiguriert werden.

6.6 Code aktiv lernen

Am besten lernt man immer noch am konkreten Beispiel! Daher ermutigen wir den Leser, sich so viel wie möglich mit wirklichen Codebeispielen zu beschäftigen. Dazu gehören unsere Beispiele, aber auch die zu Eclipse gehörenden Beispiele und der Eclipse-Code selbst. Die Eclipse-Installation enthält alle Quelldateien, und es ist leicht, sich den Code anzusehen. Hier sind Tipps, mit denen man schnell das Gesuchte findet:

- Über „Navigate | Open Declaration" F3 kann der Sourcecode der Datei geöffnet werden, über der sich der Cursor befindet.
- Über „Navigate | Type Hierarchy" F4 öffnet sich die Vererbungsstruktur in einer eigenen View. Mit Ctrl-T bekommt man die selbe Information in einem Popup-Fenster.
- „Navigate | Open Call Hierarchy" Strg-Alt-H zeigt für die aktive Methode alle Orte des Aufrufs im Workspace, die man dann beliebig tief zurückverfolgen kann.
- Über „Search" kann man gezielt nach Referenzen, Aufrufen, Implementierungen und anderen Java-spezifischen Semantiken suchen.

Jeder Programmierer hat einen eigenen Stil und eine persönliche Liste von Shortcuts und Techniken. Dennoch lohnt es sich, hin und wieder durch die Dokumentation zu stöbern, um neue Tricks für den eigenen Werkzeugkasten zu finden. Mit Eclipse 3.3 sind auch einige neue nützliche Features hinzugekommen. Insbesondere empfehlen wir:

- Über Strg-3 bekommt man ein Popup-Fenster mit einer Eingabezeile, in der man einfach drauflostippen kann, um zu finden. In Echtzeit wird die gefundene Auswahl angezeigt. Durchsucht werden Editoren, Views, Preferences und vieles mehr
- Das Editieren der Manifest-Dateien (plugin.xml und MANIFEST.MF, etc.) wurde erheblich verbessert. So kann man zum Beispiel in plugin.xml über „Navigate | Quick Outline" Strg-O einen Überblick über die Struktur des Dokumentes bekommen. Alle Manifest-Dateien haben jetzt Content assist Strg-Leerzeichen, womit alle an der Cursorposition möglichen Vervollständigungen angezeigt werden. Auch Code-Falten wurde hier eingeführt: Das sind die kleinen Pluszeichen am linken Rand, mit denen zusammengehörige Code-Blöcke auf eine Zeile kollabiert werden können. Auch die Fehlermeldungen wurden verbessert und Refactoring-Unterstützung wurde erweitert.
- Wenn externe JARs in ein RCP-Projekt eingebunden werden sollen, gibt es ab 3.3 die Möglichkeit, die Abhängigkeiten des Archivs berechnen zu lassen. Das wird in Kapitel 8 gezeigt.
- Nicht neu, aber immer wieder hilfreich ist es, sich über „Help | Key Assist" alle möglichen Tastenkombinationen anzeigen zu lassen. Auch die Tricks unter „Help | Tips and Tricks" bieten sich an, wenn man eine kleine Pause braucht. Dort findet man immer wieder etwas Neues.

6.7 Plug-ins und Code finden

Allzu oft sucht man etwas und findet es nicht! Das Etwas kann ein Plug-in sein, aber auch eine Klasse, die zu RCP gehört. Selbst wenn wir das Package der Klasse kennen, wissen wir trotzdem nicht unbedingt, in welchem Plug-in sie sich verbirgt. Daher bietet es sich an, ein eigenes Such-Projekt anzulegen. In dieses Projekt können dann alle Plug-ins importiert werden, wodurch innerhalb dieses Projektes auch alle Klassen gefunden werden können.

Tipp

In Eclipse 3.4 gibt es einen „Plug-in Spy", mit dem man schnell und einfach Plug-ins identifizieren kann.

Das Projekt legen wir über „File | New | Project..." an, wobei wir „Plug-in Project" im Wizard auswählen. Als Name wählen wir beispielsweise „Plug-in-referenz". Die Checkbox „Create a Java project" muss dabei angekreuzt sein. Alle anderen Einstellungen sind egal. Wir sollten auch auf die Benutzung eines Templates verzichten.

Nach dem Schließen des Wizards sollte sich der Plug-in-Editor öffnen, den wir aber auch durch einen Doppelklick auf „plugin.xml" öffnen können (siehe auch Kapitel 2.3). Wir wechseln dort auf den Reiter „Dependencies" und klicken auf „Add...". Ein Dialog erscheint, wo wir Plug-ins auswählen können. Mit `Strg`-`A` wählen wir einfach alle aus (**Abbildung 6.1**) und bestätigen mit „OK". Damit ist unser Referenz-Projekt fertig.

Wenn wir nun wissen wollen, in welchem Plug-in eine bestimmte Klasse definiert ist, dann suchen wir die Klasse zunächst über „Navigate | Open Type...", zum Beispiel TextEditor. Wir können im Suchfenster einfach drauflostippen (**Abbildung 6.2**). Der passende Treffer kann dann ausgewählt werden, woraufhin am unteren Rand des Dialoges die gesuchte Information angezeigt wird: In diesem Beispiel ist das zum einen der Package-Name org.eclipse.ui.editors.text, zum anderen die JAR-Datei, in der sich die Klasse befindet und von deren Namen wir den Namen des Plug-ins ableiten können (org.eclipse.ui.editors).

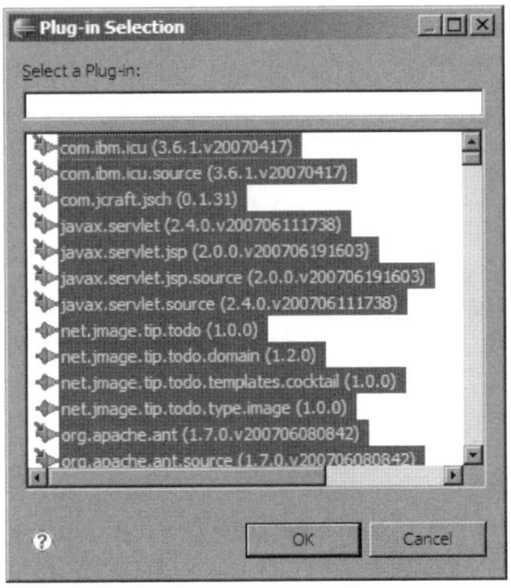

Abbildung 6.1: Wir importieren alle Plug-ins in unser Referenz-Projekt

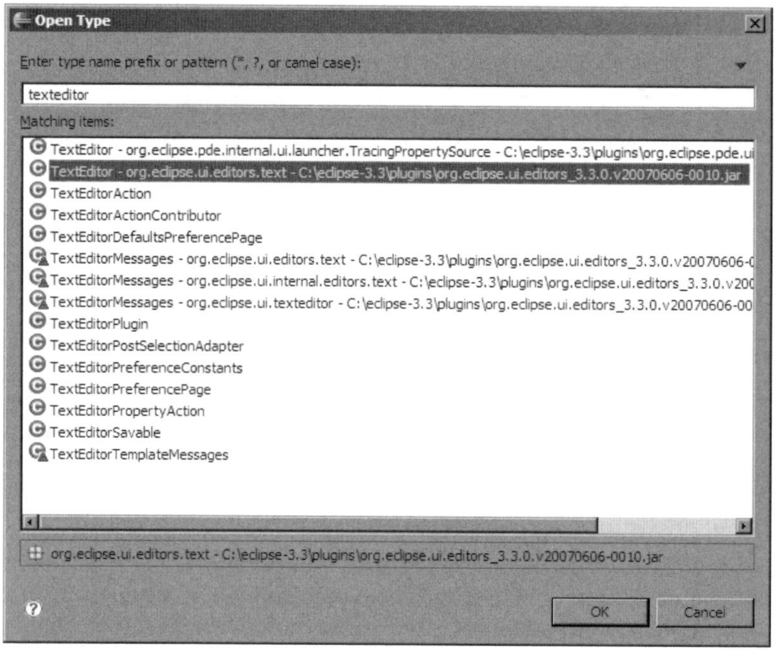

Abbildung 6.2: Wer suchet, der findet – am unteren Rand des Dialoges stehen die Details

Achtung

Wenn wir, wie in Kapitel 4 empfohlen, das RCP-SDK konfiguriert haben, dann werden wir manche Klassen, die eigentlich zu RCP gehören sollten, trotz intensiver Suche nicht finden. Dazu gehört zum Beispiel IResource (siehe Kapitel 32), das Teil von Eclipse, aber nicht RCP ist. Wenn wir also nicht fündig werden, sollten wir zusätzlich die Eclipse-Plug-ins durchsuchen. Dazu können wir uns ebenfalls ein Referenz-Projekt zum Suchen anlegen.

6.8 Zusammenfassung

Die Werkzeuge liegen bereit, wir sind vertraut mit der Plattform, wir können mit dem Programmieren beginnen. Die hier beschriebene Eclipse-Konfiguration ist durch die Trennung von Entwicklungsumgebung und RCP-Umgebung robust. Der nach Kapiteln organisierte Code auf CD macht es uns leicht, beliebig zwischen den Kapiteln hin- und herzuspringen.

7 Der Rahmen

In Kapitel 6 haben wir bereits gezeigt, wie man in fünf Minuten von einem leeren Workspace zu einem lauffähigen RCP-Programm kommt – das allerdings aus nicht mehr als einem leeren Rahmen besteht. In diesem Kapitel werden wir das Ganze wiederholen, diesmal allerdings, um den Grundstein für unseren Todo-Manager zu legen. Im Folgenden werden wir:

- In wenigen Minuten ein leeres, lauffähiges RCP-Programm erstellen
- Alle Komponenten einer Skelett-RCP-Anwendung analysieren und verstehen
- Die Run-Configuration verstehen

7.1 Hello TiPler

Wir starten wieder mit dem Projekt-Wizard und wählen „Plug-in Project" aus. Doch diesmal fügen wir Werte ein, die wir für den Rest dieses Teils beibehalten werden. Wir beginnen mit dem ersten Schritt (siehe **Abbildung 7.1**):

- Als Projektnamen wählen wir net.jmage.tip.todo. Der Projektname wird im nächsten Schritt als Vorlage für die Plug-in-ID benutzt. Es macht Sinn, dass der Projektname mit der Plug-in-ID übereinstimmt. Daher wählen wir hier auch gleichzeitig schon den Plug-in-Namen.
- Die Vorgaben von Ordnernamen für Quellen und Binärdateien sind adäquat und können unverändert übernommen werden.
- Als Zielplattform wählen wir Eclipse 3.3 aus. Allerdings gibt es hier eine Anzahl von Alternativen – sowohl ältere Implementierungen von Eclipse als auch andere Implementierungen des OSGi-Frameworks (siehe auch Kapitel 34).

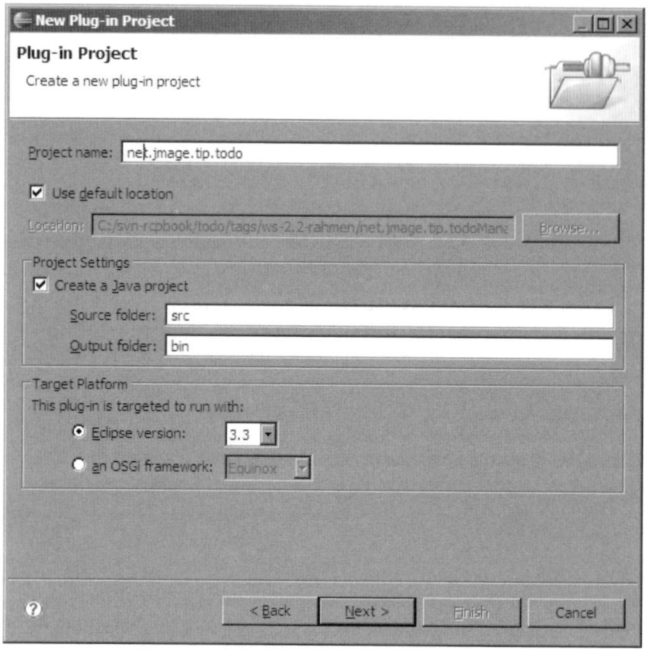

Abbildung 7.1: Wizard für neues Plug-in-Projekt, Schritt 1

Mit diesen Einstellungen können wir mit Next auf die nächste Seite des Wizards gehen (**Abbildung 7.2**):

- Als Plug-in-ID wird der Projektname vorgegeben, und das behalten wir auch bei. Es sollte unbedingt ein voll qualifizierter Name benutzt werden, der den Domänennamen mit einschließt, da Plug-ins oft von anderen Plug-ins referenziert werden. Viele Beziehungen werden über Namen aufgelöst, und eine gute Namensgebung ist dementsprechend wichtig.
- Die vorgegebene Plug-in Version 1.0.0 ist für die Entwicklung adäquat und kann beibehalten werden. Jede Ziffer hat eine bestimmte Bedeutung (siehe Kapitel 34.3).
- Den vorgegebenen Projektnamen können wir frei anpassen.
- Als Provider sollte die Domäne des Anbieters gewählt werden, in diesem Fall also jmage.net.
- Der Classpath bezieht sich auf den Ablageort der Binärdateien in dem als JAR verpackten Plug-in, wenn es einmal fertig ist. Normalerweise werden diese auf der obersten Ebene der JAR-Datei abgelegt. Wenn dieses Standardverhalten beibehalten werden soll (empfohlen), dann kann der Classpath leer bleiben.
- Ein Activator ermöglicht es, beim Starten und Stoppen des Plug-ins Code auszuführen. Für unser Projekt ist das nicht notwendig, und wir schalten diese Option ab.

- Es mag überraschend sein, dass wir gefragt werden, ob das Plug-in zur GUI beiträgt (contributions to the UI). Es ist einerseits möglich, Eclipse „headless", also ohne GUI-Komponente zu betreiben. Andererseits besteht eine komplexere Applikation aus GUI-Code und der Geschäftslogik. Um eine möglichst lose Kopplung zu erreichen, ist es üblich, dass die Geschäftslogik in einem eigenen Plug-in ohne Abhängigkeit zur GUI untergebracht ist. In unserem Fall wollen wir aber einen Beitrag zur GUI leisten und lassen die Checkbox angekreuzt.
- Zuletzt markieren wir, dass wir eine Rich Client Application erstellen wollen. Die Alternative ist ein reines Plug-in, das eine Host-Anwendung benötigt.

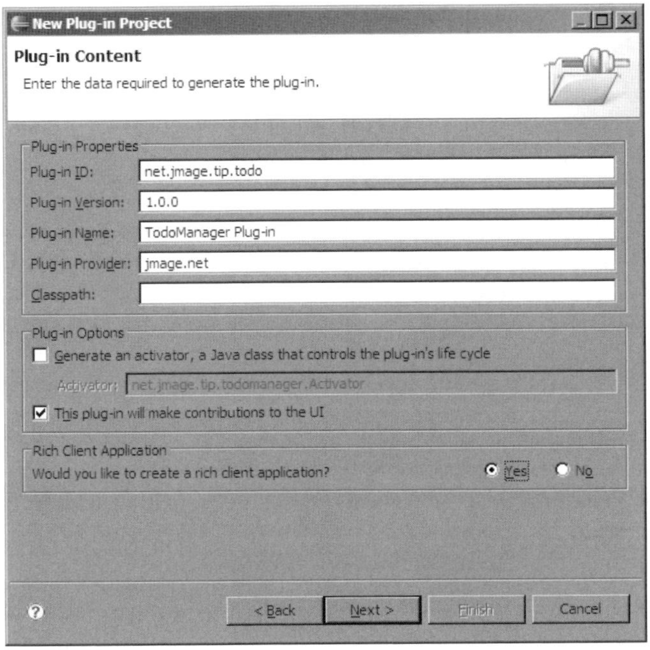

Abbildung 7.2: Wizard für neues Plug-in-Projekt, Schritt 2

Wir klicken wieder auf Next und wählen die Vorlage (Template) „Hello RCP" aus. Nach einem weitern Klick auf Next können wir die Vorlage anpassen (**Abbildung 7.3**):

- Den Namen müssen wir unseren Wünschen entsprechend anpassen; wir wählen „TiPler Todo-Listen-Manager".
- Der Package-Name wurde von Eclipse vom Plug-in-Namen abgeleitet und kann so belassen werden.
- Wir haben die Option, den Namen der Klasse, die den Eintrittspunkt in unsere Anwendung enthält, zu ändern. Das würde bei einer Java-Anwendung der Klasse entsprechen, die die Methode main() enthält.

- Markenbildung (Branding) ist so wichtig, dass wir diesem Thema einen eigenen Teil des Buches widmen (Teil 3). Aber zunächst lassen wir diesen Aspekt aus.

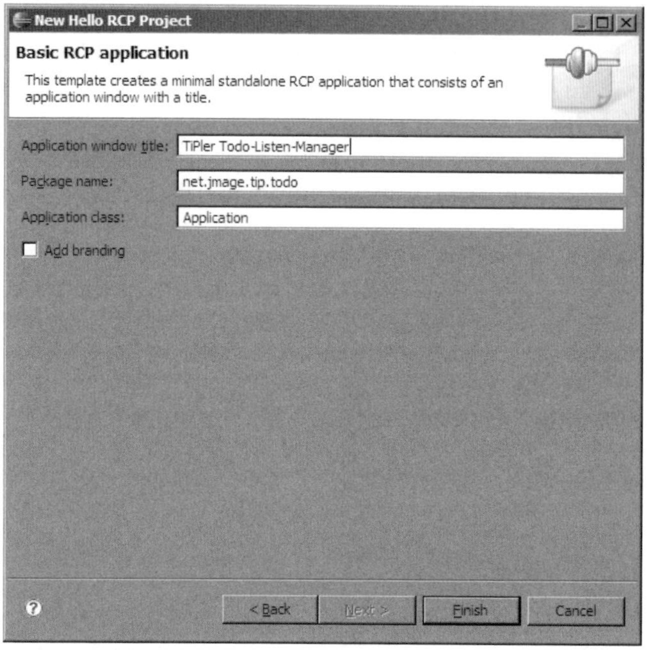

Abbildung 7.3: Wizard für neues Plug-in-Projekt, Schritt 3

Mit einem Klick auf Finish haben wir nun unseren Rahmen geschaffen. Eclipse fragt uns noch, ob wir zur Plug-in-Perspektive wechseln wollen, was wir mit „Yes" beantworten. Danach sollte der Plug-in-Editor unserer neuen Anwendung geöffnet sein.

Wie bereits beschrieben, gibt es viele Möglichkeiten, eine RCP-Anwendung zu starten. Da der Plug-in-Editor schon offen vorliegt, können wir mit einem Klick auf „Launch an Eclipse application" unter „Testing" die Anwendung starten, worauf ein leeres Fenster mit unserem Titel erscheinen sollte (**Abbildung 7.4**).

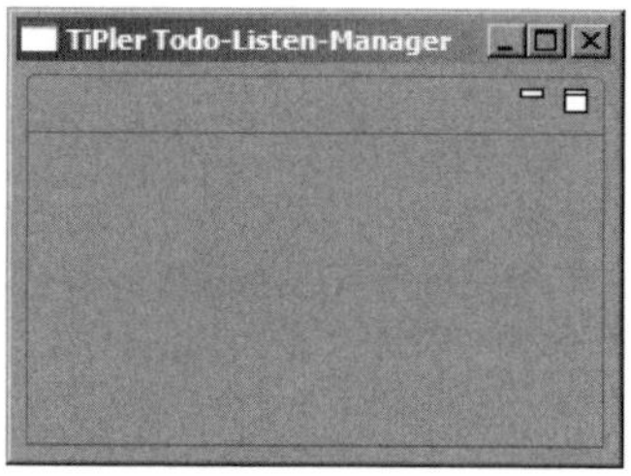

Abbildung 7.4: Der Rahmen steht!

7.2 Die Projektstruktur

Durch die eben durchgeführten Klicks wurde ein neues Eclipse-Projekt angelegt. Die Projektstruktur ist in **Abbildung 7.5** dargestellt, und wir werden sie uns im Folgenden genauer anschauen.

Fangen wir von unten an: Eine der wichtigsten Dateien ist „plugin.xml", die einen Teil des so genannten Plug-in-Manifests darstellt. Auch die Dateien „build.properties" und „MANIFEST.MF" (im Ordner „META-INF") gehören zum Plug-in-Manifest. Das Plug-in-Manifest und den Editor haben wir ja bereits in Kapitel 6 kennen gelernt.

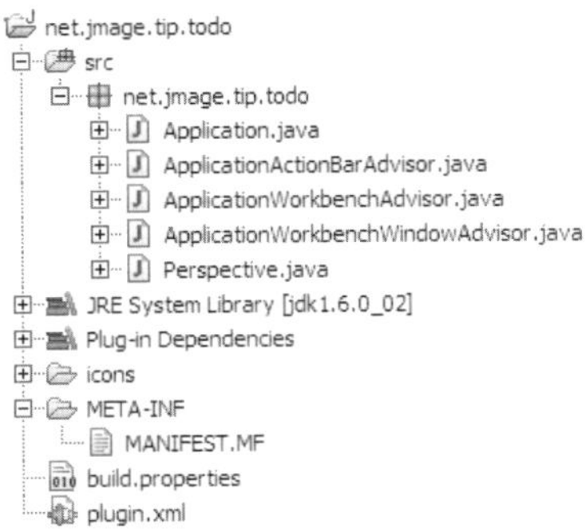

Abbildung 7.5: Projektstruktur unseres Beispiels

Weiter oben in der Projektstruktur befindet sich der „src"-Ordner, der die Quelldateien enthält. Dort liegen fünf Dateien, die vom Wizard angelegt wurden, weil wir die „Hello World"-Vorlage benutzt hatten. Auch diese werden wir uns gleich genauer anschauen (Kapitel 7.3).

Wir sehen zwei Bibliotheken in der Struktur: Zum einen die Java-Bibliotheken, die auch bei jedem „normalen" Java-Projekt dabei wären (JRE System Library). Zum anderen die „Plug-in Dependencies", die für den Betrieb von RCP notwendige Bibliotheken enthält. Allerdings lassen sich die Plug-in-Abhängigkeiten einfacher über den Plug-in-Editor verwalten, dazu kommen wir gleich.

Zum Schluss noch eine kurze Bemerkung zum Ordner icons. Icons sind Ressourcen, und wir werden später lernen, wie wir auf diese zugreifen. Ressourcen müssen explizit als Teil des Builds markiert werden, sonst werden sie nicht exportiert, und unsere verpackte RCP-Anwendung würde ohne Icons ausgeliefert werden! Mit dem Build-Reiter des Plug-in-Editors lassen sich Ressourcen schnell zum Build hinzufügen.

7.3 Die Quelldateien

Fünf Javaklassen wurden bereits vom Wizard erzeugt, aber wir wissen noch nicht, was diese tun. Hier geben wir einen kurzen Überblick über diese Klassen sowie Hinweise auf weiterführende Dokumentation.

Wie wir bereits in Kapitel 6 beschrieben haben, ist der Einstiegspunkt der Anwendung eine Klasse, die das Interface IApplication implementiert. In unserem Fall ist das die vom Wizard generierte Klasse net.jmage.tip.todo.Application. Das allein reicht aber noch nicht aus, denn über das Plug-in-Manifest muss der Anwendung auch noch mitgeteilt werden, welche Klasse den Einstiegspunkt bildet. Das ist ähnlich wie bei normalen Java-Anwendungen: Dort muss die Methode main() zwingend implementiert und die entsprechende Klasse beim Start angegeben werden. Die Konfiguration kann auf dem Extension-Reiter des Plug-in-Editors als Extension von org.eclipse.core.runtime.applications gefunden werden (**Abbildung 7.6**): Auf der linken Seite ist der entsprechende Eintrag zu sehen, und auf der rechten Seite wird als einziges Konfigurationselement die Klasse gezeigt.

Schauen wir uns die Klasse an (**Listing 7.1**): Die Methoden ❶ start() und ❹ stop() steuern den Lebenszyklus der Anwendung. Der Wizard hat den entsprechenden Code für diese Methoden erstellt, der nur selten noch bearbeitet werden muss. Hier werden auch das ❷ Display (siehe Kapitel 4), ❸ Workbench und WorkbenchAdvisor erstellt. Der WorkbenchAdvisor wird gleich beschrieben, die Workbench hingegen ist die Wurzel der Objektstruktur, die die Benutzeroberfläche intern repräsentiert (siehe Kapitel 5).

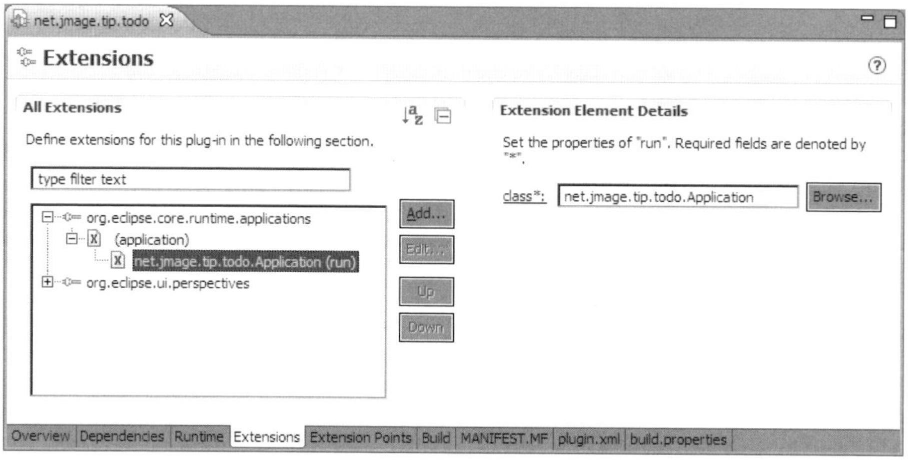

Abbildung 7.6: Konfiguration des Einstiegspunktes in eine RCP-Anwendung

```
public class Application implements IApplication {
    public Object start(IApplicationContext context) throws Exception { ❶
        Display display = PlatformUI.createDisplay(); ❷
        try {
            int returnCode = PlatformUI.createAndRunWorkbench(display,
                    new ApplicationWorkbenchAdvisor()); ❸
            if (returnCode == PlatformUI.RETURN_RESTART)
                return IApplication.EXIT_RESTART;
            else
```

Listing 7.1: Application

```
                return IApplication.EXIT_OK;
            } finally {
                display.dispose();
            }
        }
        public void stop() { ❹
            final IWorkbench workbench = PlatformUI.getWorkbench(); ❺
            if (workbench == null)
                return;
            final Display display = workbench.getDisplay();
            display.syncExec(new Runnable() {
                public void run() {
                    if (!display.isDisposed())
                        workbench.close();
                }
            });
        }
    }
```

Listing 7.1: Application (Forts.)

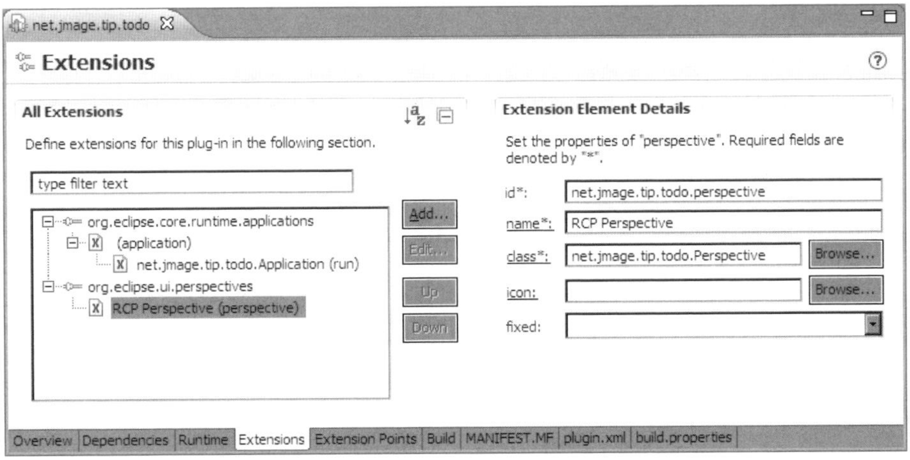

Abbildung 7.7: Konfiguration einer Perspektive

Der Wizard hat weiterhin drei „Advisor"-Klassen erzeugt. Diese geben der Laufzeitumgebung Hinweise über das Aussehen verschiedener Teile der Anwendung. Hinweise deshalb, weil es möglich und üblich ist, nach dem Start einer RCP-Anwendung diese an die persönlichen Bedürfnisse anzupassen. Die Advisors werden im Folgenden vorgestellt.

Die vom Wizard generierten Advisors erweitern abstrakte Klassen (statt die erforderlichen Interfaces zu implementieren). Diese abstrakten Klassen enthalten zum Teil Code, der die Anwendung managt (z.B. WorkbenchAdvisor.openWindows(), aber auch leere Methoden, die erweitert werden können, um sinnvolle Dinge zu verrichten (z.B. WorkbenchAdvisor.preStartup()). Es lohnt sich, den Sourcecode und die Dokumentation dieser Klassen einmal anzusehen, wenn es darum geht, das Aussehen der Applikation an die eigenen Bedürfnisse anzupassen.

Der WorkbenchAdvisor (**Listing 7.2**) wird explizit von Application aufgerufen und teilt der Anwendung mit, ❷ welche Perspektive initial benutzt werden soll. Außerdem wird der ❶ ApplicationWorkbenchWindowAdvisor erstellt und konfiguriert.

```
public class ApplicationWorkbenchAdvisor extends WorkbenchAdvisor {
    private static final String PERSPECTIVE_ID =
            "net.jmage.tip.todo.perspective";
    public WorkbenchWindowAdvisor createWorkbenchWindowAdvisor(
            IWorkbenchWindowConfigurer configurer) {
        return new ApplicationWorkbenchWindowAdvisor(configurer); ❶
    }
    public String getInitialWindowPerspectiveId() {
        return PERSPECTIVE_ID; ❷
    }
}
```

Listing 7.2: ApplicationWorkbenchAdvisor

Der WorkbenchWindowAdvisor (**Listing 7.3**) konfiguriert viele Aspekte des eigentlichen Anwendungsfensters: ❷ die Größe, ob ❹ Status- und ❸ Werkzeugleiste gezeigt werden sollen, etc. Auch der vom Wizard gesammelte ❺ Titel des Fensters wurde hier eingepflegt. All dies läuft über den IWorkbenchWindowConfigurer, der eine Anzahl weiterer Optionen hat. Weiterhin sehen wir hier die Referenz auf den letzten Advisor ❶.

```
public class ApplicationWorkbenchWindowAdvisor extends WorkbenchWindowAdvisor {
    public ApplicationWorkbenchWindowAdvisor(
            IWorkbenchWindowConfigurer configurer) {
        super(configurer);
    }
    public ActionBarAdvisor createActionBarAdvisor(
            IActionBarConfigurer configurer) {
        return new ApplicationActionBarAdvisor(configurer); ❶
    }
    public void preWindowOpen() {
        IWorkbenchWindowConfigurer configurer = getWindowConfigurer();
        configurer.setInitialSize(new Point(400, 300)); ❷
```

Listing 7.3: ApplicationWorkbenchWindowsAdvisor

```
        configurer.setShowCoolBar(false); ❸
        configurer.setShowStatusLine(false); ❹
        configurer.setTitle("TiPler Todo-Listen-Manager"); ❺
    }
}
```

Listing 7.3: ApplicationWorkbenchWindowsAdvisor (Forts.)

Zu guter Letzt haben wir den ActionBarAdvisor (**Listing 7.4**), der in der erzeugten Form auch nur ein leeres Skelett ist. Hier können Aktionen instanziiert werden, die dann auf Menü, Toolbar, etc. verteilt werden können (z.B. als programmatische Actions, siehe Kapitel 11). Der Wizard erstellt nur die leeren Methoden ❶ makeActions() und ❷ fillMenuBar(), aber die abstrakte Superklasse ActionBarAdvisor stellt wesentlich mehr Methoden zur Verfügung, z.B. fillCoolBar() und fillStatusLine().

```
public class ApplicationActionBarAdvisor extends ActionBarAdvisor {
    public ApplicationActionBarAdvisor(IActionBarConfigurer configurer) {
        super(configurer);
    }
    protected void makeActions(IWorkbenchWindow window) {} ❶
    protected void fillMenuBar(IMenuManager menuBar) {} ❷
}
```

Listing 7.4: ApplicationActionBarAdvisor

7.4 Zusammenfassung

Mit ein paar Klicks kommt man sehr schnell zu einem lauffähigen Programm, aber der erzeugte Code hat es in sich – eine Menge passiert, und es ist wichtig, die Grundstrukturen verstanden zu haben. An vielen Stellen bieten Code und Konfigurationsdateien Möglichkeiten, das System zu erweitern.

8 Externe Bibliotheken einbinden

Selten wird Software „auf der grünen Wiese" entwickelt; fast immer gibt es Abhängigkeiten zu bestehenden Systemen. Gerade im Bereich Datenbereitstellung sind wir oft auf bestehenden Code angewiesen. Doch selbst, wenn wir freie Wahl haben, bietet es sich an, auf bestehende Software zuzugreifen, zum Beispiel in Form von Bibliotheken. Doch diese sind in den seltensten Fällen schon für Eclipse aufbereitet worden, stehen also üblicherweise nicht in Form von Plug-ins zur Verfügung.

Um zu zeigen, wie man in der Praxis in solchen Situationen arbeitet, nutzen wir eine bestehende Bibliothek, die die Datenstrukturen bereitstellt, die wir für unser Projekt brauchen.

In diesem Kapitel werden wir:

- Das Datenmodell für den Todo-Manager vorstellen
- Ein Plug-in erstellen, das die Bibliothek unserem Programm zur Verfügung stellt

8.1 Das Datenmodell

Wir werden das Datenmodell hier nicht entwickeln, sondern als fertige JAR-Datei in unser Projekt übernehmen. Obwohl wir das Datenmodell für dieses Projekt entwickelt haben, ist es bewusst generisch gehalten. Im Folgenden werden wir anhand des Klassendiagramms (**Abbildung 8.1**) einen kurzen Überblick vermitteln:

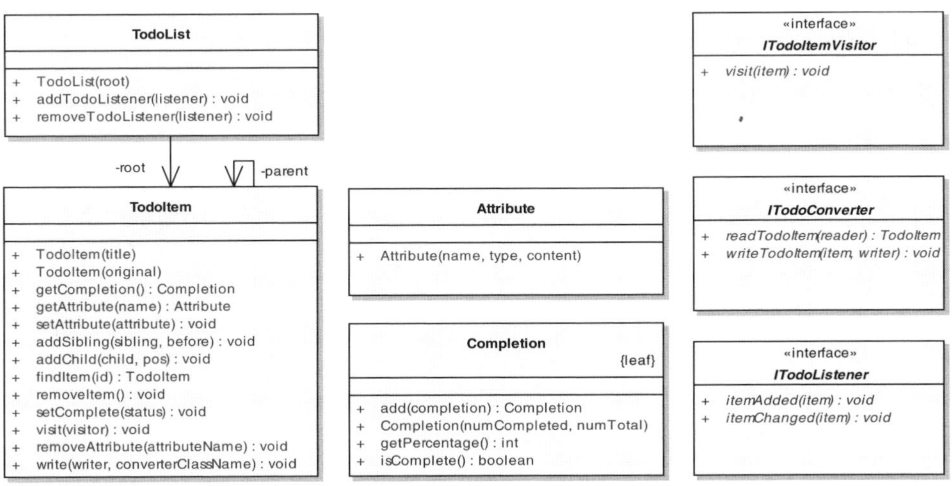

Abbildung 8.1: Das Datenmodell, das wir für den Todo-Manager benutzen werden

TodoItem ist das Herz des Systems. Ein TodoItem enthält die eigentlichen Daten, die einen Eintrag beschreiben: Auf jeden Fall einen Namen (**title**) und eine **id**, die automatisch generiert wird. Ein TodoItem kann Kinder haben, stellt also eine Baumstruktur dar.

Weiterhin gibt es einen „Vollständigkeitsgrad" (**Completion**). Dafür wurde eine eigene Klasse eingeführt. Für einen einzelnen Eintrag ist der Wert binär – komplett oder nicht komplett. Wenn der Eintrag allerdings Kinder hat, es sich also nicht um einen Endknoten handelt, dann wird ein prozentualer Vollständigkeitsgrad ermittelt. Für Einträge, die keine Endknoten sind, kann der Vollständigkeitsgrad dementsprechend nicht direkt gesetzt werden.

Optional sind **Attribute**, für die es ebenfalls eine eigene Klasse gibt. Attribute sind generisch, und durch das Erstellen entsprechender Unterklassen von Attributen können beliebig viele neue Attributtypen erstellt werden. Wichtig ist lediglich, dass der eigentliche Inhalt des Attributs (**content**) als Objekt darstellbar und serialisierbar ist. Später werden wir die Unterstützung neuer Attribute erlauben, indem wir diese unserer Anwendung als Plug-ins zur Verfügung stellen.

Die **TodoList** ist der Teil des Datenmodells, der das Observer-Pattern implementiert. Eine TodoList hält eine Referenz zur Wurzel (**root**) eines Todo-Listen-Baumes, erlaubt aber auch das An- und Abmelden von Beobachtern (Listeners). Zu diesem Zweck gibt es das **ITodoListener**-Interface, das von interessierten Klassen implementiert werden muss.

Das waren die wichtigsten Klassen. Der Vollständigkeit halber erwähnen wir noch das Interface **ITodoItemVisitor**, das zusammen mit TodoItem.visit() benutzt werden kann, um für sämtliche TodoItems einer Eintragshierarchie Code auszuführen.

Das Interface **ITodoConverter** erlaubt es uns, Einträge in andere Datenformate zu überführen. Das Datenmodell wird mit einer Implementierung für XML-Lesen und -Schreiben ausgeliefert, im Kapitel über Copy & Paste bzw. Drag & Drop werden wir auch mit anderen Formaten arbeiten (siehe Kapitel 17).

Das Datenmodell besteht aus mehr als nur den hier gezeigten Klassen, wobei diese die publizierte Schnittstelle darstellen. Die Quellen sind frei verfügbar und können bei Interesse zu Rate gezogen werden. Sie sind auch auf der Website zu finden.

8.2 Bundling

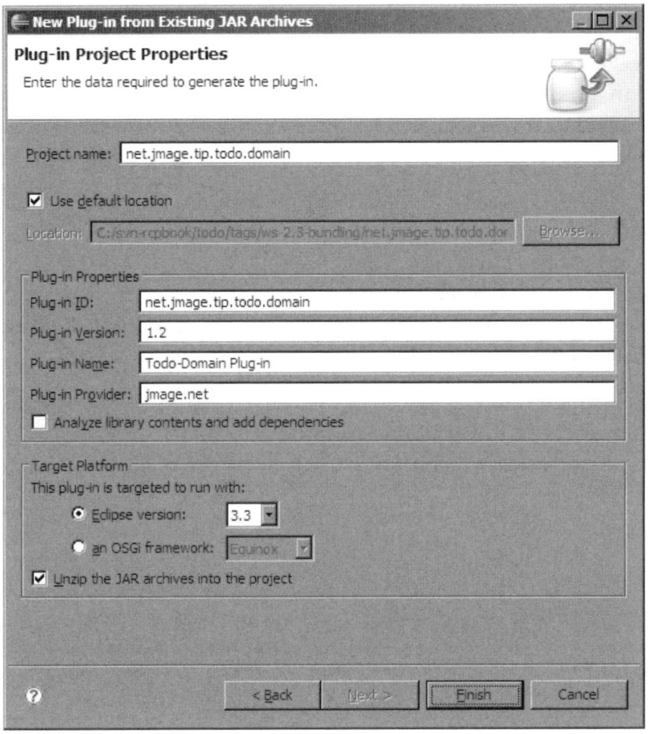

Abbildung 8.2: Plug-in Projekt für JAR-Dateien, 2. Schritt des Wizards

Es gibt unzählige Mengen an hochqualitativem Java-Code, sowohl in der Open Source, kommerziell oder hausintern, doch der größte Teil davon steht nicht als Eclipse-Plug-in zur Verfügung. Üblicherweise liegt der Code als JAR-Datei vor. Zum Glück ist es einfach, solche Bibliotheken in Eclipse einzubinden. Dieser Prozess wird als Bundling bezeichnet. Bundling kann mit wenigen Mausklicks durchgeführt werden – dennoch gibt es einige Details, die beachtet werden müssen.

Zunächst benötigen wir die Bibliothek, die das zu integrierende Datenmodell enthält. Diese befindet sich als todoDomain-1.2.jar auf der Website, kann aber auch von jmage.net heruntergeladen werden.

Externe Bibliotheken sollten als eigenständige Plug-ins eingebunden werden. Daher erstellen wir nun ein neues Plug-in Projekt über „File | New | Project… | Plug-in Development | Plug-in“ from existing JAR archives. Auf der ersten Seite des Wizards wählen wir über „Add External...“ die Datei todoDomain-1.2.jar. Optional kann noch die Datei todoDomain-sources-1.2.jar hinzugefügt werden, wodurch automatisch die Quellen mit den Binärdateien assoziiert werden. Nach einem Klick auf Next füllen wir weitere Details über das zu erstellende Plug-in aus (**Abbildung 8.2**).

Als Projektnamen und Plug-in-Id wählen wir den gleichen Namen, basierend auf dem Packagenamen des zu importierenden Codes. Das ist in diesem Fall intuitiv, da der Provider derselbe ist, also jmage.net. Das ist aber durchaus ein kontroverses Thema. Nehmen wir zum Beispiel an, wir wollten das Spring-Framework bundeln (springframework.org). Würden wir unser Plug-in org.springframework nennen, oder net.jmage.springframework? Im ersten Fall könnte man uns vorwerfen, dass wir nicht einfach einen fremden Namen benutzen dürfen. Im zweiten Fall könnte es so aussehen, als würden wir den Spring-Code als unseren darstellen.

Im Eclipse-Projekt wird übrigens beides gemacht. Der Originalprovider wird beibehalten, wenn der Code unverändert gebundelt wird (z.B. org.apache.ant). Wird der Code jedoch modifiziert gebundelt, wird üblicherweise der Name des neuen Providers benutzt (z.B. org.eclipse.tomcat). Da in diesem Fall wir die Autoren der Bibliothek sind, ergibt sich dieses Dilemma nicht. Als Version schleifen wir die Version der gebundelten Bibliothek durch, in diesem Fall Version 1.2.

Viele dieser Parameter, die beim Anlegen eines Plug-in-Projektes abgefragt werden, hatten wir bereits in Kapitel 7 kennen gelernt. Eine neue Option ist „Unzip the JAR archives into the project". Diese Option ist notwendig, wenn das Plug-in selbst wieder als JAR-Datei verbreitet werden soll.

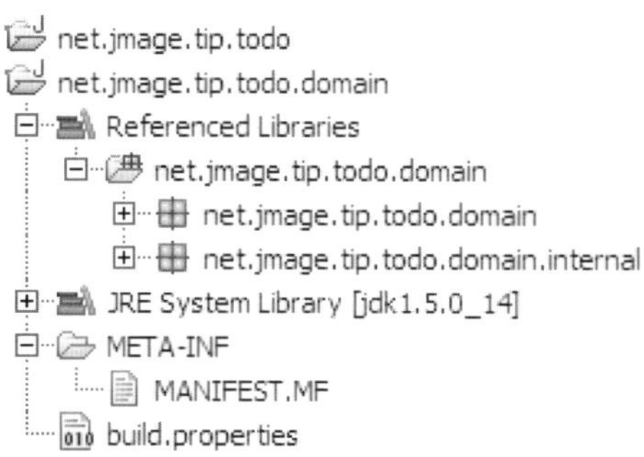

Abbildung 8.3: Projektstruktur des Bundeling-Projekts

Der Baum in **Abbildung 8.3** zeigt die Verzeichnisstruktur nach der Erstellung des Projektes. Obwohl es sich um ein Plug-in handelt, gibt es keine plugin.xml – das Plug-in-Manifest besteht für dieses Projekt lediglich aus MANIFEST.MF. Diese Datei enthält alle relevanten Informationen über das Plug-in, einschließlich der Werte, die wir über den Wizard eingegeben haben. Der Inhalt der Datei ist in **Listing 8.1** zu sehen. Interessant daran ist besonders die Sektion ❶ Export-Package, in der alle Pakete aufgelistet werden, die für Programme zugänglich sind, die dieses Plug-in nutzen. Per Voreinstellung trägt der Wizard alle Pakete ein, die bei der Erstellung in den JAR-Dateien gefunden werden. Allerdings wollen wir nicht alle exportieren – ❷ net.jmage.tip.todo.domain.internal braucht für die Nutzung der Bibliothek nicht zugreifbar zu sein, und die Zeile sollte daher vom Manifest gelöscht werden (das geht auch komfortabel über den Plug-in-Editor über den Reiter „Runtime"). Nicht exportierte Pakete können selbstverständlich innerhalb des Plug-ins weiterbenutzt werden.

```
Manifest-Version: 1.0
Bundle-ManifestVersion: 2
Bundle-Name: Todo-Domain Plug-in
Bundle-SymbolicName: net.jmage.tip.todo.domain
Bundle-Version: 1.2
Bundle-Vendor: jmage.net
Export-Package: net.jmage.tip.todo.domain, ❶
 net.jmage.tip.todo.domain.internal ❷
```

Listing 8.1: MANIFEST.MF

8.3 Einbinden eines Bundles in ein Plug-in

Unser Bundle ist fertig. Um zu sehen, ob auch alles so wie erwartet funktionert, werden wir ein kleines Textprojekt aufsetzen. Dazu erstellen wir ein neues Plug-in-Projekt mit dem Namen net.jmage.tip.test.bundle, so wie wir es ja schon mehrfach beschrieben haben. Im Plug-in-Editor wechseln wir auf den Reiter „Dependencies", drücken auf „Add..." und wählen aus dem erscheinenden Dialog das soeben erzeugte Plug-in aus (**Abbildung 8.4**). Das Bundle-Projekt muss dazu offen sein und sich im selben Workspace befinden.

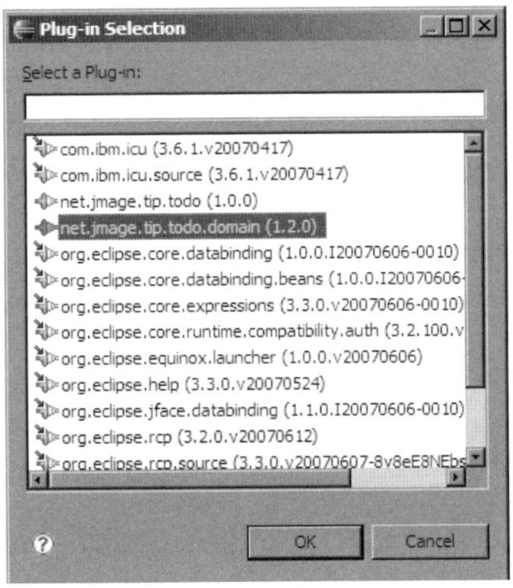

Abbildung 8.4: Einbindung des eben erstellten Plug-ins

Um nun zu testen, ob wir den Code auch wirklich eingebunden haben, werden wir ein TodoItem-Objekt erstellen und auf der Konsole anzeigen. Da es hier nur um einen schnellen Test geht, werden wir dafür nicht extra eine grafische Oberfläche schreiben. Wir werden den Testcode in Application.start() einbinden – sozusagen als Äquivalent zur Methode main() in klassischen Java-Anwendungen. Dazu löschen wir aus der Klasse Application den meisten Code heraus (**Listing 8.2**).

Wir fügen lediglich ❶ eine Zeile ein, die einen TodoItem instanziiert, also eine Klasse aus unserem Bundle, und ❷ eine weitere Zeile, die dieses Objekt auf der Konsole ausgibt.

```
public class Application implements IApplication {
    public Object start(IApplicationContext context) throws Exception {
        TodoItem item = new TodoItem("Todo-Domain Test"); ❶
        System.out.println(item); ❷
        return IApplication.EXIT_OK;
    }
    public void stop() {}
}
```

Listing 8.2: Schnelltest des soeben erstellten Bundles

Das Ergebnis sollte die folgende Zeile auf der Konsole sein:

```
Todo-Domain Test(686da8a6-6479-443e-bdb2-35f93585967b)
```

Der Wert in der Klammer ist der eindeutige Identifizierer, der bei jedem Durchlauf einen anderen Werte anzeigt.

Jetzt, wo wir unser Bundle getestet haben, können wir es in TiPler einbinden. Dazu öffnen wir den Plug-in-Editor vom TiPler-Projekt (net.jmage.tip.todo) und fügen das Bundle wie eben beschrieben zum Projekt hinzu.

8.4 Probleme beim Bundling

Bei dem eben gezeigten Einfügen von Plug-ins haben wir uns nirgendwo mit dem Classpath auseinandersetzen müssen – das ist eine der angenehmen Seiten beim Arbeiten mit Eclipse, oder ganz allgemein mit einem OSGi-Framework: Dieser Teil der Konfiguration wird uns von der Infrastruktur abgenommen (siehe auch Kapitel 3.6).

Doch leider läuft das Erstellen von Bundles nicht immer so reibungslos ab; es kann manchmal Schwierigkeiten geben. Diese hängen meistens mit dem Classloader zusammen. Es gibt eine Anzahl von möglichen Ursachen. Die Nutzung von Reflection oder das explizite Referenzieren von Klassen ist eine typische Quelle für Fehler. Probleme kann es auch durch fehlende Signaturen von JAR-Dateien geben, oder durch den Konflikt von JAR-Dateien, falls sich die Paketnamen überschneiden.

8.5 Zusammenfassung

Eclipse macht es uns einfach, Bibliotheken einzubinden, die nicht als Plug-in vorgesehen waren. Mit ein bisschen Disziplin und einer guten Namenskonvention sind diese auch einfach zu verwalten. Noch besser: Viele Bibliotheken gibt es inzwischen bereits als Eclipse-Bundle, und das ist die einfachste Option, Code in ein Projekt einzubinden.

9 ViewPart: Die Todo-Liste

Im siebten Kapitel haben wir einen leeren Rahmen erstellt, im achten Kapitel haben wir ein Domänenmodell entwickelt. Unser System sollte jetzt folgendermaßen aussehen:

- Wir haben ein Projekt net.jmage.tip.todo.domain, das unser Domänen-Modell enthält.
- Wir haben ein Projekt net.jmage.tip.todo, das bereits ausgeführt werden kann und einen leeren Rahmen erstellt.
- Möglicherweise haben wir vom achten Kapitel noch das Test-Projekt net.jmage.tip.bundleTest. Dieses Projekt können wir getrost löschen.

So weit, so gut. Wir werden bald unser Domänen-Modell in unserer RCP-Anwendung benötigen. Daher werden wir zunächst, wie im achten Kapitel beschrieben, das Bundle-Plug-in in unsere Anwendung einbinden. Dazu öffnen wir den Plug-in-Editor, wechseln auf den Reiter Dependencies und fügen mit einem Klick auf „Add..." das Plug-in net.jmage.tip.todo.domain hinzu. Danach sollten unsere Dependencies so wie in **Abbildung 9.1** aussehen.

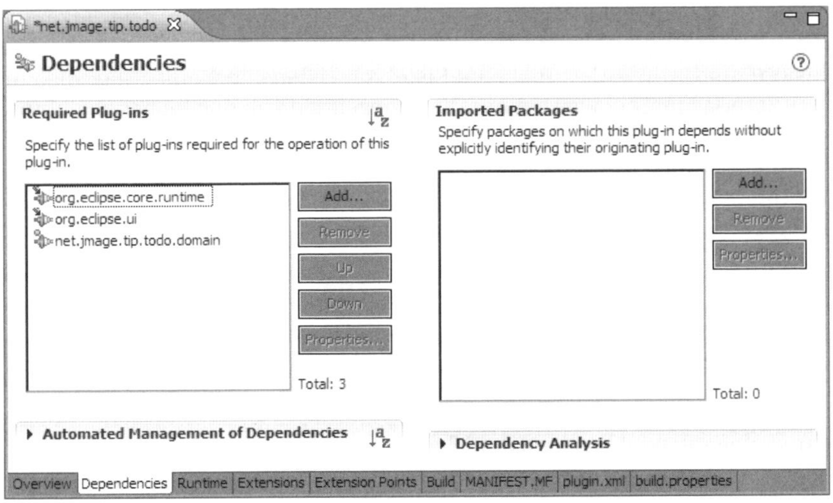

Abbildung 9.1: Die Dependencies von net.jmage.tip.todo

Jetzt ist es an der Zeit, unsere noch leere Applikation mit etwas Leben zu füllen. Dazu beginnen wir mit der Baumstruktur, die die hierarchische Todo-Liste darstellt. **Abbildung 9.2** zeigt, wie die Anwendung am Ende des Kapitels aussehen wird. Die einzelnen Einträge lassen sich schon an- und abwählen. Die Daten selbst lassen sich allerdings noch nicht editieren.

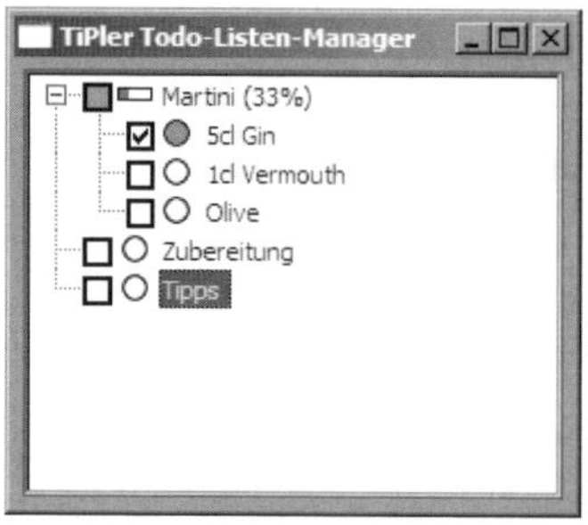

Abbildung 9.2: So sieht die Anwendung am Ende des Kapitels aus

In diesem Kapitel werden wir:

- Ein erstes konkretes ViewPart erstellen
- Ein Dummy-Modell erstellen, damit wir Daten zum Testen haben

9.1 Eine leere View

Der erste Schritt ist das Erstellen einer View, in der der Todo-Baum dargestellt wird. Zunächst soll er das ganze Anwendungsfenster ausfüllen (später in Kapitel 15 werden wir noch Platz für Editoren machen). Dazu greifen wir auf die abstrakte Klasse org.eclipse.ui.part.ViewPart zurück und erweitern sie. Wir öffnen den Plug-in-Editor und wählen die Karte „Extensions". Bisher wurden erst zwei Erweiterungen erzeugt; eine Application und eine Perpective. Nach einem Klick auf „Add..." erscheint der Dialog „New Extension" und präsentiert uns eine Liste von Extension Points, die uns zur Verfügung stehen. Standardmäßig werden nur die angezeigt, die in den bisher eingebundenen Plug-ins vorhanden sind (das kann mit der Checkbox unter der Liste abgeschaltet werden, woraufhin wesentlich mehr Extension Points erscheinen. Das ist in diesem Fall aber nicht notwendig.). Wir wählen den Extension Point org.eclipse.ui.views und klicken auf „Finish" (**Abbildung 9.3**).

Wieder im Plug-in-Editor markieren wir den neuen Extension Point und wählen im Kontextmenü den Punkt New | view. Im Bereich „Extension Element Details" müssen wir drei Werte eintragen. Als ID nehmen wir net.jmage.tip.todo.view.todolist und als Namen „Todo List", so wie es in **Abbildung 9.4** zu sehen ist.

Die Auswahl des Icons wurde in **Abbildung 9.4** zwar getroffen, ist aber optional und in diesem Fall sogar irrelevant, weil das Icon der View gar nicht angezeigt wird.

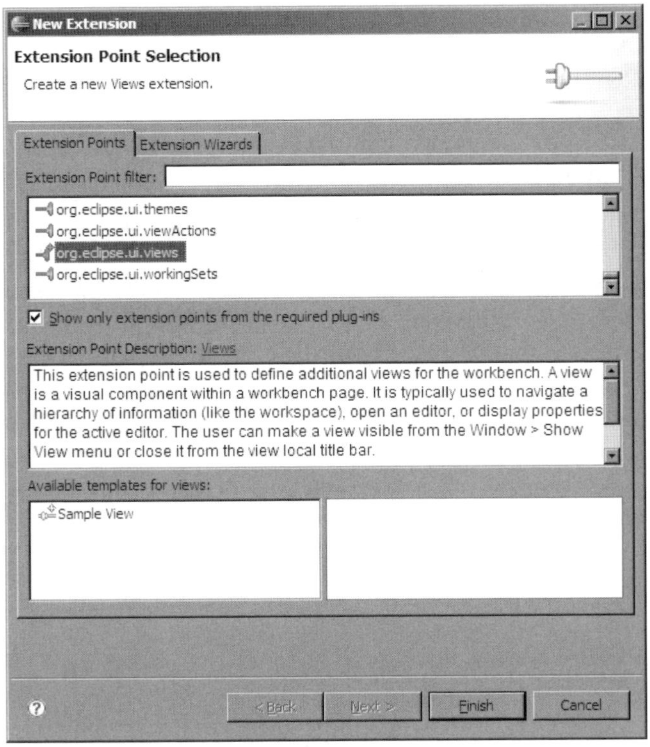

Abbildung 9.3: Der New Extension Wizard mit ausgewählter org.eclipse.ui.views Extension

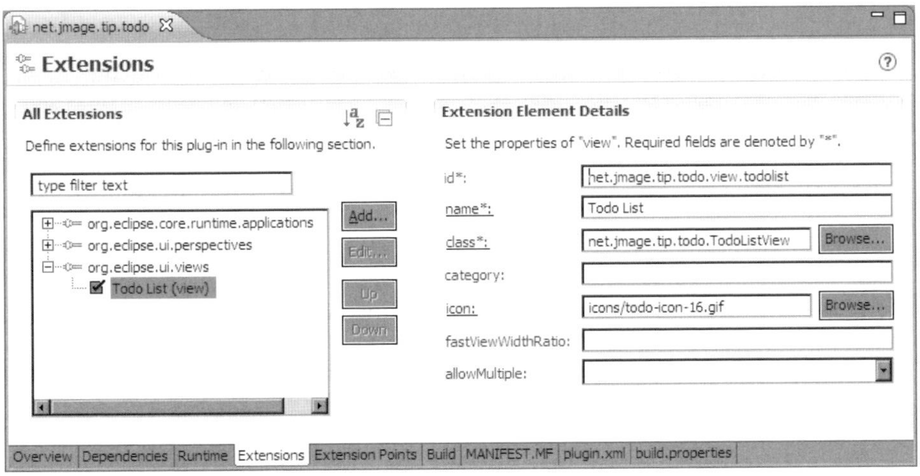

Abbildung 9.4: Anlegen einer neuen View für die Todo-Liste

Hinweis

Eclipse ist in den meisten Fällen nicht nur tolerant, wenn Icons fehlen, sondern oft auch hilfreich. In vielen Fällen wird beim Fehlen des Icons ein rotes Quadrat angezeigt, was das Auffinden von fehlenden Icons erleichtert. Darauf darf man sich aber nicht verlassen: In Fällen, wo Icons optional sind, werden sie gar nicht angezeigt.

Aber Vorsicht! Wenn bei einem Editor das Icon fehlt, dann hat Eclipse ein Problem und registriert den Editor nicht! Wenn man in der Launch-Konfiguration –consolelog angegeben hat, so wird wenigstens ein Stacktrace auf der Konsole ausgegeben, ansonsten bekommt man keine Rückmeldung, dass etwas nicht stimmt.

Eclipse macht es uns leicht, den Code für die neue Extension direkt aus dem Plug-in-Editor heraus zu generieren: Wir brauchen nur auf den class-Link zu drücken. Der Dialog „New Class" öffnet sich, wobei als Superklasse schon org.eclipse.ui.part.ViewPart eingetragen ist. Nennen wir unsere Klasse TodoListView und klicken auf „Finish". Die erzeugte Klasse enthält nun die Rümpfe der beiden Methoden createPartControl() und setFocus(). Darum kümmern wir uns gleich. Zuerst müssen wir diese View bei der Perspective anmelden. Da dies über die ID der Erweiterung erfolgt, legen wir in der Klasse TodoListView noch schnell die Konstante ID an:

```
public static String ID = "net.jmage.tip.todo.TodoListView";
```

Dies empfiehlt sich immer dann, wenn eine Klasse in anderen Klassen über die ID referenziert werden soll. Überhaupt wird bei RCP sehr viel über IDs erledigt, was viele Fehler verursachen kann. Gute Konventionen können das Leben wesentlich erleichtern.

Achtung

Vorsicht bei der Codegenerierung! Extensions erfordern es in der Regel, dass ein bestimmtes Interface implementiert wird. Aber manche Extensions erlauben verschiedene Interfaces, die in unterschiedlichen Zusammenhängen eingesetzt werden. Durch das Drücken auf „class" wird nur eines der möglichen Interfaces implementiert, das möglicherweise angepasst werden muss. Die Dokumentation des Extension Points sollte diese Information enthalten. Der Tooltip des „class"-Links gibt auch oft hilfreiche essentielle Informationen. Ein Beispiel dafür ist die Extension org.eclipse.ui.actionSets, bei der IWorkbenchWindowActionDelegate und IWorkbenchWindowPulldownDelegate zulässig sind, aber lediglich erstere beim Klicken auf „class" vorgeschlagen wird. Siehe dazu auch den Hinweis auf Seite 151.

Wir öffnen die Klasse Perspective und tragen unsere neue View ein. Im Moment kommen wir noch ohne Editoren aus, daher werden wir diese auch abschalten:

```
public class Perspective implements IPerspectiveFactory {

public void createInitialLayout(IPageLayout layout) {

        layout.addStandaloneView(TodoListView.ID, false, SWT.LEFT, 0.5f, layout
                .getEditorArea()); ❶
        layout.setEditorAreaVisible(false); ❷
    }
}
```

Listing 9.1: In der Perspective wird der View konfiguriert

Hierbei können wir jetzt auf unsere ID-Konstante zurückgreifen. Mit den ❶ Parametern SWT.LEFT, 0.5f reservieren wir die linke Hälfte der Perspektive für unsere View. Von der Eclipse-Entwicklungsumgebung kennen wir ja Views schon, die an beliebigen Kanten des Fensters angebracht werden können. Mit SWT.LEFT legen wir die linke Kante als Initialwert an. Mit 0.5f legen wir die Initialbreite mit 50 % an. Der verbleibenden Platz wird mit dem Editor-Bereich gefüllt (den wir allerdings abschalten werden, wodurch der gesamte Bereich benutzt wird). Nach dem Start der Anwendung kann der Nutzer Views verschieben und deren Größe ändern. Außerdem kann die Anwendung so konfiguriert werden, dass die vom Nutzer angepassten Werte auch bei einem Neustart erhalten bleiben.

Tipp

Damit Einstellungen wie Fenstergröße, Anordnung der Views, etc. gespeichert werden, braucht man nur eine Zeile in ApplicationWorkbenchAdvisor.initialize() einzufügen:

```
configurer.setSaveAndRestore(true);
```

Aber Vorsicht! Wenn neu hinzugefügte Elemente nicht erscheinen, dann kann das daran liegen, dass die Default-Werte von gespeicherten überschrieben wurden. Daher empfiehlt es sich während der Entwicklung beim Neustart die gespeicherten Konfigurationswerte zu löschen. Dazu kreuzt man in der Run-Konfiguration auf dem Reiter „Main" die Checkbox „Clear" an, wie in **Abbildung 9.5** gezeigt ist.

Tipp (Fortsetzung)

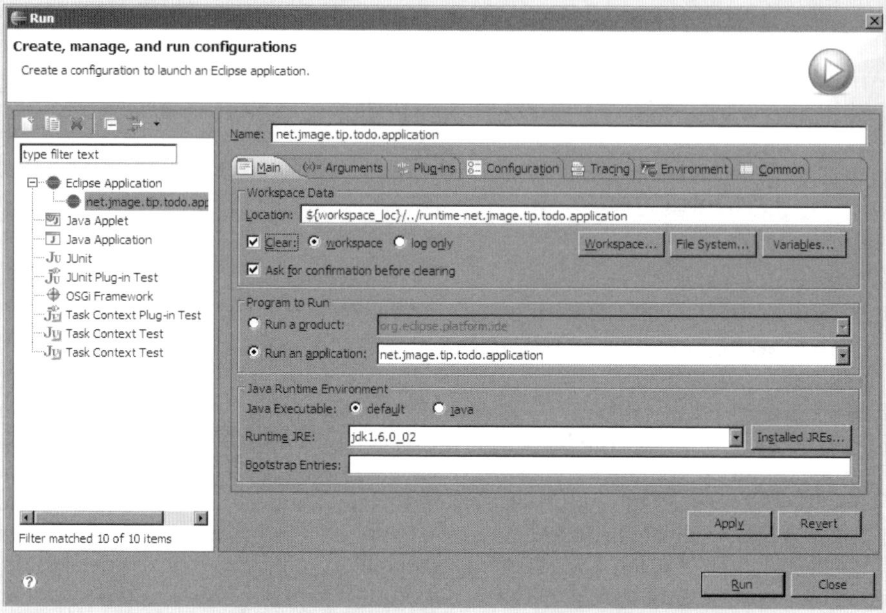

Abbildung 9.5: Löschen der Plug-in Metadaten während der Entwicklung

Beim Starten der Anwendung werden wir all dies im Moment noch nicht beobachten können. Durch ❷ layout.setEditorAreaVisible(false) haben wir den Bereich für Editoren unsichtbar gemacht. Da wir nur eine einzige View haben, füllt diese den gesamten Bereich aus.

Der zweite Parameter „false" von addStandAloneView() bewirkt die Unterdrückung des Titel-Bereichs der View. **Abbildung 9.6** zeigt, wie sich dieser Parameter auf das Aussehen auswirkt.

Wenn wir die Anwendung jetzt starten, gibt es nach wie vor nicht viel zu sehen: Das Fenster ist immer noch leer – allerdings ist es jetzt mit einer View gefüllt, während vorher kein GUI-Element vorhanden war.

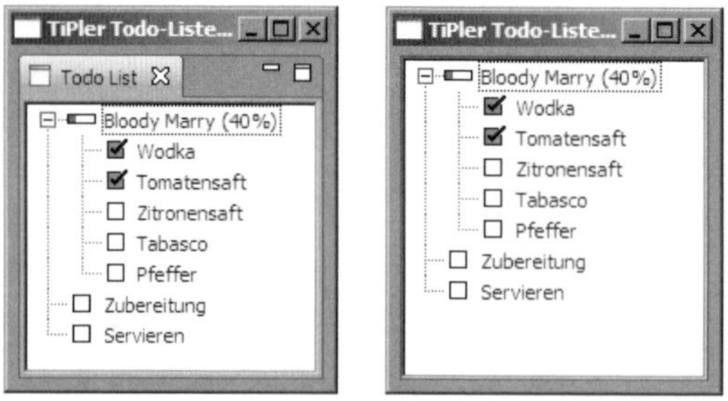

Abbildung 9.6: Eine View mit und ohne Titel

9.2 Testen der View mit Dummy-Daten

Nun wollen wir die View mit Inhalt füllen, und dazu brauchen wir Daten. Unser Domänen-Modell haben wir ja schon in Kapitel 8.1. beschrieben. In der Session-Klasse generieren wir einfache Testdaten mit folgendem Code:

```
public static TodoList getModel() {
    if (list != null) return list;
    TodoItem root = new TodoItem("root");
    TodoItem child1 = new TodoItem("Martini");
    TodoItem child1a = new TodoItem("5cl Gin");
    child1a.setComplete(true);
    child1.addChild(child1a);
    child1.addChild(new TodoItem("1cl Vermouth"));
    child1.addChild(new TodoItem("Olive"));
    root.addChild(child1);
    root.addChild(new TodoItem("Zubereitung"));
    root.addChild(new TodoItem("Tipps"));
    list = new TodoList(root);
    return list;
}
```

Listing 9.2: Statisch generierte Daten zum Testen

Wir erstellen also eine Hierarchie von TodoItems. Der erste Eintrag hat drei weitere Kinder, gefolgt von zwei weiteren Einträgen auf der obersten Ebene. Wie das Ganze aussehen soll, haben wir schon in **Abbildung 9.2** gesehen.

Diese Daten wollen wir nun mit der eben erstellten View verbinden. Dafür gibt es verschiedene Möglichkeiten. Im Folgenden werden wir diese Verbindung über einen Adapter realisieren. Es gibt allerdings noch andere Optionen, zum Beispiel das Erstellen eines eigenen ContentProviders. Diese Option und mehr Hintergrundinformationen werden in Kapitel 11 erläutert.

9.3 Füllen der View

Wir haben unsere View angelegt und wir haben einige Beispieldaten. In diesem Abschnitt bringen wir beide zusammen. Dazu führen wir die folgenden Schritte aus:

- Wir erstellen einen Viewer, der eine Baumstruktur darstellen kann, und fügen ihn der View *TodoList* hinzu.
- Dem Baustruktur-Viewer wird eine Referenz unseres Modells übergeben, damit er Zugriff auf Inhalte hat.
- Ein ContentProvider wird erzeugt und an die Baumstruktur übergeben, damit die Inhalte des Modells interpretiert werden können.

- Ein LabelProvider wird erzeugt und an die Baumstruktur übergeben, damit die Inhalte angezeigt werden können.

Hinweis

In diesem Kapitel werden Grundkenntnisse von JFace und SWT benötigt, die bereits in Kapitel 4 beschrieben wurden.

Schauen wir uns den in Kapitel 9.1 erzeugten Code an. In der Klasse TodoListView wurden zwei Methoden angelegt:

- createPartControl() – diese Methode wird von der Workbench aufgerufen, wenn die View visualisiert wird. In dieser Methode wird das GUI konstruiert, indem die GUI-Elemente instanziiert und konfiguriert werden.
- setFocus() – diese Methode wird von der Workbench aufgerufen, wenn die View den Focus bekommt. Die View sollte dann den Fokus an das entsprechende GUI-Element geben, das in dieser View angezeigt wird.

Diese Methoden werden wir nun, wie in **Listing 9.3** gezeigt, vervollständigen.

```
public class TodoListView extends ViewPart {
    public static final String ID = "net.jmage.tip.todo.view.todolist";
    private CheckboxTreeViewer tree;

    public void createPartControl(Composite parent) {
        tree = new CheckboxTreeViewer(parent); ❶
        tree.setLabelProvider(new WorkbenchLabelProvider()); ❷
        tree.setContentProvider(new BaseWorkbenchContentProvider()); ❸
        TodoList list = Session.getModel();
        setModel(Session.getModel()); ❹

        // Broadcast selection events to the Workbench
        getSite().setSelectionProvider(tree); ❺

        // Make sure that the tree redraws when items change.
        list.addTodoListener(new ITodoListener() { ❻
            public void itemAdded(TodoItem item) {
                tree.refresh(item.getParent());
            }
            public void itemChanged(TodoItem item) {
                tree.refresh(item);
            }});
    }
```

Listing 9.3: Die View wird mit Leben gefüllt

```
    public void setFocus() { ❼
        tree.getControl().setFocus();
    }
    private void setModel(TodoList list) { ❽
        tree.setInput(list.getRoot());
    }
}
```

Listing 9.3: Die View wird mit Leben gefüllt (Forts.)

Hier passiert eine ganze Menge! Zunächst wird in ❶ createPartControl() ein JFace CheckboxTreeViewer erstellt (mehr zu Viewern in Kapitel 11.1). Es wird in einer Member-Variable abgespeichert, damit wir in ❼ setFocus() Zugriff darauf haben und den Fokus korrekt setzen können.

Als Nächstes werden Label- und Contentprovider gesetzt. Der Name suggeriert schon ihre Funktion: Der ❷ Labelprovider wird vom TreeViewer konsultiert, um das richtige Label und das richtige Icon für die Elemente des Baumes zu liefern. Ist kein Labelprovider definiert, so verwendet Eclipse die toString()-Methode des Domänenobjektes für das Label.

Der hier benutzte WorkbenchLabelProvider selbst stellt noch nicht die Labels und Icons zur Verfügung. Stattdessen greift er auf das Eclipse-Framework zu, um herauszufinden, ob ein entsprechender Adapter als Plug-in konfiguriert wurde. Dieser LabelProvider erlaubt es uns also, das Erscheinungsbild über ein Plug-in zu konfigurieren, statt es fest zu verdrahten. Wie das genau gemacht wird, werden wir in Kapitel 9.4 sehen.

Der ❸ Contentprovider ist noch wichtiger: Er stellt die Brücke zwischen Datenmodell und TreeViewer dar. Wie bei den Labeln benutzen wir hier den vom System zur Verfügung gestellten BaseWorkbenchContentProvider, der im System nach einem konfigurierten Adapter sucht. In Kapitel 11 zeigen wir einen alternativen Weg der Konfiguration auf.

Im nächsten Schritt holen wir uns mit ❹ Session.getModel() die Dummy-Daten, die wir schon in **Listing 9.2** vorgestellt hatten. Dieses weisen wir über die private Methode ❽ setModel() dem TreeViewer zu.

Es ist wichtig daran zu denken, dass das Modell domänenspezifisch ist. Der TreeViewer kann damit ohne Weiteres nichts anfangen. Es wird eine Adapterfactory herangezogen, um die Kommunikation zwischen Domäne und Viewer zu ermöglichen.

Der restliche Code ist dafür zuständig, die für uns relevanten Events zu behandeln. Mit ❺ getSite().setSelectionProvider() werden Auswahl-Events des Baumes an die Anwendung weitergegeben. Das ist später wichtig, wenn wir auf Auswahlereignisse reagieren wollen (siehe Kapitel 19.2).

Wenn sich unser Domänenmodell ändert, dann wollen wir, dass der TreeViewer diese Änderungen sofort anzeigt. Daher haben wir mit ❻ list.addTodoListener() einen neuen Listener zu unserem Datenmodell hinzugefügt. Wenn wir über das Hinzufügen von TodoItems informiert werden, oder wenn sich TodoItems ändern, dann wird der entsprechende Teil des TreeViewers mit tree.refresh() aktualisiert.

In dieser Implementierung haben wir Daten und GUI miteinander verknüpft, wie es im klassischen Model-View-Controller-Entwurfsmuster gemacht wird. Allerdings haben wir die entsprechende Infrastruktur selbst aufgebaut bzw. vom Domänen-Modell übernommen. Es gibt mit Eclipse RCP eine Alternative dazu: Data Binding kann viele Aufgaben des MVC-Managements übernehmen (siehe Kapitel 29).

9.4 Die Adapterfactory

Wenn der bisher entwickelte Code ausgeführt wird, dann bleibt die View nach wie vor leer. Obwohl wir dem TreeViewer unser Datenmodell mit auf den Weg gegeben haben, kann das System keinen passenden ContentProvider finden. Wir haben zwar den generischen BaseWorkbenchContentProvider mit dem View assoziiert, aber noch nicht konfiguriert. Genau das werden wir jetzt tun. Die Theorie zu Adaptern und Adapterfactories wurde in Kapitel 3.3 abgehandelt.

Der Adapter ist – wie kann es anders sein – eine Extension. Bei der Erstellung gehen wir genauso vor, wie wir bei der Erstellung der View (Kapitel 9.1) vorgegangen sind:

- Wir wählen die Karte „Extensions" im Plug-in-Editor
- Mit „Add..." wählen wir den Extension Point org.eclipse.core.runtime.adapters aus
- Über das Kontex-Menü fügen wir eine Factory hinzu
- Zu der Factory fügen wir über das Kontex-Menü einen Adapter hinzu

Die hinzugefügten Elemente müssen nun mit Namen, IDs, Typen, etc. konfiguriert werden. Wir werden ab jetzt immer die entsprechenden Ausschnitte aus plugin.xml statt Screenshots des Plug-in-Editors zeigen. **Listing 9.4** zeigt den Ausschnitt aus plugin.xml, der den Adapter beschreibt. Die dort gezeigten Werte müssen nun in unserer Anwendung konfiguriert werden – entweder über den Plug-in-Editor, oder direkt in plugin.xml.

```
<extension
      point="org.eclipse.core.runtime.adapters"> ❶
   <factory
         adaptableType="net.jmage.tip.todo.domain.TodoItem" ❷
         class="net.jmage.tip.todo.TodoAdapterFactory"> ❸
      <adapter
            type="org.eclipse.ui.model.IWorkbenchAdapter"> ❹
      </adapter>
   </factory>
</extension>
```

Listing 9.4: Ein Ausschnitt aus plugin.xml, der den Adapter beschreibt

Jede Extension beginnt mit dem ❶ <extension>-Tag, das den Namen des Extension Points als Attribut enthält.

Die Adapter werden von „Fabriken“ (Factories) erzeugt. Eine Factory ist für einen Datentyp zuständig, und in der Lage den passenden Adapter zu generieren. Wir konfigurieren also ❷ den Datentyp (unser TodoItem) und ❸ die Factory-Klasse (die wir gleich schreiben werden).

Eclipse stellt uns das Interface IWorkbenchAdapter zur Verfügung, um eine dynamische Konfiguration zu realisieren. In unserer Factory-Implementierung werden wir Instanzen von IWorkbenchAdapter erstellen, und den ❹ konfigurieren wir dann auch als Adapter-Typ.

Fehlt nur noch die Factory selbst. Den Namen haben wir ja schon in **Listing 9.4** ❸ festgelegt, nun muss sie nur noch implementiert werden. Auch hier kann man sich über den Plug-in-Editor schnell einen Rumpf generieren lassen, indem man im Extensions-Reiter den Adapter auswählt und auf „class“ clickt. Das erzeugt eine Implementierung von IAdapterFactory, die die zwei Methoden getAdapter() und getAdapterList() enthält. Die fertige Implementierung ist in **Listing 9.5** zu sehen.

```
public class TodoAdapterFactory implements IAdapterFactory {
    private IWorkbenchAdapter todoAdapter = new IWorkbenchAdapter() { ❶
        public Object[] getChildren(Object o) { ❷
            TodoItem item = (TodoItem) o;
            return item.getChildren();
        }
        public ImageDescriptor getImageDescriptor(Object o) { ❸
            TodoItem item = (TodoItem) o;
            return Session.getIcon(item);
        }
        public String getLabel(Object o) { ❹
            TodoItem item = (TodoItem) o;
            if (item.getChildCount() == 0) return item.getTitle();
            return item.getTitle() + " ("
                    + item.getCompletion().getPercentage() + "%)";
        }
        public Object getParent(Object o) { ❺
            TodoItem item = (TodoItem) o;
            return item.getParent();
        }};

    public Object getAdapter(Object adaptableObject, Class adapterType) { ❻
        if (adaptableObject instanceof TodoItem
                && adapterType == IWorkbenchAdapter.class) {
            return todoAdapter;
        }
        return null;
```

Listing 9.5: TodoAdapterFactory

```
    }
    public Class[] getAdapterList() { ❼
        return new Class[] { IWorkbenchAdapter.class };
    }
}
```

Listing 9.5: TodoAdapterFactory (Forts.)

Der wichtigste Teil der Klasse ist die anonyme Klasse ❶ todoAdapter, die vom Typ IWorkbenchAdapter ist (das haben wir ja in plugin.xml, **Listing 9.4**, ❹ so konfiguriert). Das ist der eigentliche Adapter, der die Verbindung zwischen TreeViewer und unserem Domain-Objekt TodoItem darstellt. Der TreeViewer weiß, wie er mit IWorkbenchAdaptern umgeht und diese darstellt. Der IWorkbenchAdapter hat Methoden, um durch die Baumstruktur zu navigieren (❺ getParent() und ❷ getChildren()) und um diese visuell darzustellen (❸ getImageDescriptor() für das Icon und ❹ getLabel() für den Text).

Schauen wir uns den Code im Detail an: ❷ getChildren() bekommt ein Objekt als Argument, aber in diesem Fall wissen wir, dass es sich um einen TodoItem handelt (bei komplexeren Systemen ist es ratsam, den Datentyp zu prüfen). Praktischerweise wird ein Array als Rückgabewert erwartet, daher können wir den Wert von TodoItem.getChildren() einfach durchreichen. Wenn TodoItem einen anderen Typ zurückgeben würde, z. B ein Set, dann hätte man hier die Konvertierung von Set zu Array durchführen müssen.

In ❹ getLabel() unterscheiden wir, ob es sich um ein Blatt oder einen Knoten des Baumes handelt. Wenn es sich um einen Knoten handelt, dann wird neben dem Namen auch noch der Vollständigkeitsgrad des Knotens in Prozent zurückgegeben.

Es gibt nur eine einzige Instanz des Adapters, da das zu adaptierende Objekt ja bei allen Methoden als Argument zur Verfügung gestellt wird. Aber wie wird der Adapter nun mit unserem TreeViewer verknüpft? Dazu hat die IAdapterFactory die Methoden ❼ getAdapterList() und ❻ getAdapter(). Diese werden von der Workbench genutzt, um die Fähigkeiten der Adapter, die diese Factory generiert, zu registrieren. Wenn das Plug-in-Manifest eingelesen wird, dann weiß die Workbench damit schon, was für Objekte adaptiert werden können. Wenn dann konkret ein Adapter benötigt wird, dann wird die Extension konsultiert und der entsprechende Adapter zurückgegeben.

Komponenten des Systems, die konfigurierte Adapter einsetzen wollen, nutzen daher den BaseWorkbenchContentProvider und WorkbenchLabelProvider, die dann das System konsultieren, um den entsprechenden Adapter zu lokalisieren. Das haben wir in **Listing 9.3** gesehen.

Wenn wir nun die Anwendung starten, dann sollte sie etwa so aussehen wie in **Abbildung 9.2**: Unsere Dummy-Daten sind in einem Baum zu sehen. Knoten und Blätter haben unterschiedliche Icons. Knoten zeigen zusätzlich den Fortschritt in Prozent an. Allerdings reagiert die Anwendung noch nicht auf die Selektion der Checkboxen. Darum kümmern wir uns gleich.

9.5 Und wenn nichts zu sehen ist?

Leider kann beim Konfigurieren eine Menge schiefgehen. Da viele Abhängigkeiten erst zur Laufzeit aufgelöst werden, kann uns die IDE nur begrenzt unterstützen. In manchen Fällen wird zur Laufzeit kein Fehler ausgegeben, weil das System nicht erkennen kann, ob ein Tippfehler gemacht wurde, oder ob eine ID einfach nicht referenziert wurde. Und selbst wenn das System einen Fehler erkennt (z.B. weil eine angeforderte ID nicht existiert), dann wird nicht immer eine Fehlermeldung ausgegeben.

Auf unserer Webseite haben wir eine Sammlung von Tipps, Tricks und häufigen Fragen, die kontinuierlich erweitert wird. Abgesehen davon sollten die folgenden zwei Dinge geprüft werden:

- Wurde in der Run-Konfiguration das Programm-Argument –consolelog angegeben? Bei manchen Fehlern wird erst nach Angabe dieses Arguments ein Stacktrace auf der Konsole ausgegeben (z.B. wenn eine Extension nicht gefunden werden kann).
- Enthält die Datei MANIFEST.MF den Eintrag Eclipse-LazyStart: true? Ohne diesen Eintrag müssen die Teile des Plug-ins manuell geladen werden, wodurch der Adapter nicht automatisch mit dem System registriert wird.

9.6 Event Handling

Auch wenn unsere Anwendung schon ganz nett aussieht, funktioniert sie noch nicht. Wenn zum Beispiel einzelne Punkte über die Checkbox an- oder abgewählt werden, so werden die Inhalte (Icons und Prozente) nicht nachgezogen. Üblicherweise können wir mit RCP schnell 90 % der GUI-Funktionalität erstellen, aber der letzte Feinschliff muss dann doch noch händisch implementiert werden.

In diesem Fall müssen zwei Dinge passieren:

1. Beim Erstellen des Modells müssen die Werte der Checkboxen für erfüllte TodoItems gesetzt werden.
2. Beim Ändern des Zustandes über das GUI muss das Modell informiert werden.

Diese Aufgaben werden wir in der Methode ❸ setModel() durchführen, daher hatten wir in **Listing 9.3** diese private Methode eingeführt. Die werden wir nun, wie in **Listing 9.6** gezeigt, erweitern:

```
private void setModel(TodoList list) {
    tree.setInput(list.getRoot());
    tree.addCheckStateListener(new ICheckStateListener() { ❶
        public void checkStateChanged(CheckStateChangedEvent event) {
            TodoItem item = (TodoItem) event.getElement();
            item.setComplete(event.getChecked());
        }
```

Listing 9.6: Management der Checkbox

```
        });
        list.getRoot().visit(new ITodoItemVisitor() { ❷
            public void visit(TodoItem item) {
                updateItemState(item);
            }
        });
        list.addTodoListener(new ITodoListener() { ❸
            public void itemAdded(TodoItem item) {
                updateItemState(item);
                tree.refresh(item.getParent());
            }
            public void itemChanged(TodoItem item) {
                updateItemState(item);
                tree.refresh(item);
            }
        });
    }
    private void updateItemState(TodoItem item) { ❹
        tree.setGrayed(item, item.getChildCount() != 0);
        tree.setChecked(item, item.getCompletion().isComplete());
    }
```

Listing 9.6: Management der Checkbox (Forts.)

Zunächst ❶ registrieren wir einen Listener, der auf Veränderungen der Checkbox durch den Nutzer reagiert und die Information an das Domänen-Objekt weiterleitet.

Einmalig bei der Registrierung des Modells ❷ gehen wir mit einem Visitor über alle Elemente und setzen die Checkbox, wenn nötig.

Umgekehrt muss, wenn sich das Modell ändert, auch der Checkbox-Status nachgezogen werden. Dem Model-View-Controller-Muster folgend registrieren wir ❸ einen TodoListener, der dann entsprechend ❹ updateItemState() aufruft. Dort steckt unsere eigentliche GUI-Logik: Nur Endknoten sind zum Anklicken freigegeben. Zwischenknoten sind zwar ausgegraut, aber dennoch angekreuzt, wenn alle Kinder-Knoten angekreuzt sind.

9.7 Zusammenfassung

In diesem Kapitel haben wir zwei Extensions entwickelt: Eine View und einen Adapter. Über das Plug-in-Manifest haben wir diese miteinander verknüpft. Um überhaupt etwas sehen zu können, haben wir auch statische Dummy-Daten erstellt.

10 ContentProvider statt Adapter

Dieses Kapitel zeigt eine Alternative zur Verknüpfung von Daten mit Viewern. Im letzten Kapitel haben wir gesehen, wie Viewer und Datenmodell über Adapter miteinander verknüpft werden. Wir empfehlen diesen Ansatz, weil die Anwendung dadurch flexibler wird: Die Verknüpfung zwischen Daten und deren Repräsentation findet über Konfiguration, nicht Programmierung statt. Aber es gibt auch andere Möglichkeiten und in diesem Kapitel werden wir:

- Alternative Wege der Verknüpfung von Datenmodell und GUI aufzeigen und demonstrieren, wie diese Ansätze realisiert werden können.
- Einen Contentprovider implementieren, der statt des im letzten Kapitel gezeigten Adapters eingesetzt werden kann.
- Vor- und Nachteile der unterschiedlichen Ansätze erläutern.

Ein ganz anderer Ansatz wird beim Eclipse Data Binding verfolgt, das in Kapitel 30 beschrieben wird.

10.1 Mehr zu Viewern

Bevor wir uns genauer anschauen, welche Möglichkeiten wir für die Verknüpfung von GUI und Datenmodell haben, schauen wir uns die GUI noch ein bisschen genauer an.

Die Verbindung zwischen dem Modell und der grafischen Darstellung wird in der Regel durch so genannte Viewer hergestellt, die zum JFace-Toolkit gehören und durch die das MVC-Pattern unterstützt wird, d.h. die Trennung der Daten von ihrer Darstellung. Diese übernehmen die Arbeit der Aufbereitung der Daten für die gewünschte Darstellungsform, wie etwa Listen und Tabellen. Auch wenn der Name anderes vermuten lässt: Die Viewer von JFace sind nicht für die Grafik-Ausgabe selbst zuständig; diese Aufgabe übernimmt – für den Entwickler transparent – das Standard Widget Toolkit. Für unseren Todo-Baum haben wir uns für den CheckboxTreeViewer entschieden. **Abbildung 10.1** zeigt, welche abstrakten und konkreten Viewer von JFace zur Verfügung gestellt werden.

Diese unterteilen sich in Listen-, Fortschritts- und Spaltenviewer (Unterklassen von AbstractListViewer, AbstractProgressViewer und ColumnViewer). Konkrete Unterklassen können oft direkt benutzt werden, so wie wir es mit dem CheckboxTreeViewer ja auch schon gemacht haben.

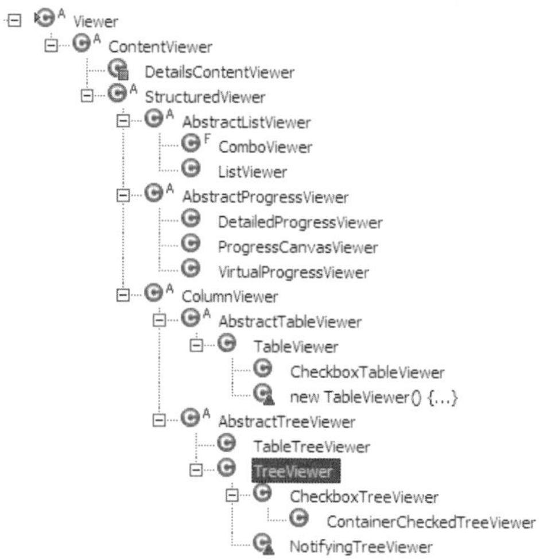

Abbildung 10.1: Die JFace Viewer-Hierarchie

Combo- und ListViewer sind einfache Elemente, die textuelle Listen und Combo-Drop-down-Listen darstellen, allerdings ohne Icons. Die ProgressViewer können für anspruchsvolle Fortschrittsanzeigen benutzt werden. Der ColumnViewer ist die Basisklasse für Tabellen und Bäume, in diesem Fall mit optionalen Icons und Checkboxen.

All diese Viewer haben gemeinsam, dass sie mit demselben Mechanismus mit dem Datenmodell verknüpft werden können.

10.2 Viewer und ContentProvider

Alle JFace-Viewer haben die Methode setInput(), mit der das Datenmodell mit dem Viewer assoziiert wird. ContentViewer haben zusätzlich die Methode setContentProvider(), die die Inhalte des Modells in einer Art und Weise aufarbeitet, so dass der Viewer sie verarbeiten kann.

Der Input kann jeden beliebigen Datentyp haben und ist domänenspezifisch. In unserem Fall ist der Input einfach das Wurzelelement unserer Todo-Liste. Der ContentProvider ist das Bindeglied zwischen Datenmodell und GUI, er versteht sowohl den Viewer als auch die Domäne und muss von uns geschrieben werden.

Dazu gibt es mehrere Möglichkeiten:

- Wir können den generischen BaseWorkbenchContentProvider benutzen. Dieser ContentProvider arbeitet mit Adaptern. Dabei werden die Geschäftsobjekte auf das Interface IWorkbenchAdapter adaptiert. Wie in Kapitel 3.3 beschrieben, gibt es dazu einerseits die Möglichkeit, dass das Geschäftsmodell selber IAdaptable implementiert oder aber, dass eine Factory benutzt wird, wie wir es in Kapitel 9 gesehen haben. Adapter zu verwenden, macht die Implementierung komplexer, aber es steigert die Flexibilität.

- Wir können einen spezifischen ContentProvider schreiben, der auf unsere Domäne zugeschnitten ist. Dazu implementieren wir den entsprechenden Provider, im Falle eines Baumes ist das ITreeContentProvider. Der so erzeugte ContentProvider muss dann dem Viewer zugeordnet werden. Dieser Ansatz ist einfach und direkt. In diesem Kapitel werden wir zeigen, wie man diesen Weg verfolgt.

10.3 Spezifische ContentProvider

In Kapitel 9 haben wir unserem TreeViewer einen BaseWorkbenchContentProvider mit auf den Weg gegeben. Da wir über das Plug-in-Manifest einen entsprechenden Adapter konfiguriert hatten, wurden unsere Objekte korrekt im TreeViewer dargestellt. Nun wollen wir zeigen, wie man ohne Konfiguration auskommen kann. Das realisieren wir, indem wir einen spezifischen ContentProvider implementieren und programmatisch mit dem Viewer verdrahten.

Unser spezifischer ContentProvider muss das entsprechende Interface implementieren. In unserem TodoListView würden wir diesen ContentProvider einfach dem TreeViewer zuweisen, wodurch der TreeViewer dann das Datenmodell „verstehen" kann. Das ist in **Listing 10.1** ❷ gezeigt. Konsequenterweise müssen wir auch einen eigenen ❶ LabelProvider schreiben. Allerdings hätten wir auch org.eclipse.jface.viewers.LabelProvider wählen können, der lediglich das Ergebnis von toString() anzeigt und keine Icons. Dasselbe Ergebnis bekommen wir übrigens, wenn wir gar keinen LabelProvider setzen.

```
public class TodoListView extends ViewPart {
    // (...)
    public void createPartControl(Composite parent) {
        tree = new CheckboxTreeViewer(parent);
        tree.setLabelProvider(new TodoLabelProvider()); ❶
        tree.setContentProvider(new TodoContentProvider()); ❷
        TodoItem root = Session.getModel();
        tree.setInput(root);
        // (...)
    }
    // (...)
}
```

Listing 10.1: Änderungen in TodoListView.createPartControl

Jedes Mal, wenn der TreeViewer etwas mit einem Domain-Objekt machen will (anzeigen, aufklappen, etc.), dann wird der konfigurierte ContentProvider zu Rate gezogen, in diesem Fall der TodoContentProvider.

Der TodoContentProvider implementiert in unserem Fall ITreeContentProvider, das sechs simple Methoden erfordert (**Listing 10.2**).

```
public class TodoContentProvider implements ITreeContentProvider {
    public Object getParent(Object element) { ❶
        return ((TodoItem) element).getParent();
    }
    public Object[] getChildren(Object parentElement) { ❷
        return ((TodoItem) parentElement).getChildren();
    }
    public boolean hasChildren(Object element) {
        return ((TodoItem) element).getChildren().length != 0;
    }
    public Object[] getElements(Object inputElement) { ❸
        return ((TodoItem) inputElement).getChildren();
    }
    public void dispose() {}
    public void inputChanged(Viewer viewer, Object oldInput, Object newInput) {}
}
```

Listing 10.2: Ein domänenspezifischer ContentProvider

Was passiert hier? Wenn beispielsweise der TreeViewer ein TodoItem aufklappen will, so ruft er ❷ getChildren() mit diesem TodoItem auf und bekommt ein Array von TodoItems zurück. Diese werden dann angezeigt. Die Methode getElements() ❸ scheint sich auf den ersten Blick nicht von ❷ getChildren() zu unterscheiden. Der Unterschied ist, dass getElements() für die Wurzel des Baumes aufgerufen wird und getChildren() für alle Elemente des Baumes, wenn sie ausgeklappt werden. getChildren() ist spezifisch für ITreeContentProvider, während getElement() spezifisch für IStructuredContentProvider ist.

Tipp

Wenn mit Trees gearbeitet wird, ist es fast immer adäquat, dass getChildren() und getElements() gleich sind.

❶ getParent() gibt gleichfalls das übergeordnete Objekt zurück, oder im Fall der Wurzel null, da diese kein übergeordnetes Element hat.

Um Elemente mit Text und Icon anzuzeigen, wird der LabelProvider zu Rate gezogen. Dazu erstellen wir eine Implementierung von ILabelProvider. Diese hat die Methoden getImage(), getText() und einige weitere zur Selbstverwaltung. Der TodoLabelProvider ist hier nicht abgedruckt, aber auf der Website enthalten. Label Provider sind eine ziemlich einfache Angelegenheit: Wenn ein Element dargestellt werden muss, dann kann der Viewer Icon und Text für die Darstellung des Elements vom Label Provider erfragen.

Hinweis

Eine Sache, auf die wir im Zusammenhang mit Label Providern achten sollten, ist, dass Icons typischerweise SWT-Ressourcen sind. Wir müssen sie daher auch wieder freigeben. Außerdem sollten wir beachten, dass Icons nicht immer neue Ressourcen benötigen, denn typischerweise verwenden wir in einem Viewer oft das gleiche Icon. Es ist aus diesen beiden Gründen sehr empfehlenswert, die in Kapitel 4.9 beschriebene ImageRegistry zu verwenden.

10.4 Zusammenfassung

In diesem Kapitel haben wir einen eigenen ContentProvider als Alternative zum Adapter entwickelt. Dieser einfache Ansatz ist für kleine Projekte adäquat. Dadurch geht uns aber die Flexibilität verloren, unsere GUI über das Plug-in-Manifest zu konfigurieren.

11 Programmatische Actions

Actions sind ein zentrales Element in der Eclipse-RCP-Programmierung. Sie sind in der Regel an sichtbare GUI-Elemente der Anwendung gebunden, über die der Nutzer die Ausführung der Action initiieren kann. Wir bekommen Zugang zu Actions in der GUI durch Menüs, Toolbar-Buttons und Kontextmenüs, aber auch durch Tastendrücke und mehr.

In diesem Kapitel werden wir sogenannte programmatische Actions erstellen. Diese werden fest mit der Anwendung über Code verknüpft, im Gegensatz zu deklarativen Actions, die wir in Kapitel 12 kennen lernen werden. In diesem Kapitel werden wir:

- Eine Menüzeile erstellen mit den Einträgen „File" und „Help"
- Eine „Exit"- und eine „About"-Action in die entsprechenden Menüs einfügen

11.1 Actions in Menüs

Kaum eine Applikation kommt ohne eine Menüleiste aus. Menüeinträge sind eine mögliche visuelle Repräsentation von Actions. Eingebürgert haben sich in einem Standardmenü die beiden Punkte „File" und „Help", also wollen wir so etwas auch anbieten. Im File-Menü werden wir zunächst eine „Exit"-Option anbieten und in „Help" einen „About"-Dialog.

In Kapitel 7 haben wir ja schon die Grundstruktur einer RCP-Anwendung kennen gelernt. Dort wurde auch ApplicationActionBarAdvisor beschrieben, in dem die Infrastruktur für Menüs schon angelegt wurde. Diese Klasse werden wir nun ausbauen, wie in **Listing 11.1** gezeigt ist.

```
public class ApplicationActionBarAdvisor extends ActionBarAdvisor {
    private IWorkbenchAction quitAction;
    private IWorkbenchAction aboutAction;
    public ApplicationActionBarAdvisor(IActionBarConfigurer configurer) {
        super(configurer);
    }
    protected void makeActions(IWorkbenchWindow window) {  ❶
        quitAction = ActionFactory.QUIT.create(window); ❷
        register(quitAction); ❸
        aboutAction = ActionFactory.ABOUT.create(window);
        register(aboutAction);
    }
```

Listing 11.1: Erstellung von programmatischen Actions

```
    protected void fillMenuBar(IMenuManager menuBar) { ❹
        MenuManager fileMenu = new MenuManager("&File", "menu.file"); ❺
        fileMenu.add(quitAction); ❻
        MenuManager helpMenu = new MenuManager("&Help", "menu.help");
        helpMenu.add(aboutAction);
        menuBar.add(fileMenu); ❼
        menuBar.add(helpMenu);
    }
    protected void fillCoolBar(ICoolBarManager coolBar) {}
}
```

Listing 11.1: Erstellung von programmatischen Actions (Forts.)

Praktischerweise wird es uns leicht gemacht, die Exit- und About-Actions zu erstellen. Die Klasse ActionFactory ❷ stellt uns eine Anzahl (insgesamt über fünfzig) Standard-Actions zur Verfügung. Solche vordefinierten Aktionen können über das Plug-in-Manifest an die Bedürfnisse angepasst werden. Aktionen wie ActionFactory.QUIT benötigen natürlich keine weitere Anpassung.

Programmatische Actions sollten in der Methode ❶ makeActions() erstellt werden. Dadurch wird sichergestellt, dass sie in der richtigen Reihenfolge im Lebenszyklus der Anwendung erstellt werden: Wenn wir also später in fillMenuBar() oder fillCoolBar() auf Actions zugreifen wollen, können wir uns darauf verlassen, dass makeActions() bereits aufgerufen wurde und die Actions erstellt wurden.

Auch die ❸ Registrierung sollte nicht vergessen werden. Zum einen wird die Action dadurch ordentlich entsorgt (disposed), wenn das Fenster geschlossen wird; zum anderen ist die Registierung notwendig, wenn die Action mit Tastenkombinationen assoziiert werden soll.

In ❹ fillMenuBar() wird das eigentliche Menü zusammengesetzt. Ein Menü ist wie eine Baumstruktur aufgebaut, wobei die Wurzel des Menüs als Argument vom Typ IMenuManager an fillMenuBar() übergeben wird. Die mit add() zur Wurzel hinzugefügten Einträge entsprechen den in der Menüzeile dargestellten Einträgen. Die nächste Stufe entspricht den Einträgen, die man in einem aufgeklappten Menü sieht (**Abbildung 11.1**). Das Ganze kann beliebig tief verschachtelt werden, wobei die Endknoten in der Regel Actions entsprechen, aber auch Separatoren oder Platzhalter sein können (siehe Kapitel 12.8).

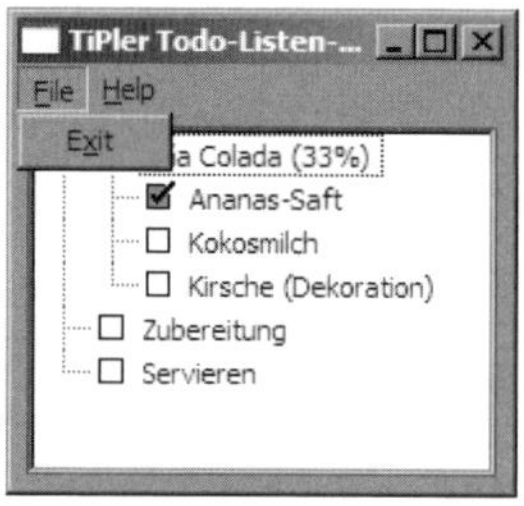

Abbildung 11.1: Das ausgeklappte File-Menü

Nach einem Start der Applikation haben wir jetzt den Menüpunkt „File“ mit dem Eintrag „Exit“. Mit einem Klick auf Exit wird die Applikation beendet. Wir haben weiterhin den Menüpunkt „Help“ mit dem Eintrag „About“.

Die Texte „Exit“ und „About“ haben wir nicht definiert, sondern sie sind die Label der Standard-Actions, die wir hier benutzt haben. Wir hätten diese Texte auch nach Instanzierung der Actions mit setText() überschreiben können, um andere Bezeichnungen anzuzeigen (siehe Kapitel 22).

11.2 Der About-Dialog

Beim Klick auf den Menüpunkt „About“ öffnet sich ein Dialogfenster, das allerdings noch keine Informationen über die Anwendung enthält. Dazu müssen wir die Standard-Aktion anpassen. Wir werden das im Teil über das Branding unserer Applikation in Kapitel 26.2 erledigen. Interessant sind für uns während der Entwicklung die beiden Knöpfe „Plug-in-Details“ und „Configuration-Details“ im Run-Dialog. Die Konfiguration teilt uns Informationen über die Laufzeit-Umgebung mit, was während der Entwicklung hilfreich sein kann. Der Knopf „Plug-in-Details“ zeigt die Liste (siehe **Abbildung 11.2**) der Plug-ins der Applikation mit allgemeinen Informationen wie Provider-Name und Versions-Nummer, und wir entdecken auch unser eigenes Plug-in darunter, ganz am Ende.

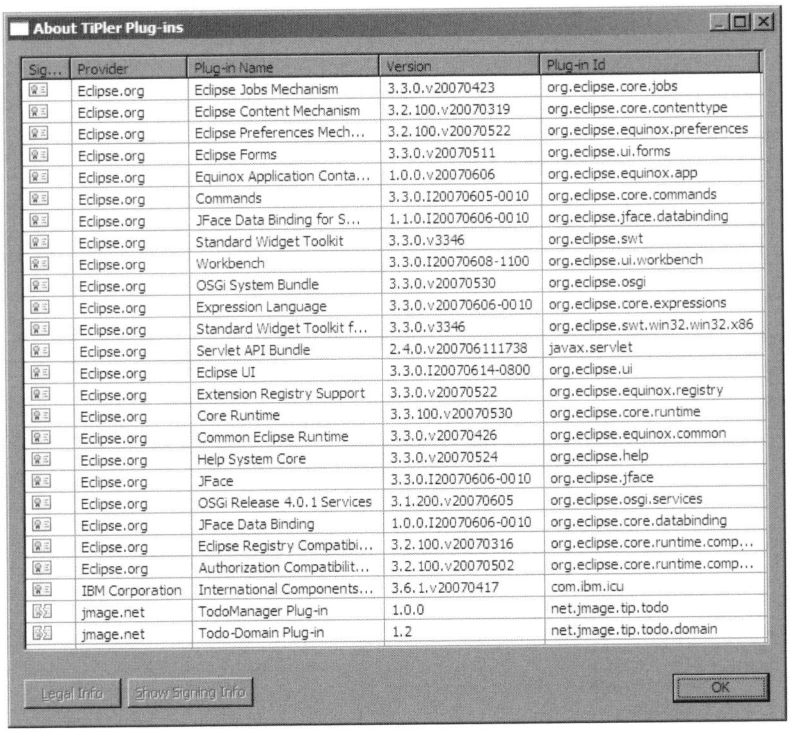

Sig...	Provider	Plug-in Name	Version	Plug-in Id
	Eclipse.org	Eclipse Jobs Mechanism	3.3.0.v20070423	org.eclipse.core.jobs
	Eclipse.org	Eclipse Content Mechanism	3.2.100.v20070319	org.eclipse.core.contenttype
	Eclipse.org	Eclipse Preferences Mech...	3.2.100.v20070522	org.eclipse.equinox.preferences
	Eclipse.org	Eclipse Forms	3.3.0.v20070511	org.eclipse.ui.forms
	Eclipse.org	Equinox Application Conta...	1.0.0.v20070606	org.eclipse.equinox.app
	Eclipse.org	Commands	3.3.0.I20070605-0010	org.eclipse.core.commands
	Eclipse.org	JFace Data Binding for S...	1.1.0.I20070606-0010	org.eclipse.jface.databinding
	Eclipse.org	Standard Widget Toolkit	3.3.0.v3346	org.eclipse.swt
	Eclipse.org	Workbench	3.3.0.I20070608-1100	org.eclipse.ui.workbench
	Eclipse.org	OSGi System Bundle	3.3.0.v20070530	org.eclipse.osgi
	Eclipse.org	Expression Language	3.3.0.v20070606-0010	org.eclipse.core.expressions
	Eclipse.org	Standard Widget Toolkit f...	3.3.0.v3346	org.eclipse.swt.win32.win32.x86
	Eclipse.org	Servlet API Bundle	2.4.0.v200706111738	javax.servlet
	Eclipse.org	Eclipse UI	3.3.0.I20070614-0800	org.eclipse.ui
	Eclipse.org	Extension Registry Support	3.3.0.v20070522	org.eclipse.equinox.registry
	Eclipse.org	Core Runtime	3.3.100.v20070530	org.eclipse.core.runtime
	Eclipse.org	Common Eclipse Runtime	3.3.0.v20070426	org.eclipse.equinox.common
	Eclipse.org	Help System Core	3.3.0.v20070524	org.eclipse.help
	Eclipse.org	JFace	3.3.0.I20070606-0010	org.eclipse.jface
	Eclipse.org	OSGi Release 4.0.1 Services	3.1.200.v20070605	org.eclipse.osgi.services
	Eclipse.org	JFace Data Binding	1.0.0.I20070606-0010	org.eclipse.core.databinding
	Eclipse.org	Eclipse Registry Compatibi...	3.2.100.v20070316	org.eclipse.core.runtime.comp...
	Eclipse.org	Authorization Compatibilit...	3.2.100.v20070502	org.eclipse.core.runtime.comp...
	IBM Corporation	International Components...	3.6.1.v20070417	com.ibm.icu
	jmage.net	TodoManager Plug-in	1.0.0	net.jmage.tip.todo
	jmage.net	Todo-Domain Plug-in	1.2	net.jmage.tip.todo.domain

Abbildung 11.2: Die Liste der Plug-ins, die unsere Anwendung nutzt

Das ist bei einer so einfachen Applikation schon eine große Anzahl an Komponenten, die benötigt werden, aber wir greifen ja auch nicht auf Standard-Klassen wie z.B. Swing zurück und müssen die Plattform gleich mit verpacken.

11.3 Zusammenfassung

In diesem Kapitel haben wir mit wenigen Zeilen Code programmatische Actions erstellt und in das Anwendungsmenü eingebaut. Wir haben einige Standard-Actions von Eclipse kennen gelernt, deren Verwendung dazu beiträgt, konsistente Anwendungen zu erstellen.

12 Deklarative Actions

Im elften Kapitel haben wir programmatische Actions kennen gelernt. Dabei wurden die Actions direkt in den ActionBarAdvisor programmiert. Das ist eine Technik, die sich für kleine, geschlossene Systeme anbietet, weil sie einfach und transparent ist. Auch für Standard-Actions, wie „Quit", „About", „Save" etc. bietet sie sich an. Anwendungsspezifische Actions hingegen sollten wir konfigurieren, damit wir sie für das Plug-in-Prinzip verwenden können.

In diesem Kapitel werden wir einige Actions als „Declarative Actions" erstellen, die über die Konfiguration mit dem System verknüpft werden. Konkret werden wir:

- Eine Action zum Hinzufügen eines Kind-Objektes erstellen, die wir über ein Kontextmenü einbinden.
- Eine abstrakte Klasse ausarbeiten, um dann mit wenigen Zeilen Actions zum Löschen von Objekten und Einfügen von Geschwister-Objekten erstellen zu können, sowie um Objekte umzubenennen.
- Diese drei Actions in Toolbar und Menü einbinden.

12.1 Überblick

Actions unterstützen das Model-View-Controller-Entwurfsmuster (MVC) und haben bestimmte Eigenschaften, die dem Programmierer bewusst sein müssen. Dazu gehören:

- **Darstellung:** Actions können grafisch in Toolbars, Menüs, Formularen, etc. dargestellt werden. Einige Basisinformationen für die Darstellung werden der Action per Konfiguration mit auf den Weg gegeben (Name, Icon, etc.). Eine Action kann dank MVC problemlos mehrfach in der GUI erscheinen.
- **Binding:** Actions müssen ausgelöst werden – das kann durch Auslösen eines GUI-Elementes passieren, aber auch durch assoziierte Tastendrücke oder Events. An diese wird die Action gebunden.
- **Kontext:** Die Action kann sich auf unterschiedliche Daten beziehen – in unserem Fall auf den ausgewählten TodoItem. Weiterhin kann es sein, dass sich gar keine Daten im Kontext befinden (nichts ausgewählt). In diesem Fall werden die GUI-Elemente, die mit der Action assoziiert sind, ausgegraut (disabled).

Binding und Kontext werden im Detail in Kapitel 12.8 beschrieben.

Wir fangen klein an und erstellen eine Action, die per Kontextmenü ein Kind-Objekt zufügt (**Abbildung 12.1**). Später werden wir diese Action erweitern und auch ins Menü und in eine Toolbar einpflegen.

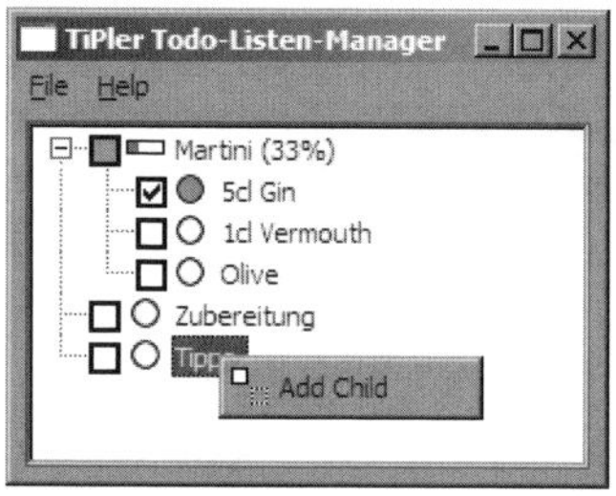

Abbildung 12.1: Ein Kontextmenü zum Einfügen neuer Einträge

12.2 Kontextmenüs

Bevor wir anfangen die Action zu erstellen, werden wir das Kontextmenü aufbauen. Zunächst wird das Kontextmenü leer sein. Über das Plug-in-Manifest werden dann die Actions so konfiguriert, dass sie im Kontextmenü erscheinen.

Das Kontextmenü wird direkt mit dem Viewer, der dieses darstellen soll, assoziiert. Also muss TodoListView in createPartControl() um die folgenden Zeilen ergänzt werden (der Übersicht halber lagern wir den Code in eine private Methode aus):

```
public void createPartControl(Composite parent) {
    tree = new CheckboxTreeViewer(parent);
    // ...Code von Listing 9.3...
    initContextMenu();
  }
  private void initContextMenu() {
   // Provide a hook for the Context Menu
    MenuManager manager = new MenuManager(); ❶
    manager.add(new Separator(IWorkbenchActionConstants.MB_ADDITIONS)); ❷
    Menu menu = manager.createContextMenu(tree.getControl()); ❸
    tree.getControl().setMenu(menu); ❹
    getSite().registerContextMenu(manager, tree); ❺
}
```

Listing 12.1: Ergänzung von TodoListView, um Kontextmenüs darzustellen

Wir müssen also ❶ ein Menü erstellen. Die Klasse MenuManager erlaubt es, bis zu zwei Strings zu übergeben. Der erste String ist der Text des Menüs, der zweite seine ID. Da wir es mit einem Kontextmenü zu tun haben, das wir nicht über seine ID referenzieren müssen und das keinen Text hat, benötigen wir keine. Der ❷ Separator ist der Punkt, an dem wir über das Plug-in-Manifest weitere Actions einfügen können. Als Bezeichnung nehmen wir IWorkbenchActionConstants.MB_ADDITIONS – ein Name, auf den wir so oft wie möglich zurückfallen sollten (siehe auch Kapitel 16).

An dieser Stelle wird übrigens auch deutlich, dass JFace und SWT problemlos gleichzeitig verwendet werden können: ❶ MenuManager gehört zu JFace, während ❸ Menu zu SWT gehört. Um jedoch das ❹ Menü mit dem Viewer assoziieren zu können, müssen wir wie hier gezeigt die Objekte instanziieren und verknüpfen. Zuletzt müssen wir ❺ das System informieren, weil sonst das Plug-in-Manifest nichts von dem neuen Kontextmenü weiß.

12.3 Eine Action im Kontextmenü als objectContribution

Wie inzwischen schon gewohnt, beginnen wir mit dem Extension-Reiter des Plug-in-Editors und fügen eine neue Extention hinzu, und zwar org.eclipse.ui.popupMenus. Wie der Name suggeriert, können wir hiermit per Konfiguration Kontextmenüs einbinden. Ein Rechtsklick auf die gerade erstellte Extension gibt uns die Option, eine viewerContribution oder objectContribution zu erstellen.

- Eine viewerContribution benutzen wir, wenn wir einen Menüeintrag immer in dem Kontextmenü einer bestimmten View oder eines Editors anzeigen wollen. Bei der viewerContribution müssen wir dementsprechend die ID eines Ziels angeben.
- Die objectContribution benutzen wir, um einen Menüeintrag immer dann anzuzeigen, wenn ein bestimmter Typ von Elementen selektiert ist. Im Gegensatz zu einer viewerContribution ist der Menüeintrag dann nicht im Kontextmenü von nur einer bestimmten Komponente. Stattdessen wird der Eintrag im Menü jeder Komponente angezeigt, wenn der festgelegte Typ selektiert ist.

Wir wählen hier eine objectContribution, denn wir wollen unsere Actions in jedem Kontextmenü, wenn ein TodoItem selektiert ist. Wir fügen die Action zu unserer objectContribution hinzu und konfigurieren sie wie in **Listing 12.2**.

```
<extension
      point="org.eclipse.ui.popupMenus">
   <objectContribution
         id="net.jmage.tip.todo.contextMenu"
         objectClass="net.jmage.tip.todo.model.TodoItem"> ❶
      <action
            class="net.jmage.tip.todo.actions.AddChildAction" ❷
            icon="icons/add-child.png"
            id="net.jmage.tip.todo.contextMenu.addChild"
            label="Add Child">
      </action>
   </objectContribution>
</extension>
```

Listing 12.2: Die Konfiguration des Kontextmenüs in plugin.xml

Hinweis

Was passiert, wenn die Klasse nicht existiert? Jetzt ist eine gute Gelegenheit, das Programm einfach mal laufen zu lassen, obwohl die referenzierte Action-Klasse ❷ noch gar nicht existiert. Das Programm läuft, ohne dass auch nur andeutungsweise festzustellen wäre, dass eine nichtexistierende Klasse referenziert wurde. Selbst wenn die Run-Konfiguration mit der Option -consolelog gestartet wurde (was während der Entwicklung immer empfehlenswert ist), wird keine Fehlermeldung ausgedruckt. Selbst das Kontextmenü (**Abbildung 12.1**) wird angezeigt!

Der Grund ist, dass, wie wir es auch in Kapitel 3.1 beschrieben haben, die Klassen nicht sofort instanziiert werden, stattdessen wird ein Proxy-Objekt benutzt. Erst wenn wir die Action starten, wird auf die echte Implementierung zugegriffen und erst an dieser Stelle „merkt" Eclipse, dass etwas fehlt und zeigt die Fehlermeldung „The chosen operation is not currently available" an.

Die Eclipse Entwicklungsumgebung weist uns mit einer Warnung auf die fehlende Klasse hin, und in der XML-Ansicht von plugin.xml ist die entsprechende Zeile auch markiert (wenn die Default-Einstellungen benutzt werden), aber es gibt leider noch genug Fälle, wo es überhaupt keine Hilfestellung gibt. Deshalb empfiehlt es sich, eine konsistente Namensgebung zu nutzen.

In der Konfiguration werden zwei Klassen referenziert: die ❶ objectClass-Klasse und die ❷ Action-Klasse. Die letztere ist die Klasse, die bei Aktivierung dieser Action ausgeführt wird. Das ist der Code, den wir gleich schreiben werden.

Die ❶ objectClass-Klasse ist spezifisch für objectContribution-Actions und definiert in diesem Fall den Kontext: Diese Action wird als Kontextmenü immer dann zur Darstellung erwogen, wenn das Objekt im Kontext diesen Typ hat. Mehr zum Thema Kontext ist in Kapitel 12.8 beschrieben.

Es mag verwunderlich scheinen, dass wir das Element menuPath nicht gesetzt haben. Aus dem XML in **Listing 12.2** ist nicht ersichtlich, dass es dieses Element gibt, die Maske des Plug-in-Editors zeigt es jedoch an. Der Grund ist, dass wir beim Kontextmenü so viele Defaults wie möglich gewählt haben, mehr dazu erläutern wir ebenfalls in Kapitel 12.8.

Die Klasse können wir wieder aus dem Plug-in-Editor heraus generieren lassen. Aber auch hier ist Vorsicht geboten: Die Klasse muss das richtige Interface implementieren. Manchmal ist mehr als ein Interface zulässig. In solchen Fällen hat der Code-Generator oft eine der Möglichkeiten hart-kodiert, oder wie in diesem Fall gar keine. Die Extension Point-Dokumentation ist in der Regel sehr umfangreich, jedenfalls für Extension Points, die von Eclipse zur Verfügung gestellt werden. Wenn im Plug-in-Editor eine Extension markiert ist, dann stehen einem Links zur Extension Point Description und Extention-Point-Schema zur Verfügung.

Hinweis

Wenn man den Maus-Cursor über dem „class*"-Label schweben lässt, werden oft die erlaubten Klassen aufgelistet.

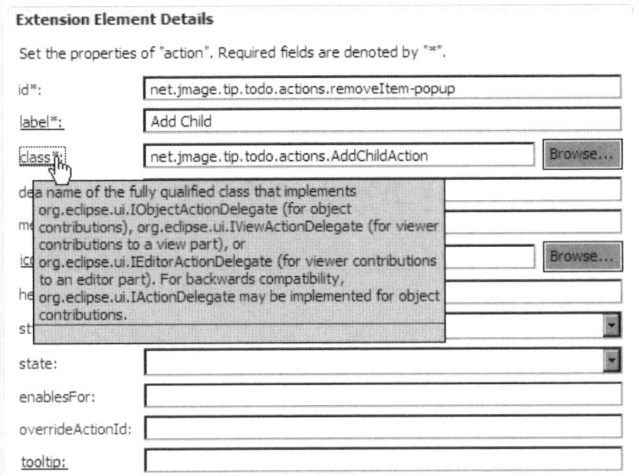

In diesem Fall implementieren wir IObjectActionDelegate. Der erste Entwurf unseres Codes ist in **Listing 12.3** gezeigt – wir werden den Code später in diesem Kapitel modifizieren.

```
public class AddChildAction implements IObjectActionDelegate {
    private TodoItem item;
    public void setActivePart(IAction action, IWorkbenchPart targetPart) {}
    public void run(IAction action) { ❶
        item.addChild(new TodoItem("Child Item")); ❷
    }
    public void selectionChanged(IAction action, ISelection selection) { ❸
        item = null;
        if (selection instanceof IStructuredSelection
                && ((IStructuredSelection) selection).size() == 1) { ❹
            Object o = ((IStructuredSelection) selection).getFirstElement();
            if (o instanceof TodoItem) item = (TodoItem) o; ❺
        }
        action.setEnabled(item != null); ❻
    }
}
```

Listing 12.3: Eine Action zum Hinzufügen von Kinder-Objekten

Das Interface IObjectActionDelegate stellt drei Methoden zur Verfügung, von denen wir im Moment nur zwei nutzen.

In ❸ selectionChanged() verfolgen wir alle Selektions-Events in unserer Anwendung. Das bezieht sich nicht nur auf unseren Todo-Listen-Baum, sondern alles, was Selection-Events verschickt. Daher ❹ ignorieren wir alles, was keine Selektion eines TodoItems ist. Oder besser gesagt: Nur wenn es sich bei der aktuellen Selektion um genau ein TodoItem handelt, ❻ wird diese Action freigegeben. Wenn wir die Anwendung nun laufen lassen, können wir mit dem Kontextmenü Kinder-Objekte hinzufügen.

12.4 Umgang mit ähnlichen Actions

Nur Kinder hinzufügen ist langweilig – wir wollen diese auch löschen und Elemente auf derselben Ebene hinzufügen können.

Wenn wir uns **Listing 12.3** anschauen, dann ist ❷ eine einzige Zeile für das Hinzufügen des Kind-Objektes zuständig – alles andere ist "Housekeeping". Es gibt mehrere Wege, damit umzugehen:

- Ein Teil des Housekeeping-Codes kann ausgelagert werden (in unserem Fall in die bereits bestehende Session-Klasse). Dagegen spricht, dass zusammengehörender Code auseinandergerissen wird.
- Alle Funktionen können in einer Klasse vereint werden. In diesem Fall braucht man allerdings ein konfigurierbares Kriterium, von dem man die gewählte Action abhängig macht. Das ist der Schwachpunkt dieses Ansatzes. Eine Möglichkeit wäre es, den Namen der Action zu verwenden, das kann aber zu schwer auffindbaren Bugs führen, wenn falsche Namen im Plug-in-Manifest gewählt werden. Dennoch – dieser Ansatz kann sehr effektiv sein, wenn es wirklich eine hohe Anzahl von sehr ähnlichen Actions gibt.
- Bei Copy-und-Paste sträuben sich uns die Haare.
- Ein guter Ansatz, den wir auch hier empfehlen, ist Vererbung.

Bevor wir also die anderen Actions implementieren, werden wir eine abstrakte Superklasse NodeActionAdapter erstellen (**Listing 12.4**) und unsere AddChildAction überarbeiten (**Listing 12.5**):

```
public abstract class NodeActionAdapter implements IObjectActionDelegate {
    private TodoItem item;

    public abstract void run(TodoItem item);

    public void setActivePart(IAction action, IWorkbenchPart targetPart) {
    }
    public void run(IAction action) {
```

Listing 12.4: Eine abstrakte Klasse für Item-Aktionen

```
        if (item != null) run(item);
    }
    public void selectionChanged(IAction action, ISelection selection) {
        item = null;
        if (! (selection instanceof IStructuredSelection)) return;
        if (((IStructuredSelection)selection).size() != 1) return;
        item = (TodoItem) ((IStructuredSelection)selection).getFirstElement();
        action.setEnabled(item != null); ❶
    }
}
```

Listing 12.4: Eine abstrakte Klasse für Item-Aktionen (Forts.)

```
public class AddChildAction extends NodeActionAdapter {
    public void run(TodoItem item) {
        item.addChild(new TodoItem("Child Item"));
    }
}
```

Listing 12.5: Die neue AddChildAction – nicht der Rede wert

Nun können wir die zwei weiteren Actions AddSiblingAction und RemoveItemAction erstellen. Diese Übung überlassen wir gern dem Leser, der fertige Code ist aber auch auf der Website zu finden.

12.5 Texteingabe mit InputDialog

Die eingefügten Objekte haben recht langweilige Namen – um unsere Anwendung wenigstens halbwegs einsetzbar zu machen, werden wir mit Hilfe eines InputDialoges das Umbenennen von Objekten ermöglichen, wie in **Abbildung 12.2** zu sehen:

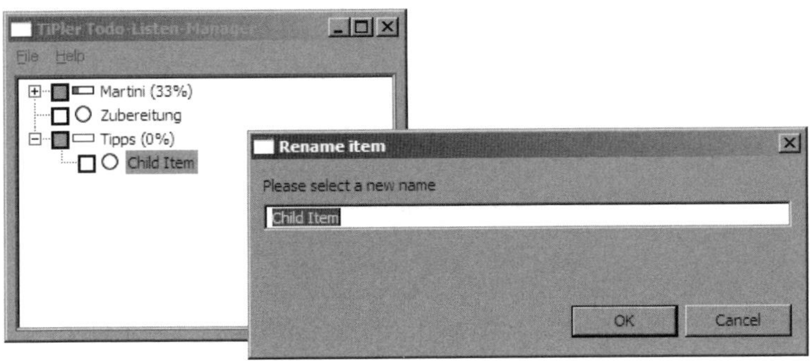

Abbildung 12.2: Der InputDialog zum Umbenennen eines Eintrages

Für die Umsetzung leiten wir nochmals eine Klasse von NodeActionAdapter ab mit dem folgenden Code:

```
public class RenameItemAction extends NodeActionAdapter {
    public void run(TodoItem item) {
        InputDialog dialog = new InputDialog(null, "Rename item",
                "Please select a new name", item.getTitle(), null); ❶
        int status = dialog.open(); ❷
        if (status != Window.OK) return;
        String newTitle = dialog.getValue().trim(); ❸
        if (newTitle.equals("")) return;
        item.setTitle(newTitle);
    }
}
```

Listing 12.6: RenameItemAction zum Umbenennen von Einträgen

Auch diese Klasse ist wenig komplizierter als die, die wir eben schon erstellt haben. Hier lernen wir zum ersten Mal InputDialog kennen. Der Konstruktor ❶ nimmt Shell, Titel, Text, Vorgabewert und Validator als Argumente an. Wenn wir keine Shell angeben, dann wird automatisch eine top-level Shell für uns generiert. Der Vorgabewert wird in das Textfeld eingetragen und mit dem Validator kann der Inhalt des Textfeldes in Echtzeit überprüft werden. Im Kapitel 17 werden wir mit Validatoren arbeiten.

Einen InputDialog zur Texteingabe zu benutzen, ist eine einfache Technik, die solide ist und funktioniert. Später werden wir aber noch zwei weitere Techniken kennen lernen, die eleganter sind: Editieren in der Toolbar und In-Place Editing im Baum (Kapitel 19).

12.6 Actions in Menüs

Die vier Actions, die wir eben erstellt haben, sollen nun auch auf der Toolbar und im Menü erscheinen. Fangen wir mit dem Menü an: Typischerweise würde man solche Actions im „Edit"-Menü erwarten. Wir haben ja schon ein einfaches Menü in **Listing 11.1** erstellt – diesen Code werden wir nun um ein Edit-Menü ergänzen (hinzugefügte Zeilen sind fett gedruckt):

```
protected void fillMenuBar(IMenuManager menuBar) {
    MenuManager fileMenu = new MenuManager("&File", "menu.file");
    fileMenu.add(quitAction);
    MenuManager editMenu = new MenuManager("&Edit", "menu.edit");
    Separator separator = new Separator( ❶
            IWorkbenchActionConstants.MB_ADDITIONS);
    editMenu.add(separator);
    MenuManager helpMenu = new MenuManager("&Help", "menu.help");
```

Listing 12.7: Erweiterung der Menüs in ApplicationActionBarAdvisor

```
        helpMenu.add(aboutAction);
        menuBar.add(fileMenu);
        menuBar.add(editMenu);
        menuBar.add(helpMenu);
    }
```

Listing 12.7: Erweiterung der Menüs in ApplicationActionBarAdvisor (Forts.)

Wie auch schon beim Kontextmenü fügen wir einen Separator mit dem Standard-Namen IWorkbenchActionConstants.MB_ADDITIONS ein.

Der Separator hätte auch weggelassen werden können, dann werden die Actions einfach am Ende des entsprechenden Menüs eingefügt. Es ist aber empfehlenswert, immer explizit Namen anzugeben und eine konsistente Namensgebung zu nutzen. Menü-Pfade sind eine der Hauptquellen für Frustration, weil Fehler in Bezeichnern von der IDE nicht entdeckt und gemeldet werden können.

Jetzt, wo das Edit-Menü angelegt ist, können wir die Actions über das Plug-in-Manifest dort einfügen. Das geht nicht über die Popup-Extension, sondern über org.eclipse.ui.actionSets, die wir zu unserem Plug-in-Manifest hinzufügen müssen. Ein ActionSet ist eine logische Gruppierung zusammengehörender Menüeinträge. Wir legen also vier Actions in einem ActionSet an (**Listing 12.8**):

```
   <extension
         point="org.eclipse.ui.actionSets">
      <actionSet
            id="net.jmage.tip.browser.TodoActionSet"
            label="TodoActionSet"
            visible="true">
         <action
               class="net.jmage.tip.todo.actions.RemoveItemAction"
               enablesFor="1" ❶
               icon="icons/remove-item.png"
               id="net.jmage.tip.todo.actions.removeItem-menu"
               label="Remove Item"
               menubarPath="menu.edit/additions" ❷
               toolbarPath="additions"> ❸
         </action>
         <action
               class="net.jmage.tip.todo.actions.AddSiblingAction"
               enablesFor="1"
               icon="icons/add-sibling.png"
               id="net.jmage.tip.todo.actions.addSibling-menu"
               label="Add Sibling"
```

Listing 12.8: Einfügen der Actions ins Edit-Menü (plugin.xml)

```
            menubarPath="menu.edit/additions"
            toolbarPath="additions">
      </action>
      <action
            class="net.jmage.tip.todo.actions.AddChildAction"
            enablesFor="1"
            icon="icons/add-child.png"
            id="net.jmage.tip.todo.actions.addChild-menu"
            label="Add Child"
            menubarPath="menu.edit/additions"
            toolbarPath="additions">
      </action>
      <action
            class="net.jmage.tip.todo.actions.RenameItemAction"
            enablesFor="1"
            icon="icons/rename-item.png"
            id="net.jmage.tip.todo.actions.removeItem-menu"
            label="Rename Item"
            menubarPath="menu.edit/additions"
            toolbarPath="additions">
      </action>
   </actionSet>
</extension>
```

Listing 12.8: Einfügen der Actions ins Edit-Menü (plugin.xml) (Forts.)

Die Ähnlichkeit zur Konfiguration der Kontextmenü-Actions (**Listing 12.2**) ist nicht zu übersehen. Allerdings ist hier die Konfiguration umfangreicher. Wir müssen den ❷ Pfad zum entsprechenden Menüeintrag angeben, sonst wird die Action nicht eingefügt. Wir haben hier auch schon einen Wert für den ❸ Toolbar-Pfad angegeben. Das werden wir in Kapitel 12.7 nutzen.

In **Listing 12.2** hatten wir für das Kontextmenü keinen Pfad angegeben. Das war möglich, weil wir dem Einfügepunkt im Kontextmenü den Namen IWorkbenchActionConstants.MB_ADDITIONS gegeben hatten.

Wir haben diesmal auch einen Wert für ❶ „enablesFor" vorgegeben. Damit können wir festlegen, wie viele Elemente selektiert sein müssen, damit die Action freigeschaltet ist – in diesem Fall muss genau ein Element selektiert sein.

Durch enablesFor können Actions freigeschaltet werden, ohne dass der dazugehörige Code geladen werden muss – ein Konzept, das wir schon in Kapitel 3.1 kennen gelernt haben. Trotzdem sollte man nicht vergessen, dass alternativ die Action selbst ihren Freigabestatus regeln kann, indem in der Methode selectionChanged() der Status verändert wird, wie es unter anderem in ❶ **Listing 12.4** zu sehen war.

Wenn wir den Code jetzt ausführen würden, dann würden unsere Actions zwar im Menü erscheinen, aber permanent ausgegraut sein. Warum? Wenn wir die Anwendung mit -consolelog gestartet haben, dann finden wir dort den Hinweis: „Action must implement IWorkbenchWindowActionDelegate". Bisher implementiert unsere Action ja nur IObjectActionDelegate (**Listing 12.4**), fügen wir also noch IWorkbenchActionDelegate hinzu. Dadurch werden zwei weitere Methoden, init() und dispose() zur Action hinzugefügt, die aufgerufen werden, wenn es sich beim Kontext um actionSets handelt. Mehr zum Kontext in Kapitel 12.8.

In diesem Fall brauchen wir die Methoden nicht weiter auszufüllen, da auch im neuen Kontext das aktive Element über selectionChanged() verfolgt wird. Die Änderungen zu **Listing 12.4** sind in **Listing 12.9** zu sehen.

```
public abstract class NodeActionAdapter implements IObjectActionDelegate,
        IWorkbenchWindowActionDelegate {
    // ... Code wie in Listing 12.4 ...
    public void init(IWorkbenchWindow window) {}
    public void dispose() {}
}
```

Listing 12.9: Ergänzung zu NodeActionAdapter

Wenn wir nun den Code ausführen, dann sind die drei Actions im Edit-Menü zu sehen (**Abbildung 12.3**).

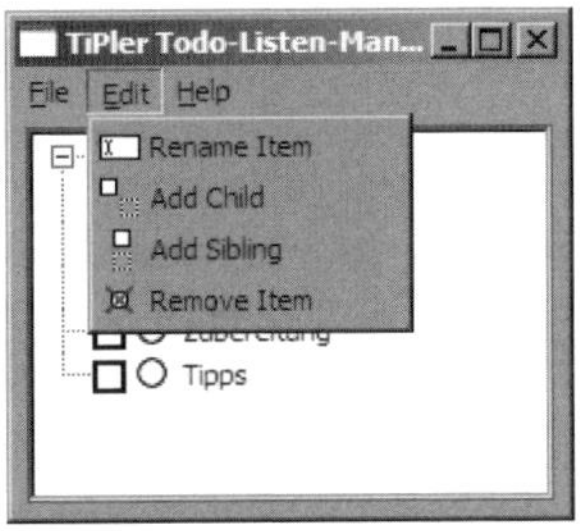

Abbildung 12.3: Das Edit-Menü

12.7 Actions in der Toolbar

Auch wenn sie unterschiedlich dargestellt werden, haben Actions in Toolbars denselben Kontext wie Actions in Menüs (siehe auch Kapitel 12.8). Daher brauchen wir unseren Code nicht zu ändern. Wir brauchen noch nicht einmal die Konfiguration zu ändern, da wir den Pfad zur Toolbar ja schon in ❸ **Listing 12.8** konfiguriert haben. Die Toolbar muss nur noch sichtbar gemacht und ein Platzhalter mit dem richtigen Namen angelegt werden. Sobald das geschehen ist, sollten wir die Toolbar sehen, inklusive der gerade erstellten Actions.

In ApplicationWorkbenchWindowAdvisor müssen wir lediglich eine Zeile einfügen (**Listing 12.10**) und ❶ das Anzeigen der Toolbar konfigurieren:

```
public class ApplicationWorkbenchWindowAdvisor extends WorkbenchWindowAdvisor {
// ...bestehender Code bleibt unverändert...
    public void preWindowOpen() {
        IWorkbenchWindowConfigurer configurer = getWindowConfigurer();
        configurer.setInitialSize(new Point(300, 400));
        configurer.setShowCoolBar(true); ❶
        configurer.setShowStatusLine(false);
        configurer.setTitle("TiPler Todo-Listen-Manager");
    }
}
```

Listing 12.10: Einschalten der Toolbar

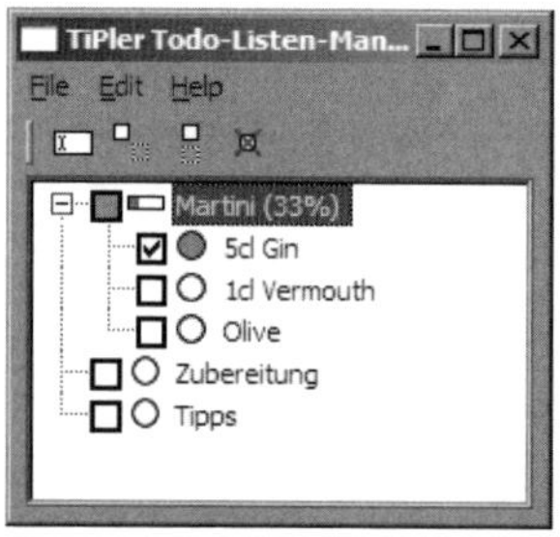

Abbildung 12.4: Actions in der Toolbar

Der hier gezeigte Code ist ausreichend, um die Toolbar mit den Actions anzuzeigen (**Abbildung 12.4**). Ausreichend, aber schlampig. Denn wie bei den Menüs sollten wir eigentlich einen Platzhalter definieren, der die Stelle markiert, an der die Actions eingefügt werden sollen. Das haben wir nicht gemacht, und RCP hat für uns implizit eine Toolbar angelegt und die Actions dort eingepflegt. Um explizit eine Toolbar anzulegen, müssen wir einige Zeilen in den ApplicationActionBarAdvisor einfügen (**Listing 12.11**):

```
public class ApplicationActionBarAdvisor extends ActionBarAdvisor {
// ...bestehender Code bleibt unverändert...
    protected void fillCoolBar(ICoolBarManager coolBar) {
        IToolBarManager editbar = new ToolBarManager(coolBar.getStyle()); ❶
        coolBar.add(editbar); ❷
        editbar.add(new Separator(IWorkbenchActionConstants.MB_ADDITIONS)); ❸
    }
}
```

Listing 12.11: Ein expliziter Platzhalter für Toolbars

Das Vorgehen ist ähnlich wie das bei den Menüs: Wir ❶ erstellen ein ToolBarManager-Objekt, ❷ fügen dieses zu der von RCP zur Verfügung gestellten CoolBar hinzu und fügen schließlich einen ❸ benannten Separator ein, der dann im Plug-in-Manifest referenziert werden kann.

Wenn der Code nun ausgeführt wird, hat sich nichts sichtbar verändert. Wenn jedoch die Anwendung im Laufe der Zeit erweitert wird, weitere Toolbars hinzugefügt werden, etc., dann ist es hilfreich, die Teile im System explizit erstellt und benannt zu haben.

Die Klassen „ToolBarManager" und „CoolBarManager" stammen aus JFace, während die Klassen „CoolBar" und „ToolBar" aus SWT stammen. CoolBars sind leistungsfähiger als Toolbars und erlauben das dynamische Positionieren von Inhalten. In den meisten Fällen ist aber ToolBar völlig ausreichend.

Tipp

Verwenden Sie nach Möglichkeit entweder ToolBarManager oder CoolBarManager und nicht die SWT-Klassen direkt. Die höhere Abstraktionsschicht von JFace macht den Umgang wesentlich bequemer.

12.8 Kontext und Binding

Die zwei Themen Kontext und Binding wurden nun schon mehrmals angesprochen und sollen hier noch einmal vertieft werden, da sie einen zentralen Aspekt bei der Plug-in- und RCP-Programmierung darstellen.

12.8.1 Kontext

Der Kontext bestimmt, worauf sich die Ausführung einer Action bezieht, und er kann sich zur Laufzeit ändern. Zum Kontext gehören sowohl die beteiligten GUI-Elemente, die in der GUI selektierten Daten als auch das GUI-Element, durch das die Action ausgelöst wurde.

Der Kontext wird an die Action über das entsprechende Interface übergeben. Für programmatische Actions ist das eine Unterklasse von org.eclipse.jface.action.IAction, für deklarative Actions ist das eine Unterklasse von org.eclipse.ui.IActionDelegate. Auf den Unterschied kommen wir gleich in Kapitel 12.8.2 zurück.

IActionDelegate (**Listing 12.12**) hat nur zwei Methoden: selectionChanged() und run(). selectionChanged() wird von der Workbench aufgerufen, wann immer registrierte Änderungen an der selektierten Action auftreten. run() wird aufgerufen, wenn die Action aktiviert wird (z.B. durch Klicken). In den von uns erstellten deklarativen Actions haben wir auch nicht mehr als diese zwei Methoden benutzt (**Listing 12.4**).

```
public interface IActionDelegate {
    public void run(IAction action);
    public void selectionChanged(IAction action, ISelection selection);
}
```

Listing 12.12: org.eclipse.ui.IActionDelegate (ohne Kommentare)

Dennoch gibt es eine Anzahl weiterer Unterklassen von IActionDelegate, die genauer auf den Kontext zugeschnitten sind und dementsprechend mehr Methoden haben. Beispielsweise haben wir IObjectActionDelegate für Kontextmenüs kennen gelernt. Dieses Interface stellt die Methode setActivePart() zur Verfügung – dasselbe Kontextmenü kann ja in unterschiedlichen GUI-Elementen auftauchen.

Weiterhin haben wir das Interface IWorkbenchWindowActionDelegate kennen gelernt, das init() und dispose() bereithält. Da sich dieses ActionDelegate auf das WorkbenchWindow bezieht und uns in init() auch eine entsprechende Referenz übergibt, müssen wir in der Lage sein, den Lebenszyklus des WorkbenchWindows mitzumachen.

Abbildung 12.5 zeigt die Klassenhierarchie der ActionDelegates, der nicht nur Interfaces, sondern auch abstrakte und konkrete Klassen enthält.

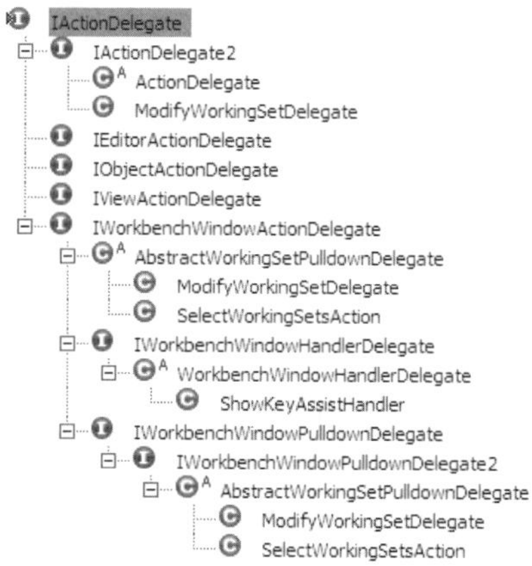

Abbildung 12.5: Von Eclipse zur Verfügung gestellte ActionDelegates

Die Namen der Delegates sind oft selbsterklärend. Zum Beispiel ist ein IEditorActionDelegate zuständig für Actions, die zu der Toolbar eines Editors beigesteuert werden. Die JavaDoc-Dokumentation der Action Delegates ist sehr brauchbar. Der IActionDelegate2 erweitert das Interface mit den Methoden init() und dispose(), die den Lebenszyklus des Delegate verwalten. Außerdem fügt es die Methode runWithEvent() hinzu, die außer der IAction auch noch das auslösende SWT-Event als Parameter bekommt.

12.8.2 Actions und ActionDelegates

Programmatische Actions werden direkt mit IAction implementiert, während deklarative Actions mit IActionDelegate implementiert werden. Das haben wir in Kapitel 12 bzw. 13 konkret ausprobiert.

Auch deklarative Actions nutzen IAction, aber diese sind sehr leichtgewichtig. In Kapitel 3.1 haben wir gelernt, dass Eclipse das Laden von Code so lange wie möglich herauszögert. In diesem Kapitel haben wir gelernt, dass wir trotzdem Actions in die GUI einbauen können, indem wir sie über das Plug-in-Manifest konfigurieren.

Wie das konkret abläuft, ist in **Abbildung 12.6** dargestellt: Beim Starten der Anwendung wird das Plug-in-Manifest ausgelesen und für jede Action, die eine visuelle Repräsentation in der GUI hat, eine leichtgewichtige Action erzeugt. Sobald der Nutzer diese Action aktiviert, wird der korrespondierende ActionDelegate gesucht bzw. instanziiert, falls das noch nicht geschehen ist. Der Aufruf der Action wird dann an den Delegate weitergeleitet.

Das erklärt übrigens, warum alle Methoden in **Listing 12.12** als Argument eine IAction mit auf den Weg bekommen: Das ist die vom System erstellte Proxy-Action.

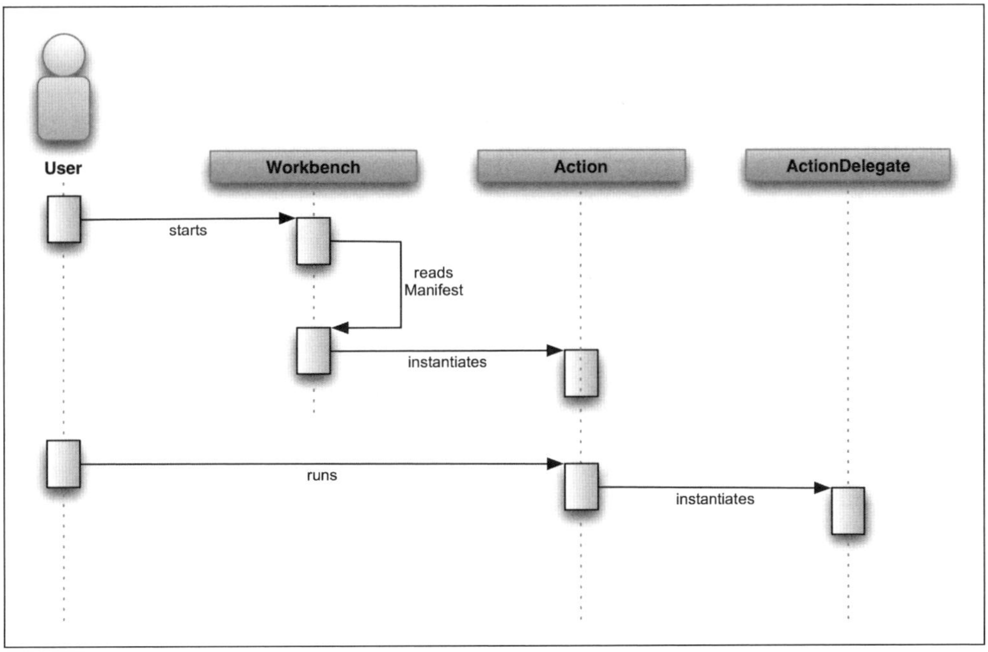

Abbildung 12.6: Zusammenspiel zwischen Action und ActionDelegate

12.8.3 Binding

Das letzte Puzzlestück ist das Einbinden der Action in die GUI, damit der Benutzer diese überhaupt ausführen kann. Kennen gelernt haben wir in diesem Kapitel das Einbinden ins Fenster-Menü, in die Fenster-Toolbar und in ein Kontextmenü. Nicht erwähnt haben wir, dass auch jedes ViewPart Menü und Toolbar haben kann. Außerdem können Actions auch an Tastenkombinationen gebunden werden, und es gibt noch mehr Möglichkeiten.

Um Einbinden zu ermöglichen, muss ein entsprechender Einbindepunkt zur Verfügung gestellt werden. Auch davon haben wir in diesem Kapitel mehrere erzeugt, indem wir Separator-Objekte erstellt und in Kontextmenü, Fenster-Menü und Toolbar eingefügt und dann über das Plug-in-Manifest genutzt haben.

Die Separator-Objekte haben die Eigenschaft, Trennlinien erst in dem Moment einzufügen, in dem ein Einfügepunkt benutzt wird. Statt eines Separators kann auch ein GroupMarker benutzt werden, der diese Trennlinien immer weglässt.

In unserer Anwendung haben wir uns oft auf die Konstante IWorkbenchActionConstants.MB_ADDITIONS bezogen, die den Wert „additions" hat. Wir empfehlen, diese Konstante an generischen Orten möglichst einzusetzen, wie wir es ja auch schon gemacht haben.

Hinweis

Wir wollen noch darauf hinweisen, dass die Platzhalter Teil der API sind und dementsprechend dokumentiert werden sollten. Um eine Software erweiterbar zu machen, müssen wir an geeigneten Stellen Erweiterungspunkte unterbringen. Die Dokumentation muss es erlauben, diese Punkte zu finden. Wo genau Platzhalter untergebracht werden sollen, ist ein bisschen Erfahrungs- und Gefühlssache. Wir empfehlen auf jeden Fall, in Kontextmenüs Erweiterungen durch andere Plug-ins zu ermöglichen.

12.9 Zusammenfassung

In diesem Kapitel haben wir deklarative Actions kennen gelernt. Diese werden über das Plug-in-Manifest konfiguriert und erst dann vom Classloader geladen, wenn sie gebraucht werden. Weiterhin haben wir gelernt, wie man deklarative Actions an verschiedenen Stellen in die Anwendung einbinden kann.

13 RetargetActions

RetargetActions haben kein eigenes Verhalten. Stattdessen wird zur Laufzeit eine andere Action an sie gebunden. Typische Beispiele für RetargetActions sind:

- Vorwärts- und Zurück-Action, z.B. zur Navigation in einem Browser
- kontextsensitive Hilfe
- Copy und Paste
- HOME, UP und weitere Navigations-Actions
- NEW, DELETE, RENAME und weitere Editier-Actions[1]

Es gibt eine ganze Reihe weiterer vorgefertigter Actions, die in der Klasse ActionFactory zu finden sind. In diesem Kapitel werden wir vier RetargetActions anlegen:

- Datei öffnen
- Neue Datei anlegen
- Datei speichern
- Datei mit neuem Namen speichern

13.1 Aktiv mitarbeiten

In diesem Kapitel wird viel bestehender Code verändert und neuer Code erstellt. Auch in den folgenden Kapiteln wird eine Menge passieren. Ab jetzt werden wir nicht mehr jeden neuen Code abdrucken, sondern lediglich die essentiellen Dinge herausstellen. Der Leser ist eingeladen, die fehlenden Teile selbst zu programmieren. Alternativ ist aber auch der Endstand eines jeden Kapitels auf der Website enthalten. Das ist besonders wichtig für die Teile des Systems, die hier nur am Rande erwähnt werden, weil sie für RCP nicht relevant sind (sondern beispielsweise für den Umgang mit dem Datenmodell).

13.2 Open, New, Save & SaveAs

Um wenigstens rudimentär arbeiten zu können, müssen Listen sowohl geladen und gespeichert als auch neu angelegt werden können. Bevor wir uns jedoch mit der Implementierung beschäftigen, gibt es ein paar Worte zur Architektur zu sagen. Grundsätzlich kann sich eine Save-Action auf ein ViewPart oder die gesamte Anwendung beziehen.

1. Wir hätten in Kapitel 12 auch diese Actions nutzen können, statt unsere eigenen zu bauen.

In der Eclipse-Entwicklungsumgebung bezieht sich die Save-Action auf den aktiven Editor. Das macht Sinn, da sich ein Editor in der Regel auf eine Datei bezieht[2]. Um alle Dateien abzuspeichern, gibt es die „Save All"-Funktion.

Typischerweise würde man die Save-Funktionalität also im Editor unterbringen, und diese haben den Großteil der Infrastruktur dafür schon eingebaut. In einer Anwendung wie TiPler jedoch gibt es nur eine einzige Datei für die gesamte Todo-Liste. In diesem Fall gibt es zwei Möglichkeiten: Man kann ein ViewPart als das „Master-Part" designieren, das für das Lebenszyklus-Management des Datenmodells zuständig ist.

Alternativ kann das Lebenszyklus-Management unabhängig von irgendeinem ViewPart über ganz gewöhnliche Actions implementiert werden, egal ob programmatisch oder deklarativ. Für den Todo-Manager werden wir die erste Option wählen und die Funktionalität in die TodoListView einbauen.

Beginnen wir mit den Actions: Es gibt vorgefertigte Actions für Save, Save As und New, die in ApplicationActionBarAdvisor eingefügt werden (**Listing 13.1**):

```
protected void makeActions(IWorkbenchWindow window) {
    // ...Code von Listing 11.1 ...
    saveAction = ActionFactory.SAVE.create(window);
    register(saveAction);
    saveAsAction = ActionFactory.SAVE_AS.create(window);
    register(saveAsAction);
    newAction = ActionFactory.NEW.create(window);
    register(newAction);
     openAction = new RetargetAction(OPEN, "Open File..."); ❶
     openAction.setImageDescriptor(AbstractUIPlugin
            .imageDescriptorFromPlugin(Application.PLUGIN_ID,
                    "icons/open.png")); ❷
    window.getPartService().addPartListener(openAction); ❸
    register(openAction);
}

protected void fillMenuBar(IMenuManager menuBar) { ❹
    MenuManager fileMenu = new MenuManager("&File", "menu.file");
    fileMenu.add(openAction);
    fileMenu.add(newAction);
    fileMenu.add(saveAction);
    fileMenu.add(saveAsAction);
    fileMenu.add(new Separator());
```

Listing 13.1: Erweiterung von ApplicationActionBarAdvisor

2. Es gibt natürlich auch Ausnahmen, wie zum Beispiel den Plug-in-Manifest-Editor, der mehrere Dateien gleichzeitig darstellt und editiert.

```
        fileMenu.add(quitAction);
        // ...Code von Listing 11.1 ...
    }
    protected void fillCoolBar(ICoolBarManager coolBar) { ❺
        IToolBarManager fileBar = new ToolBarManager(coolBar.getStyle());
        coolBar.add(fileBar);
        fileBar.add(openAction);
        fileBar.add(newAction);
        fileBar.add(saveAction);
        fileBar.add(saveAsAction);
        fileBar.add(new Separator(IWorkbenchActionConstants.MB_ADDITIONS));
        // ...Code von Listing 11.1 ...
    }
```

Listing 13.1: Erweiterung von ApplicationActionBarAdvisor (Forts.)

Für „Open File.." ❶ erstellen wir eine eigene RetargetAction, da uns RCP keine vorgefertigte Action dafür zur Verfügung stellt. Eine eigene RetargetAction ist mit ein paar Zeilen in ApplicationActionBarAdvisor erstellt – zu beachten ist hier, dass die Action mit dem ❸ PartService registriert werden muss, damit die Action von den ViewParts erreicht werden kann (z.B. um die Action zu deaktivieren). Weiterhin müssen wir ❷ händisch ein Icon setzten. Nebenbei bemerkt: Wir benutzen hier einen ImageDescriptor, das ist ein Proxy für ein Bild-Objekt. Da wir selber das Image-Objekt nicht instanziieren, sind wir auch nicht für dessen Freigabe zuständig.

Als Nächstes müssen die Actions in Menü und Toolbar eingefügt werden. Das machen wir programmatisch, so wie wir es auch schon mit Quit- und About-Menü gemacht haben. Im ❹ Menü fügen wir die Action ins File-Menü ein. In ❺ legen wir eine neue Toolbar an. Ab jetzt haben wir zwei Toolbars, eine für Datei-Operationen und eine für Edit-Operationen.

Jetzt ist ein guter Zeitpunkt, sich das Resultat unserer Bemühungen anzusehen (**Abbildung 13.1**):

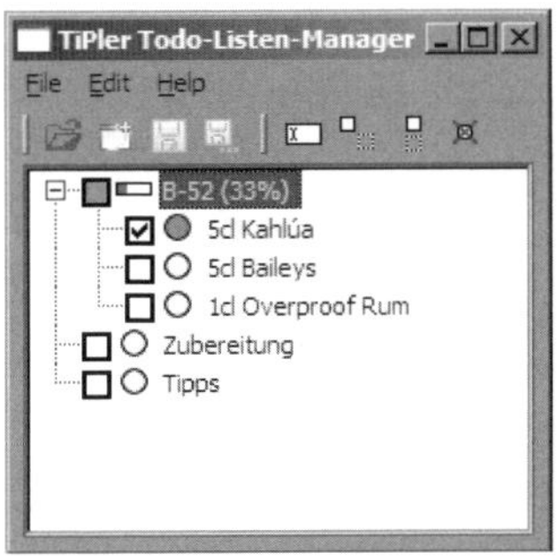

Abbildung 13.1: Die neue Toolbar ist sichtbar

Im File-Menü sollten sich nun vier neue Einträge befinden. Außerdem haben wir jetzt zwei Toolbars, die mit der Maus auch gegeneinander verschoben werden können.

Noch sind alle Einträge ausgegraut (außer „New...“). Das werden wir nun ändern.

13.3 Views speicherbar machen

Um nun die TodoListView mit der Save-Action zu verknüpfen, muss diese das Interface ISaveablePart implementieren. Die Verknüpfung mit den Save- und Save-As-Actions passiert dann automatisch.

ISaveablePart stellt die Methoden doSave(), doSaveAs(), isDirty(), isSaveAllowed() und isSaveOnCloseNeeded() zur Verfügung, die nun implementiert werden müssen. Der Effekt auf unseren Code ist eheblich, wie wir in **Listing 13.2** sehen.

```
public class TodoListView extends ViewPart implements ISaveablePart {
    private boolean isDirty; ❶
    public void createPartControl(Composite parent) {
        // ...
        initFileOpen();
        setModel(Session.getModel());
    }
}
    private void setModel(TodoList list) {
        // ...
        // Make sure that the tree redraws when items change.
        list.addTodoListener(new ITodoListener() {
            public void itemAdded(TodoItem item) {
                updateItemState(item);
                tree.refresh(item.getParent());
                if (! isDirty) { ❷
                    isDirty = true;
                    firePropertyChange(IWorkbenchPartConstants.PROP_DIRTY); ❸
                }
            }
            public void itemChanged(TodoItem item) {
                updateItemState(item);
                tree.refresh(item);
                if (! isDirty) {
                    isDirty = true;
                    firePropertyChange(IWorkbenchPartConstants.PROP_DIRTY);
                }
```

Listing 13.2: Überarbeitung von TodoListView

```
            }
        });
    }
    private void initFileOpen() {
        IAction openAction = new Action() { ❹
            public void run() {
                if (isDirty) {
                    // ... Handhaben von ungespeicherten Daten ...
                }
                // ... Dateiname über Dialog finden ...
                try {
                    Session.loadFile(file);
                    setModel(Session.getModel());
                    isDirty = false;
                    TodoListView.this
                        .firePropertyChange(IWorkbenchPartConstants.PROP_DIRTY);
                } catch (IOException e) {   // ... Fehlerbehandlung ...
                }
            }
        };
        openAction.setEnabled(true); ❺
        getViewSite().getActionBars().setGlobalActionHandler( ❻
                ApplicationActionBarAdvisor.OPEN, openAction);
    }
    public void doSave(IProgressMonitor monitor) { ❼
        try {
            Session.writeFile();
            isDirty = false;
            firePropertyChange(IWorkbenchPartConstants.PROP_DIRTY);
        } catch (IOException e) {
            // ... Fehlerbehandlung ...
        }
    }
    public void doSaveAs() {
        // ... wie doSave(), aber mit Dateinamen-Dialog
    }
    public boolean isDirty() { return isDirty; } ❽
    public boolean isSaveAsAllowed() { return true; }
    public boolean isSaveOnCloseNeeded() { return true; }
}
```

Listing 13.2: Überarbeitung von TodoListView (Forts.)

Von nun an muss verfolgt werden, ob die Daten den gespeicherten Daten entsprechen oder nicht: Dazu ❶ führen wir ein Boolean-Flag ein. Jedes Mal, wenn sich etwas am Datenmodell ändert, ❷ setzen wir diese Flag auf true. Wir ❸ müssen das auch dem System mitteilen, denn der Freigabe-Zustand der Save-Action hängt von dieser Information ab. Dazu benutzen wir firePropertyChange, das auch an weiteren Stellen aufgerufen wird.

Wir ❹ führen hier eine Action ein, die das Speichern übernimmt. Um das Beispiel kompakt zu halten, haben wir die Action als anonyme Klasse angelegt. Diese Action öffnet eine neue Datei mit dem entsprechenden Dialog und führt alle typischen Abfragen durch. Der komplette Code ist auf der Website zu finden, hier sind nur die essentiellen Teile gezeigt.

Die Open-Action ist ❺ permanent freigegeben, was wir hier fest einprogrammieren. Zuletzt müssen wir ❻ das System noch über die Existenz dieser Action informieren, damit sie über die von uns eingeführte Konstante ApplicationActionBarAdvisor.OPEN mit der Retarget-Action assoziiert werden kann.

Das Speichern kann unter Umständen länger dauern. Sogenannte „long running" Prozesse (wie zum Beispiel das Speichern) bekommen einen ❼ IProgressMonitor, dem möglichst viele Informationen über den Fortschritt während der Speicheroperation mit auf den Weg gegeben werden sollten, um die Anwendung so benutzerfreundlich wie möglich zu machen. Wir werden das für den Moment aber der Einfachheit halber ignorieren. Es ist aber sehr wichtig, bei lang laufenden Prozessen eine Hintergrundverarbeitung in Betracht zu ziehen und sie vor allem niemals im UI-Thread laufen zu lassen. Wir behandeln den Themenkomplex rund um lang laufende Prozesse und die Job-API ausführlich in Kapitel 33.

Die ❽ restlichen Methoden, die von ISavablePart vorgeschrieben werden, sind schnell implementiert. Um den hier gezeigten Code compilieren zu können, müssen einige Methoden von Session ergänzt werden (z.B. writeFile()). Diese Teile des Codes sind nicht abgedruckt, sondern können von der Website geladen oder von Hand nachprogrammiert werden.

Hinweis

Auf der Suche nach fertigen Klassen zum Öffnen und Speichern von Dateien stößt man schnell auf die Bibliotheken der Eclipse IDE. Diese Bibliotheken sollen nicht mit den JFace und SWT-Bibliotheken verwechselt und nur mit großer Vorsicht eingesetzt werden.

Die Bibliotheken der Eclipse IDE sind kein Bestandteil des RCP-SDKs und erwarten eine Infrastruktur, die in RCP-Anwendungen oft nicht oder nur teilweise besteht. Typischerweise sollten wir solche Bibliotheken nur dann benutzen, wenn wir Plugins für die Eclipse IDE schreiben.

13.4 Zusammenfassung

TiPler fäng langsam an, wie eine komplette Anwendung auszusehen. Wir können nun zum ersten Mal Daten speichern und neu laden. Diese Funktionalität haben wir mit Retarget-Actions erreicht, die zur Laufzeit unterschiedliche Aktionen ausführen können.

Von den vier eingefügten Actions (Open, Save, Save As und New) haben wir New noch nicht implementiert. Das werden wir in Kapitel 21 nachholen, wo wir einen Wizard erstellen werden.

14 Editoren

Editoren ähneln Views: Die Unterschiede zwischen Editoren und Views sind eher philosophischer Natur. Ein Editor kann durchaus auch nur eine Anzeige sein und es ist möglich, eine View zum Editieren zu verwenden. Eine ganz gute Faustregel ist, die eigentliche „Arbeit" in einem Editor stattfinden zu lassen und Views zur Unterstützung zu verwenden. Diese Art Views und Editoren zu benutzen, kann man auch in der Java IDE sehen: Der Sourcecode Editor steht im Mittelpunkt der Arbeit, während Views, wie zum Beispiel die Outline-View oder die Problem-View, dem Benutzer zusätzliche Informationen liefern. Das Framework ist auf diese Unterschiede ausgerichtet und stellt die entsprechende Infrastruktur zur Verfügung – zum Beispiel unterstützen Editoren den Edit-Save-Zyklus, den wir in Kapitel 13 manuell zur View hinzufügen mussten.

Wir haben es geschafft, unseren Todo-Manager mit einem einzigen Viewer zu realisieren. Dennoch werden wir in diesem Kapitel die Arbeit mit Editoren anhand von Item-Editoren demonstrieren. Im Folgenden werden wir:

- Den Bereich für Editoren wieder sichtbar machen
- Einen EditorInput erstellen, der ein TodoItem anhand der ID identifiziert
- Einen Editor erstellen, der die bisherigen Inhalte des TodoItems in einem Editor anzeigt
- Eine Action erstellen, die den Editor öffnet
- Das Öffnen des Editors per Doppelklick ermöglichen

14.1 Der Item-Editor

Ein TodoItem kann eine beliebige Anzahl von Attributen haben, die später alle im Editor angezeigt werden sollen. In diesem Kapitel werden wir zunächst auf den Namen eines TodoItems eingehen, wie in **Abbildung 14.1** gezeigt. Später wird es dann Abschnitte geben, um Attribute des Items darzustellen. Diese werden über Plug-ins realisiert, die einen von uns zur Verfügung gestellten Erweiterungspunkt nutzen.

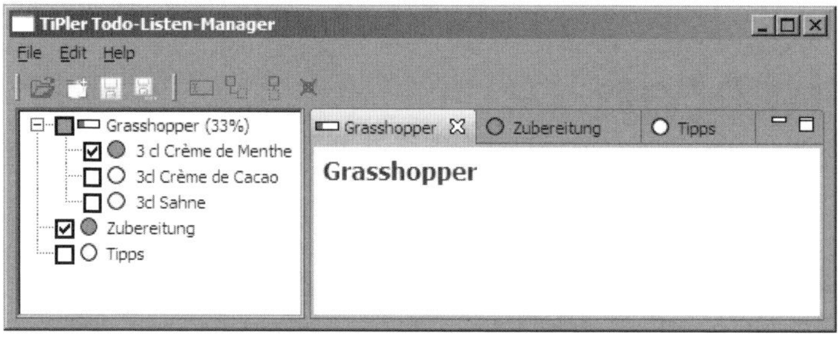

Abbildung 14.1: Der Todo-Manager am Ende dieses Kapitels, mit drei offenen Editoren

14.2 Infrastruktur

Der Editor-Bereich ist standardmäßig sichtbar, wurde aber anfangs in „Perspective" unsichtbar gemacht (**Listing 9.1**). Das ändern wir entweder durch Löschen der entsprechenden Zeile oder durch explizites Setzen:

```
layout.setEditorAreaVisible(true);
```

Weiterhin werden wir den Editor mit der Eclipse Forms API realisieren. Dazu benötigen wir das Plug-in org.eclipse.ui.forms, das wir als Abhängigkeit über den Plug-in-Editor zum Manifest hinzufügen.

14.3 Editoren und Views

Editoren und Views werden von den abstrakten Klassen EditorPart bzw. ViewPart abgeleitet, die ihrerseits den gemeinsamen Supertyp WorkbenchPart haben. Dieser gemeinsame Supertyp definiert die bereits bekannten Methoden createPartControl(), setFocus() und init() sowie einige weitere, wie etwa setTitle().

Wann sollen also Editoren und wann Views benutzt werden? Oft ist beides möglich, und wir müssen die Vor- und Nachteile der Ansätze gegeneinander abwägen. Hier sind einige Unterschiede, die für die Entscheidung maßgeblich sein können:

- Editoren sind nicht an eine Perspektive gebunden: Wenn die Perspektive gewechselt wird, dann ändern sich die offenen Editoren nicht. Wenn ein Editor geschlossen wird, so ist er in allen Perspektiven geschlossen.
- Editor- und View-Reiter können nicht gemischt werden. Bereiche in der Workbench sind entweder für Views oder für Editoren designiert.
- Es gibt in der Workbench nur einen zusammenhängenden Bereich für Editoren, aber Views können an verschiedenen Stellen gleichzeitig, voneinander getrennt untergebracht werden (z.B. eine View am linken Rand des Fensters, eine weitere am rechten Rand).
- Views können auch aus der Workbench in einem eigenen Rahmen herausgelöst werden.

- Views können ohne Titel dargestellt werden (so wie es beim Todo-Manager auch der Fall ist).
- Views haben ein eigenes Menü und eine eigene Toolbar. Editoren beziehen sich auf Menü und Toolbar des Fensters. Allerdings können Views ebenfalls Menü und Toolbar des Fensters nutzen.
- Views können auf den aktiven Editor zugreifen, auch wenn dieser nicht den Fokus hat. Das vereinfacht die Synchronisation zwischen Editors und Views.

Für unsere Anwendung war es wichtig, mit einem möglichst einfachen Beispiel möglichst viele Aspekte von RCP abzudecken. Der Todo-Manager hätte auch anders realisiert werden können.

14.4 Editor und EditorInput

Editoren werden über das Plug-in-Manifest mit dem System registriert und werden dann über Events geöffnet. Weiterhin braucht jeder Editor-Typ eine korrespondierende Datenstruktur, eine Implementierung von IEditorInput. Ein IEditorInput beschreibt den eigentlichen Editor-Inhalt, enthält diesen aber nicht. Man kann sich die Beziehung zwischen EditorInput und Editor ähnlich vorstellen wie die zwischen Dateipfad und Datei: Der Pfad beschreibt die Datei eindeutig, enthält aber nicht die Inhalte der Datei. Innerhalb von Eclipse werden EditorInputs als Platzhalter für Editoren benutzt, z.B. in der Historie, oder wenn der Zustand der Workbench beim Neustart wiederhergestellt werden soll. Daher sollten Inputs leichtgewichtig sein und müssen equals() und hashCode() überschreiben.

EditorInputs müssen genug Informationen enthalten, um das korrespondierende Domain-Objekt sowohl für das System als auch für Nutzer identifizieren zu können. Für den Todo-Manager nehmen wir dazu die TodoItem-ID und den TodoItem-Titel.

Wir hätten hier auch einfach den eigentlichen TodoItem nehmen können. Da der Item ja schon als Instanz im System vorliegt, wäre das naheliegend. Aber beim Ausbau der Architektur kann der TodoItem möglicherweise seine Leichtgewichtigkeit verlieren. Daher ist es empfehlenswert, sich im EditorInput auf das Minimum zu reduzieren.

Hinweis

Richtlinien für die Erstellung von EditorInputs

- Müssen IEditorInput implementieren
- Enthalten so wenige Informationen wie möglich
- Enthalten genug Informationen, um das assoziierte Domänen-Objekt eindeutig im System zu identifizieren
- Enthalten genug Informationen, um das assoziierte Domänen-Objekt für den Nutzer sinnvoll darzustellen
- Überschreiben equals() und hashCode()

Wenn wir diese Richtlinien beherzigen, bekommen wir den in **Listing 14.1** gezeigten EditorInput:

```
public class TodoItemEditorInput implements IEditorInput {
    private String todoItemId;
    private String title;
    public TodoItemEditorInput(String id, String title) { ❶
        this.todoItemId = id;
        this.title = title;
    }
    public String getName() { return title; } ❷
    public String getToolTipText() { return todoItemId; }
    public ImageDescriptor getImageDescriptor() {
        return Session.TodoIcon.COMPLETE.getImage();
    }
    public Object getAdapter(Class adapter) { return null; } ❸
    public boolean exists() { return false; } ❹
    public IPersistableElement getPersistable() { return null; } ❺
    public String getTodoItemId() { return todoItemId; }
    public boolean equals(Object obj) { ❻
        if (! (obj instanceof ItemEditorInput)) return false;
        return todoItemId.equals(((ItemEditorInput)obj).todoItemId);
    }
    public int hashCode() { return todoItemId.hashCode(); }
}
```

Listing 14.1: TodoItemEditorInput

Der ❶ Konstruktor des EditorInputs muss auf die darin enthaltenen Daten zugeschnitten werden. Die Methoden ❷ getName(), getToolTipText() und getImageDescriptor() werden zur Visualisierung genutzt – dadurch kann ein EditorInput dargestellt werden, ohne den korrespondierenden Editor zu instanziieren. Alternativ kann man auch ❸ einen Adapter zur Verfügung stellen, wie wir es schon in Kapitel 9.4 gesehen haben. Ein weiteres Infrastruktur-Element ist ❹ exists(), eine Methode, die für das Management der Editor-Historie genutzt werden kann. Komplexere EditorInputs können ❺ aus Performance-Gründen persistent gemacht werden, aber auch das ist ein forgeschrittenes Feature, das wir hier nicht nutzen. Und zuletzt ist es wichtig, ❻ equals() und hashCode() in einer Art und Weise zu überschreiben, die EditorInputs dann als gleich identifiziert, wenn sie dasselbe Domänen-Objekt referenzieren. Das ermöglicht es dem System, einen schon offenen Editor wiederzuverwenden.

Editoren müssen mit dem System registriert werden, es wird also wieder ein Eintrag in plugin.xml benötigt. Auch hier empfiehlt es sich, mit dem Plug-in-Editor zu arbeiten, um den entsprechenden Eintrag und das Skelett der Editor-Klasse zu erstellen. Der entsprechende Ausschnitt aus plugin.xml ist in **Listing 14.2** zu sehen.

```
<extension
      point="org.eclipse.ui.editors">
   <editor
         class="net.jmage.tip.todo.editor.TodoItemEditor"
         icon="icons/todo-icon-16.gif"
         id="net.jmage.tip.todoManager.itemEditor"
         name="net.jmage.tip.todoManager.itemEditor">
   </editor>
</extension>
```

Listing 14.2: Konfiguration des Editors in plugin.xml

Der Editor selbst hat viel Ähnlichkeit mit ViewParts, allerdings unterscheiden sich die Argumente der Methode init(). Ein EditorPart bekommt einen EditorInput als Argument. Der größte Teil des Editors beschäftigt sich mit der Darstellung der Inhalte. **Listing 14.3** zeigt den ersten Entwurf vom DetailEditor, jedoch werden wir den Editor im nächsten Kapitel noch einmal überarbeiten.

```
public class TodoItemEditor extends EditorPart implements ITodoListener {
    public static final String ID = "net.jmage.tip.todoManager.itemEditor";
    private TodoItem item;
    private FormToolkit toolkit;
    private ScrolledForm form;

    public TodoItemEditor() {} ❶
    public void init(IEditorSite site, IEditorInput input) ❷
            throws PartInitException {
        setSite(site); ❸
        setInput(input);
        String todoItemId = ((TodoItemEditorInput)input).getTodoItemId();
        item = Session.findItemById(todoItemId); ❹
        Session.getModel().addTodoListener(this);
        updateContent();
    }
    public void dispose() { ❺
        Session.getModel().removeTodoListener(this);
        toolkit.dispose();
        super.dispose();
    }
    public void createPartControl(Composite parent) { ❻
        toolkit = new FormToolkit(parent.getDisplay());
        form = toolkit.createScrolledForm(parent);
```

Listing 14.3: TodoItemEditor

```
        updateContent();
    }
    private void updateContent() { ❼
        if (item == null || form == null) return;
        setPartName(item.getTitle());
        setTitleImage(Session.getIcon(item).createImage());
        form.setText(item.getTitle());
        form.redraw();
    }
    public void setFocus() { form.setFocus(); } ❽
    public boolean isDirty() { return false; }
    public boolean isSaveAsAllowed() { return false; }
    public void doSave(IProgressMonitor monitor) {}
    public void doSaveAs() {}

    public void itemAdded(TodoItem item) { ❾
        if (item.equals(this.item)) updateContent();
    }
    public void itemChanged(TodoItem item) {
        if (item.equals(this.item)) updateContent();
    }
}
```

Listing 14.3: TodoItemEditor (Forts.)

Alle Editoren benötigen den ❶ leeren Konstruktor, da Editoren vom System instanziiert werden. Da der leere Konstruktor implizit existiert, hätten wir ihn auch weglassen können. Die eigentliche Assoziation mit dem Domänen-Objekt geschieht in ❷ init(). Dabei ist es sehr wichtig, ❸ setSite() und setInput() aufzurufen, sonst wird die übergeordnete Klasse nicht ordentlich initialisiert. Im Editor benötigen wir nun wirklich Zugriff auf das Domänen-Objekt, das ❹ mit dem entsprechenden Mechanismus akquiriert werden muss. Wir greifen auf das Session-Objekt zu, die Session-Klasse muss für diesen Zugriff erweitert werden, was wir aber hier nicht abdrucken. In einem Dateisystem würde das EditorInput typischerweise den Pfad einer Datei enthalten. In einem Datenbank-getriebenen System würde mit einem Datenbankzugriff das Objekt akquiriert werden. Die optional überschreibbare ❺ Methode dispose() soll für Aufräumarbeiten herangezogen werden. Der eigentliche Editor wird, ähnlich wie bei Viewern, in ❻ createPartControl() aufgebaut. In diesem Fall ist das Aktualisieren der Daten ❼ in eine private Methode ausgelagert worden. Mit setPartName() setzen wir den Namen des Reiters des Editors, mit setTitleImage() setzen wir das Icon des Reiters und mit form.setText() den Titel der SWT-Form. Diese Updates sind notwendig, da sich durch Ankreuzen oder Umbenennen eines Eintrages Reitername und Icon ändern können. Deswegen ist unser Editor auch ein ITodoListener und ❾ implementiert die entsprechenden Methoden. Zuletzt gibt es noch einige ❽ Haushaltsmethoden, die für eine einfache Anwendung schnell implementiert sind. Zu bemerken ist, dass die Speicherfunktionalität deaktiviert ist, wenn der Editor den Fokus hat, da wir dafür ja TodoListView benutzen.

Auch was die Inhalte betrifft, unterscheiden sich Editoren und Views wenig. Wie bei Views sollte auch bei Editoren, wenn es möglich ist, JFace benutzt werden. SWT sollte nur dann benutzt werden, wenn es keine entsprechende JFace-Komponente gibt.

Den TodoItem-Editor haben wir mit Eclipse Forms realisiert. Wir sind Eclipse Forms schon in der Form des Plug-in-Editors begegnet. Eclipse Forms bauen direkt auf SWT auf und erlauben es, reichhaltige Formulare aufzubauen, die einem das Gefühl einer Web-Oberfläche vermitteln, aber wesentlich mächtiger sind. Auch wenn wir uns mit Eclipse Forms wieder auf SWT-Ebene begeben, so kann man trotzdem sehr beeindruckende Oberflächen zaubern. Hinzu kommt, dass Eclipse Forms die SWT-Layoutmanager mit zwei weiteren leistungsfähigen Layoutmanagern ergänzt (TableWrapLayout und ColumnLayout).

In **Listing 14.3** ❻ haben wir lediglich die Grundlage zum Arbeiten mit Eclipse Forms geschaffen. Im nächsten Kapitel werden wir diese weiter ausbauen.

14.5 Den Editor öffnen

Die Infrastruktur haben wir nun erstellt – fehlt nur noch, das eigentliche Öffnen des Editors zu ermöglichen. Das soll mit einem Doppelklick auf das entsprechende TodoItem geschehen, muss also direkt von unserer TodoListView aus geschehen. Dazu klinken wir in createPartControl() die Methode initDoubleClick ein, die in **Listing 14.4** zu sehen ist:

```
private void initDoubleClick() {
    tree.addDoubleClickListener(new IDoubleClickListener() { ❶
        public void doubleClick(DoubleClickEvent event) {
            TodoItem item = getSelectedItem();
            TodoItemEditorInput input = new TodoItemEditorInput(item
                    .getId(), item.getTitle()); ❷
            try {
                getSite().getPage().openEditor(input, TodoItemEditor.ID); ❸
            } catch (PartInitException e) {
                e.printStackTrace();
            }
        }
    });
}
```

Listing 14.4: Erweiterung von TodoListView, um per Doppelklick den Editor zu öffnen

Wir ❶ klinken in den TreeViewer einen DoubleClickListener ein, der mit dem selektierten TodoItem einen ❷ TodoItemEditorInput erstellt. Dieser wird dann ❸ über die aktive Page geöffnet.

14.6 Zusammenfassung

Damit haben wir eine erste Version mit Editoren erstellt, die eine wie in **Abbildung 14.1** gezeigte Anwendung ergibt. Die Editoren zeigen im Moment nur wenige Inhalte an. Diese werden jedoch automatisch nachgezogen, wenn unsere Einträge editiert werden.

Dennoch ist die von Eclipse bekannte Funktionalität von Editoren hier schon zu finden: Reiter können per Drag und Drop verschoben werden; wenn ein Editor bereits offen ist und der Eintrag per Doppelklick aktiviert wird, so wird der offene Editor aktiviert, etc.

Jetzt fehlen nur noch interessante Inhalte für den Editor. Diese werden wir im nächsten Kapitel erstellen.

14.7 Verweise

[1] Glozic: Eclipse Forms: Rich UI for the Rich Client
http://www.eclipse.org/articles/Article-Forms/article.html

[2] Eclipse Forms: Neuigkeiten in Eclipse 3.3
http://www.eclipse.org/articles/article.php?file=Article-Forms33/index.html

15 Extension Points

Die RCP ist nicht nur einfach ein Ersatz für Swing. Ihre Trümpfe spielt die Plattform erst so richtig aus, wenn wir erweiterbare Programme schreiben. Was wir dazu brauchen, sind Stellen, an denen zukünftig Erweiterungen möglich sein sollen. Und wir gehen noch weiter: Eine der wichtigsten Regeln ist es, die eigenen Erweiterungspunkte innerhalb eines Plug-ins selber zu nutzen. Dadurch, dass alle den gleichen Mechanismus nutzen, stellen wir sicher, dass unser Anwendung später erweiterbar ist. Unsere Einträge in TiPler können beliebig viele Attribute haben. Diese werden von Plug-ins angezeigt. In diesem Kapitel werden wir:

- Einen Extension Point für die Inhalte der Editoren definieren
- Beispielhaft ein Plug-in implementieren, das Basisinformationen für einen Eintrag anzeigt (ID und Complete-Status)
- Die Infrastruktur bereitstellen, um weitere Plug-ins zu implementieren

Das Ergebnis unserer Bemühungen ist in **Abbildung 15.1** zu sehen. Die Theorie zu Extension Points wurde bereits ab Kapitel 2.3 beschrieben.

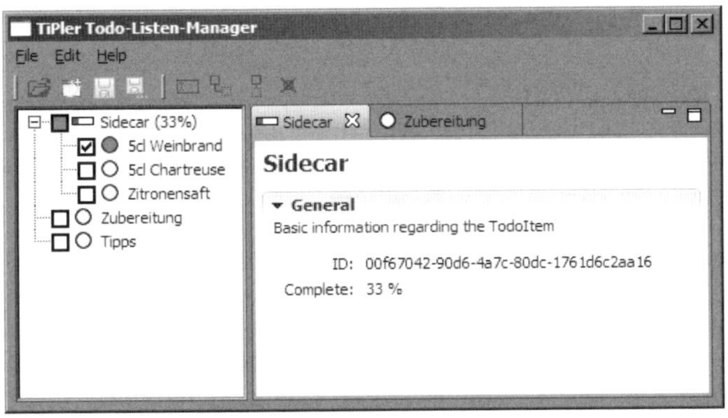

Abbildung 15.1: Die „General"-Sektion im Editor

15.1 Spezifikation: Attribut-Plug-in

TodoItems können eine beliebige Anzahl von Attributen aufnehmen. Ein Attribut ist ein Objekt, das aus Name, Typ und Inhalt besteht, und ist Bestandteil unseres Datenmodells (siehe Kapitel 8). Name und Typ sind Strings, und der Inhalt kann ein beliebiges, serialisierbares Objekt sein. Der TodoListe ist es egal, wie die Typen heißen oder wie sie editiert werden. Solange sie serialisierbar sind, kann das Framework damit umgehen. Allerdings muss der Name des Attributs innerhalb des TodoItems eindeutig sein. Der Typ ist ein für Menschen verständlicher String, und jedem Attribut-Plug-in muss ein eindeutiger Typ zugeordnet sein. Mit anderen Worten: Das Plug-in ist für die Interpretation des Attribut-Inhalts zuständig, nicht das Attribut selbst.

Wir wollen nun einen Extension Point definieren, mit dem Plug-ins für Attribute erstellt werden können. Ein solches Attribut-Plug-in muss:

- Für genau einen Attribut-Typen zuständig sein
- Ein neues Attribut erstellen können
- Das Attribut darstellen können

Das bewerkstelligen wir folgendermaßen:

- Der TodoItem-Editor wird eine Section für jedes Attribut darstellen. Das Plug-in ist für die Darstellung zuständig. In **Abbildung 16.1** im nächsten Kapitel ist ein Eintrag mit einem Bild-Attribut zu sehen.
- Die Section erlaubt das Umbenennen und Löschen des Attributs innerhalb des Todo-Items. Da dies unabhängig vom Inhalt des Attributs ist, wird das vom Editor und nicht vom Plug-in erledigt.
- Der Inhalt des Attributs kann ebenfalls editiert werden. Das wird allerdings vom Plug-in erledigt, da dazu Kenntnisse des Inhaltes des Attributs notwendig sind.

15.2 Vorbereitung der Anwendung

Zunächst müssen wir unsere Paketstruktur etwas überarbeiten. Gewisse Teile unseres Quellcodes müssen wir nach außen offenlegen, damit andere Plug-ins diese nutzen können. Wir legen also ein Paket net.jmage.tip.todo.api an und exportieren dieses Paket. Das geschieht, indem wir in der Datei MANIFEST.MF den Eintrag

```
Export-Package: net.jmage.tip.todo.api
```

einfügen. Alternativ können wir natürlich auch einfach das Paket im Plug-in-Editor im Reiter „Runtime“ zu den exportierten Paketen hinzufügen. Jetzt stellt Eclipse alle Klassen, die sich in diesem Paket befinden, für andere Plug-ins zur Verfügung. In das Paket stellen wir das Interface TodoItemContent, das für die visuelle Repräsentation eines Attributs zuständig ist (**Listing 15.1**). Später müssen alle Extensions, die diesen Extension Point wahrnehmen wollen, dieses Interface implementieren – genauso wie wir in Kapitel 14 IEditorPart implementieren mussten, um den Extension Point org.eclipse.ui.editors nutzen zu können. Zur Laufzeit benötigen wir ein Composite, das dann die Inhalte grafisch darstellt.

```
public interface TodoItemContent {
    String EXTENSION_POINT_NAME = "net.jmage.tip.todo.itemAttributeType"; ❶
    public void init(IConfigurationElement config, TodoItem item,
            String attributeName); ❷
    public Composite getEditor(Composite parent); ❸
    public void doEdit(); ❹
    public void renameAttributeName(String newAttributeName); ❺
    public String getTypeName(); ❻
    public String getDescription();
    public boolean isUserAttribute();
    public TodoItem getItem();
    public String getAttributeName();
    public void renameAttributeName(String newAttributeName);
}
```

Listing 15.1: net.jmage.tip.todo.api.TodoItemContent

Es ist ratsam, ❶ eine Konstante mit dem Namen des Extension Points zur Hand zu haben, und dieses Interface ist ein guter Ort dafür. Zur Laufzeit instanziiert das System für uns Objekte, die dieses Interface implementieren. Das System kann aber nur Klassen instanziieren, die einen leeren Konstruktor haben. Daher ❷ definieren wir eine Methode zur Initalisierung der Extension. Das Objekt kann sich dann selbst mit dem vom System zur Verfügung gestellten IConfigurationElement konfigurieren. Weiterhin benötigen wir eine Referenz auf das TodoItem, das wir verwalten und den Namen des Attributs, der mit diesem Objekt visualisiert wird. Um ❸ ein Composite zu erstellen, das das verwaltete Attribute visualisiert, brauchen wir das Parent Object. Von der Applikation kann die Aufforderung kommen, ❹ das Attribut zu editieren oder ❺ umzubenennen. Diese Methoden sind also dafür zuständig, die Plug-ins enger in unsere Anwendung zu integrieren. Und zu guter Letzt ❻ gibt es noch eine Anzahl von Gettern, die uns Informationen zur Verfügung stellen, die bei init() übergeben wurden.

Für unsere Anwendung haben wir außerdem eine Adapterklasse erstellt, die die Erstellung eines TodoItemContent-Objektes erleichtert (**Listing 15.2**). Abgeleitete Klassen brauchen dann nur noch getEditor() und doEdit() zu implementieren.

```
public abstract class TodoItemContentAdapter implements TodoItemContent {
    private String attributeName;
    private String typeName;
    private String description;
    private TodoItem item;
    private boolean isUserAttribute;
    public String getDescription() { return description; }
    public String getTypeName() { return typeName; }
    public String getAttributeName() { return attributeName; }
```

Listing 15.2: net.jmage.tip.todo.api.TodoItemContentAdapter

```
    public TodoItem getItem() { return item; }
    public boolean isUserAttribute() { return isUserAttribute; }
    public void init(IConfigurationElement config, TodoItem item, ❶
            String attributeName) {
        this.typeName = config.getAttribute("typename");
        this.description = config.getAttribute("description");
        this.isUserAttribute = !("false".equals(config
                .getAttribute("userattribute")));
        this.attributeName = attributeName;
        this.item = item;
    }
    public void renameAttributeName(String newAttributeName) {
        Attribute attr = item.getAttribute(attributeName);
        item.setAttribute(new Attribute(newAttributeName, attr.getType(), attr
                .getContent()));
        item.removeAttribute(attributeName);
        attributeName = newAttributeName;
    }
}
```

Listing 15.2: net.jmage.tip.todo.api.TodoItemContentAdapter (Forts.)

15.3 Der Extension Point

Bisher haben wir uns fast ausschließlich mit einer Seite des Erweiterungsmechanismus beschäftigt. Wir haben an einigen Stellen Erweiterungen für bestehende Erweiterungspunkte geschrieben. Erinnern wir uns: Wenn wir eine Erweiterung deklariert haben, haben wir einen Abschnitt in der plugin.xml-Datei eingefügt. Alternativ haben wir auch den Plug-in-Editor von Eclipse genutzt, der den Eintrag dann für uns generiert hat. Jetzt ist es an der Zeit, einen neuen Erweiterungspunkt für unsere Anwendung zu erzeugen. Wir öffnen dazu die plugin.xml unseres Todo-Managers, wechseln auf den Reiter „Extension Points" und klicken auf „Add...". Den folgenden Wizard füllen wir wie in **Abbildung 15.2** aus und klicken auf „Finish". Eclipse legt im Ordner schema eine XML-Datei net.jmage.tip.todo.itemAttribute.exsd an und öffnet den Extension-Point-Editor, der mehrere Seiten hat. Dieser Editor wurde bereits im Detail in Kapitel 2.5 beschrieben.

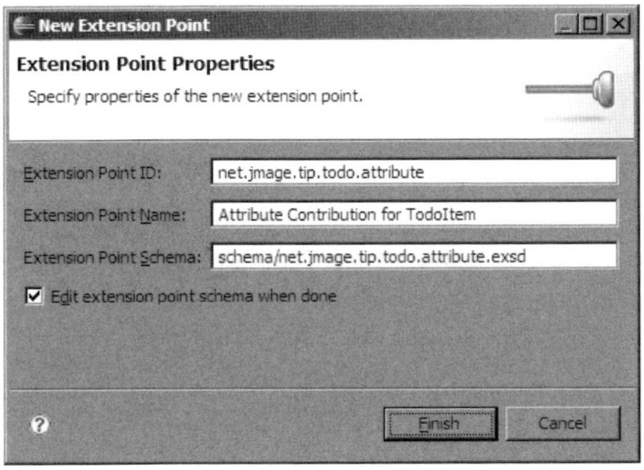

Abbildung 15.2: : Dialog zum Erstellen eines neuen Extension Points

Auf der ersten Seite des Editors können wir die Dokumentation unseres Erweiterungspunktes erzeugen. Eclipse macht es uns wirklich leicht, unseren Extension Point anständig zu beschreiben. Im Extension-Point-Editor befindet sich ein „Description"-Bereich am unteren Rand, in dem man die Dokumentation für das ausgewählte Element hinzufügen kann (**Abbildung 15.3**). Einfacher geht es wirklich nicht!

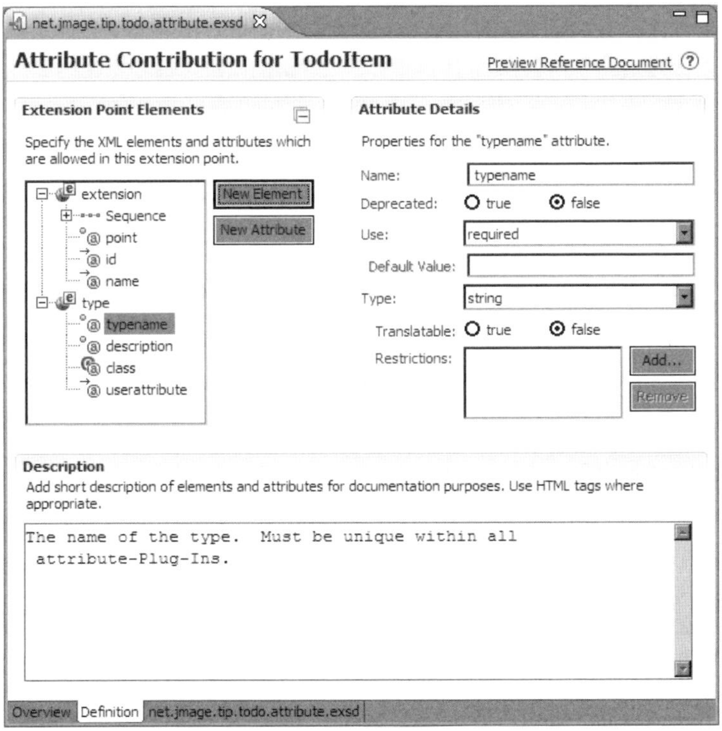

Abbildung 15.3: Es ist einfach, einen Extension Point zu dokumentieren.

Hinweis

Es ist sehr wichtig, die Dokumentation ernstzunehmen, denn sie hilft Plug-in-Entwicklern, den Erweiterungspunkt korrekt zu nutzen.

Wir wechseln auf den Reiter „Definition“ und finden links einen Baum mit Elementen. Ein Element mit dem Namen extension existiert bereits. Dieses Element ist die oberste Ebene unseres Extension Points.

Überlegen wir uns, welche Informationen wir von zukünftigen Erweiterungen benötigen, um die Editorseiten korrekt darzustellen. Eigentlich haben wir das schon verraten: Im TodoItemContentAdapter verarbeiten wir ja schon Konfigurationsinformationen (**Listing 15.2 ❶**). Genau diese Informationen werden durch den Exention Point „eingesammelt“.

Wir benötigen den Typ des Attributs und eine Klasse, die das Composite erstellen kann, das den Inhalt des Attributs darstellen kann. Wir fügen auch noch eine Beschreibung hinzu und ein Flag, das uns zeigt, ob es sich um ein Nutzer-Attribut handelt, das editiert werden kann.

Beginnen wir damit, dass wir mit „New Element“ ein neues Element erzeugen. Als Name legen wir „type“ fest. Was ergibt das? Erinnern wir uns, wie wir unsere erste View angelegt haben: Wir haben den Punkt org.eclipse.ui.views selektiert und im Kontextmenü den Punkt „New | View“ ausgewählt. In unserem Fall werden wir später, wenn wir eine Extension für den Punkt net.jmage.tip.todo.type angelegt haben, im Kontextmenü „New | type“ auswählen.

Als Nächstes selektieren wir das neue Element „type“ im Baum und fügen die vier Attribute ein. Attribute definieren die Felder, die wir später im Extension-Editor ausfüllen. Grundsätzlich können wir für Attribute vier verschiedene Typen festlegen: Wir können Strings und boolsche Werte vorsehen, außerdem können Java-Klassen und Ressourcen verlangt werden. Unser erstes Attribut soll den Namen des Typs beschreiben. Wir legen als Namen „name“ fest, wählen als Typ „string“ aus, und da wir immer einen Namen verlangen wollen, ändern wir unter „use“ die Einstellung von „optional“ auf „required“. Wir könnten auch noch einen Default-Wert festlegen, aber darauf wollen wir hier verzichten. Wenn man nur eine begrenzte Zahl von Werten zulassen möchte, dann kann man diese unter „restrictions“ eintragen; der Extensions-Editor zeigt dann statt eines Eingabefeldes ein Drop-Down-Menü an.

Unser zweites Attribut soll die Beschreibung festlegen, bei der wir analog vorgehen und als Name „description“ auswählen.

Unser drittes Attribut soll die Java-Klasse festlegen, die die Editor-Seite implementiert. Als Namen wählen wir entsprechend der in Eclipse üblichen Konvention „class“ und als Typ legen wir „java“ fest. Für diesen Typ können wir angeben, welche Superklasse bzw. welches Interface das Gastgeber-Plug-in von seinen Gästen erwartet. Wir tragen bei Extends die Klasse net.jmage.tip.todo.api.TodoItemContentAdapter ein und bei Implements das Interface net.jmage.tip.todo.api.TodoItemContent. Obwohl nur das Interface bindend ist, stellen wir die Adapter-Klasse ein, um den Entwickler, der für unser Programm eine Erweiterung schreibt, auf die Adapterklasse hinzuweisen. Auch hier wollen wir, dass jede Extension eine Klasse mitliefern muss, wir ändern also wieder die Einstellung unter „use" auf required.

Als Letztes erstellen wir das Attribut „userattribute". Als Typ wählen wir boolean. Wir wollen den Nutzer nicht explizit damit belästigen. Daher wählen wir „default" als Wert für „Use" und setzten „true" als Default Value.

Jetzt haben wir die Entitäten fertig und benötigen noch die Relationen zwischen ihnen. Wir haben hier nur eine Beziehung, die zwischen der Extension und unserem itemAttributeType. Wir können beliebig viele Attributtypen haben.

Wir wählen im Kontextmenü des Elements extension „New | Compositor | sequence" aus. Kompositoren erlauben es, Entitäten miteinander zu verknüpfen. Sie lassen sich beliebig schachteln, uns reicht aber eine Ebene aus. Wir belassen es bei den Voreinstellungen und wählen aus dem Kontextmenü der Sequenz „New | Reference | type" aus; im Editor der Referenz wählen wir „Unbounded". Damit haben wir erreicht, dass es pro Extension Element eine Sequenz mit beliebig vielen itemAttributeType-Elementen geben kann; den gleichen Effekt hätten wir in diesem Fall auch erzielt, wenn wir im Editor für den Kompositor „Unbounded" gewählt hätten. Damit ist unser Erweiterungspunkt fertig und sollte aussehen wie **Abbildung 15.4**:

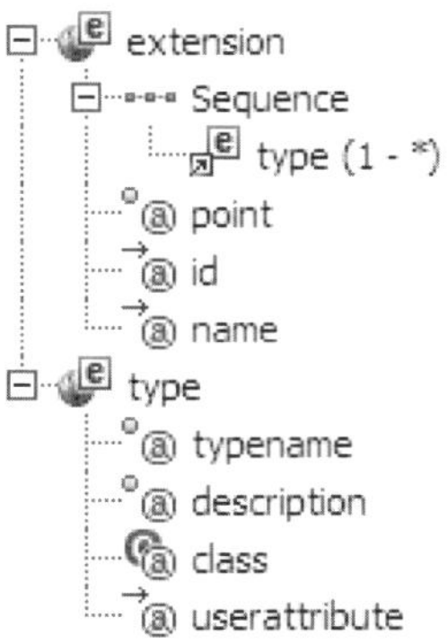

Abbildung 15.4: Die Struktur des Extension Points für Attribut-Typen

15.4 Die Extension Registry

Nun können wir unsere Anwendung erweitern, um den Erweiterungspunkt zu nutzen. Beginnen wir damit, wie wir von Eclipse erfahren können, welche Erweiterungen für unseren Punkt existieren. Alles, was wir dazu benötigen, ist die ID unseres Extension Points. Zuständig für die Verwaltung von Erweiterungen ist der RCP-Laufzeitkern. Die zuständige Instanz des Typs IExtensionRegistry besorgen wir uns durch die statische Methode getExtensionRegistry() der Klasse Platform. Aus der Registry können wir durch getExtensionPoint() eine Instanz der Klasse IExtensionPoint besorgen, die unseren Erweiterungspunkt repräsentiert. Der Parameter für getExtensionPoint() ist die ID des Punkts. Jeder Punkt kann nach den registrierten Erweiterungen durch getExtensions() gefragt werden. Eine Extension entspricht der obersten Ebene in der Definition, also dem Element „extension" in unserem Schema. Wir haben ja jedem extension-Element eine Sequenz von itemAttributeType-Elementen zugeordnet. Durch die Methode getConfigurationElements() können wir ein Array von IConfigurationElement erhalten, diese repräsentieren genau diese Unter-Elemente. Wie man das konkret nutzt, zeigt **Listing 15.3**:

```
public static List<IConfigurationElement> getAttributePluginConfigurations() { ❶
    ArrayList<IConfigurationElement> attributePlugins
            = new ArrayList<IConfigurationElement>();
    IExtensionRegistry registry = Platform.getExtensionRegistry();
    IExtensionPoint extensionPoint = registry
            .getExtensionPoint(TodoItemContent.EXTENSION_POINT_NAME); ❷
    IExtension[] extensions = extensionPoint.getExtensions(); ❸
    for (IExtension element : extensions) { ❹
        for (IConfigurationElement c : element.getConfigurationElements()) { ❺
            attributePlugins.add(c);
        }
    }
    return attributePlugins;
}
public static IConfigurationElement getConfigurationForType(String type) { ❻
    List<IConfigurationElement> list = getAttributePluginConfigurations();
    for (IConfigurationElement c : list) {
        if (type.equals(c.getAttribute("typename"))) return c;
    }
    return null;
}
```

Listing 15.3: Zugriff auf die Attribut-Typ-Extensions (Ausschnitt von net.jmage.tip.todo.Session)

Wir haben aus Bequemlichkeit die Hilfsklasse Session um zwei Methoden erweitert. ❶ Die Methode getAttributePluginConfigurations() gibt uns eine Liste aller Configurations-Elemente für unseren Extension Point, also für jeden Attribut-Typen eine Configuration. Dazu ❷ holen wir uns über die Registry ein IExtensionPoint-Objekt für unseren Extension Point, das ❸ uns alle Extensions mit dem entsprechenden Namen zur Verfügung stellt. Nicht vergessen: Es kann mehrere geben! Wir ❹ iterieren über die Extensions und dann ❺ über alle ConfigurationElements des Elements, die wir sammeln und zum Schluss zurückgeben.

Eine ❻ zweite Hilfsfunktion gibt uns ein ConfigurationElement für einen bestimmten Namen.

Beide Methoden könnten mit Caching und Hash-Lookups effizienter gemacht werden, aber wir haben den Code bewusst einfach gehalten, um das Prinzip zu zeigen.

15.5 Einbinden der ersten Extension

Nun können wir unseren Editor so erweitern, dass er die Eigenschaften des Eintrages nun über den Erweiterungspunkt darstellt, wie in **Abbildung 15.1** zu sehen. Während der Rahmen des Editors mit Titel, Icon, etc. von TodoItemEditor erstellt wird, sollen die darin enthaltenen Sections, einschließlich der hier gezeigten „General"-Section, von den Plug-ins erstellt werden.

Es erscheint vielleicht auf den ersten Blick etwas ungewöhnlich, dass unsere Anwendung den Umweg über den eigenen Extension Point gehen soll. Der Grund ist eine der wichtigsten Regeln bei der Entwicklung von RCP Anwendungen und auch bei Eclipse Plug-ins.

Tipp

Keine Extrawürste für eigenen Code!

Der Sinn dieser Regel ist es, dafür zu sorgen, dass unsere Applikation auch tatsächlich erweiterbar ist. Wir haben dann schließlich bereits eine Erweiterung, die den zur Verfügung gestellten Erweiterungspunkt nutzt. Das garantiert zwar keine Fehlerfreiheit und Vollständigkeit der API, aber es erhöht unser Vertrauen in sie.

Es gibt zwar Ausnahmefälle, in denen auch Eclipse von dieser Regel abweicht, aber wir empfehlen, die Regel möglichst strikt zu befolgen.

Der inzwischen bekannte Weg, ein Plug-in zu schreiben, beginnt mit dem Plug-in-Editor. Auf dem Reiter Extensions fügen wir die in Kapitel 15.3 erstellte Extension hinzu und legen einen „type" an. Diesen füllen wir mit den in **Listing 15.4** gezeigten Werten aus.

```
<extension
      point="net.jmage.tip.todo.attribute">
   <type
         class="net.jmage.tip.todo.editor.GeneralContent"
         description="Basic information regarding the TodoItem"
         typeName="General"
         userattribute="false">
   </itemAttributeType>
</extension>
```

Listing 15.4: Definition einer Extension für unseren Extension Point in plugin.xml

Als Nächstes erstellen wir die Klasse GeneralContent, die wir bequem über den Plug-in-Editor erstellen lassen können, um sie dann, wie in **Listing 15.5** gezeigt, auszuprogrammieren:

```
public class GeneralContent extends TodoItemContentAdapter {
    public final static String TYPE_NAME = "General";
    public Composite getEditor(Composite parent) { ❶
        if (editor == null) {
            editor = new GeneralContentComposite(parent);
        }
        if (!editor.getParent().equals(parent))
            throw new IllegalStateException();
        return editor;
    }
    public void doEdit() { throw new IllegalStateException(); } ❷

    private class GeneralContentComposite extends Composite implements
            ITodoListener { ❸
        private Label complete;
        private Label id;
        public GeneralContentComposite(Composite parent) { ❹
            super(parent, SWT.NONE);
            FormToolkit toolkit = new FormToolkit(parent.getDisplay()); ❺
            TableWrapLayout layout = new TableWrapLayout();
            layout.numColumns = 2;
            this.setLayout(layout);
            Label idLabel = toolkit.createLabel(this, "ID: ");
            idLabel.setLayoutData(new TableWrapData(TableWrapData.RIGHT));
            id = toolkit.createLabel(this, "initializing...");
            id.setLayoutData(new TableWrapData());
            Label completeLabel = toolkit.createLabel(this, "Complete: ");
            completeLabel.setLayoutData(new TableWrapData(TableWrapData.RIGHT));
            complete = toolkit.createLabel(this, "initializing...");
            complete.setLayoutData(new TableWrapData());
            getItem().getTodoList().addTodoListener(this);
            toolkit.dispose();
            updateContent();
        }
        private void updateContent() { ❻
            if (isDisposed()) return;
            id.setText(getItem().getId());
            complete.setText(getItem().getCompletion().getPercentage() + " %");
            pack(true);
            getParent().redraw();
```

Listing 15.5: net.jmage.tip.todo.editor.GeneralContent

```
        }
        public void itemAdded(TodoItem item) { updateContent(); } ❼
        public void itemChanged(TodoItem item) { updateContent(); }
        public void dispose() { ❽
            if (getItem().getTodoList() != null)
                getItem().getTodoList().removeTodoListener(this);
            super.dispose();
        }
    }
}
```

Listing 15.5: net.jmage.tip.todo.editor.GeneralContent (Forts.)

Die Klasse selbst ist extrem kurz, da die eigentliche Arbeit von der inneren Klasse ❸ GeneralContentComposite verrichtet wird. Diese wird in ❶ getEditor() nach Bedarf erstellt. ❷ doEdit() wird nicht benötigt. GeneralContentComposite ist ein Composite-Objekt, ❹ das wir im Konstruktor aufbauen. Es handelt sich hierbei um Eclipse-Forms- bzw. SWT-Code. Statt die GUI-Elemente per Konstruktor zu erstellen, nutzen wir den Eclipse-Forms-Mechanismus des FormToolkits, wodurch ein konsistentes Aussehen gewährleistet ist. Nachdem die GUI aufgebaut ist, ❻ wird diese bei Bedarf aufgefrischt. Das ist zum Beispiel dann notwendig, wenn sich das TodoItem geändert hast – da wir uns im Konstruktor mit dem TodoItem registriert haben, ❼ werden wir über die Callback-Methoden darüber informiert. Wir sollten nicht vergessen, ❽ in dispose() wieder aufzuräumen.

Nun müssen wir nur noch TodoItemEditor erweitern, um auf die Extension zurückzugreifen. Dazu erweitern wir den Code, den wir schon in **Listing 14.3** vorgestellt hatten. Dort haben wir in createPartControl() die Infrastruktur für den Editor aufgebaut. Die entsprechenden Teile des geänderten Codes sind in **Listing 15.6** zu sehen:

```
public void createPartControl(Composite parent) {
    // ... Code von Listing 14.3 ...
    addItemAttribute(Session ❶
            .getConfigurationForType(GeneralContent.TYPE_NAME),
            GeneralContent.TYPE_NAME);
    for (Attribute attribute : item.getAttributes()) { ❷
        IConfigurationElement c = Session.getConfigurationForType(attribute
                .getType());
        addItemAttribute(c, attribute.getName());
    }
    updateContent();
}

void addItemAttribute(IConfigurationElement config, String name) { ❸
```

Listing 15.6: Änderungen an net.jmage.tip.todo.editor.TodoItemEditor

```
    try {
        TodoItemContent content = (TodoItemContent) config ❹
                .createExecutableExtension("class");
        content.init(config, item, name); ❺
        Section section = new AttributeSection(form, content).getSection(); ❻
        sections.add(section);
        updateContent();
    } catch (CoreException e) { e.printStackTrace(); }
}
```

Listing 15.6: Änderungen an net.jmage.tip.todo.editor.TodoItemEditor (Forts.)

Wir haben ❸ eine Hilfsmethode geschrieben, die aus einem Konfigurationselement und einem Namen eine Sektion erstellt und diese zur GUI hinzufügt. Diese ❶ rufen wir explizit auf, um die General-Sektion als erstes zu erstellen. Danach ❷ gehen wir durch alle Attribute des TodoItems, um für jedes eine Section zu erstellen. Das werden wir in diesem Kapitel noch nicht wahrnehmen, da wir hier nur ein Plug-in für die General-Section erstellen. Im nächsten Kapitel werden wir diese Infrastruktur nutzen. In der ❸ Hilfsmethode addItemAttribute() ❹ instanziieren wir den in der Extension konfigurierten TodoItemContent. Dort hatten wir ja unter dem Attributnamen „class“ den Namen der Klasse hinterlegt, die für die GUI-Repräsentation von diesem Attributtypen zuständig ist. Dies ist übrigens auch der Punkt, an dem das Plug-in geladen wird, falls das noch nicht geschehen ist: Bisher waren sämtliche angeforderten Informationen aus dem Plug-in-Manifest verfügbar. Erst an diesem Punkt wird der Classloader aufgefordert, etwas zu instanziieren, wodurch das Laden des gesamten Plug-ins getriggert wird.

Sobald wir das TodoItemContent-Objekt haben, ❺ müssen wir es noch initialisieren. Das konnten wir leider nicht über den Konstruktor machen, da der RCP-Laufzeitkern nur Objekte mit leerem Konstruktor instanziieren kann. Zuletzt erstellen wir die eigentliche Sektion über die GUI-Klasse ❻ AttributeSection, die lediglich für die GUI-Arbeiten der Section verantwortlich ist und daher hier nicht abgedruckt ist. Sie ist auf der Buch-Website zu finden.

15.6 Zusammenfassung

In diesem Kapitel haben wir einen Extension Point definiert und auch schon eine Extension dafür geschrieben. Beim Erstellen eines Extension Points muss sorgfältig gearbeitet werden, da hier andere Programmierer ansetzen werden, um mit unserem Code zu interagieren. Die Schnittstelle muss robust, sicher und gut dokumentiert sein.

Wir haben eine Extension erstellt, die den Extension Point nutzt. Wir hätten zwar innerhalb der Anwendung eine „Abkürzung“ nehmen können, aber das Nutzen der eigenen Extension Points ist wichtig, um deren Qualität zu sichern.

16 Editor Contributions

Im Kapitel 14 haben wir Editoren erstellt und diese über EditorInputs in unsere Anwendung integriert. In der Regel soll die Integration aber ein gutes Stück weiter gehen – zum Beispiel wollen wir Editor-spezifische Menüs einbinden. Bei Views haben wir diese Art der Integration durch actionSets und popupMenus realisiert. Bei Editoren wird die Integration durch eine ContributorClass realisiert.

Aber bisher haben wir noch nichts, was sich integrieren lässt! Im fünfzehnzten Kapitel haben wir einen Extension Point erstellt, zusammen mit der General-Extension, die fest mit dem System verdrahtet ist. Um unsere Infrastruktur zu nutzen, werden wir in diesem Kapitel ein Plug-in erstellen, mit dem sich Bilder als Attribute einfügen lassen (siehe **Abbildung 16.1**).

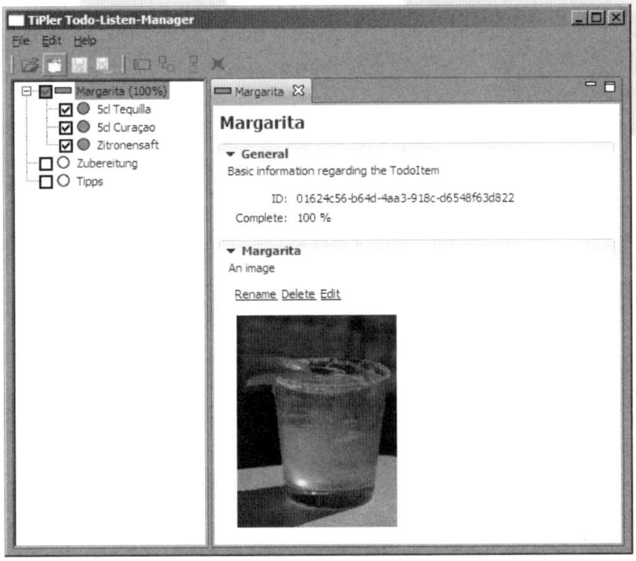

Abbildung 16.1: Ein Eintrag mit einem Bild-Attribut

In diesem Kapitel werden wir:

- Eine Contributor-Klasse für den TodoItemEditor erstellen
- Die Contributor-Klasse in das Plug-in-Manifest einbinden
- Dem Nutzer über das Edit-Menü das Hinzufügen von Attributen zum TodoItem ermöglichen (**Abbildung 16.5**)
- Ein Plug-in erstellen, das das Hinzufügen eines Bilder-Attributs ermöglicht
- Eine Run-Konfiguration erstellen, die die erstellten Plug-ins zusammenfügt

16.1 Erstellen einer ContributorClass

Über den Plug-in-Editor schauen wir uns im Reiter Extensions unseren TodoItemEditor an. Dort sehen wir, dass es unter den zwölf Extension-Element-Details eines mit dem Namen „contributorClass" gibt (**Abbildung 16.2**). Dort tragen wir den Namen net.jmage.tip.todo.editor.TodoItemEditorContributor ein, so dass unsere in **Listing 14.2** gezeigte Konfiguration in plugin.xml um eine Zeile erweitert wird (**❶** in **Listing 16.1**):

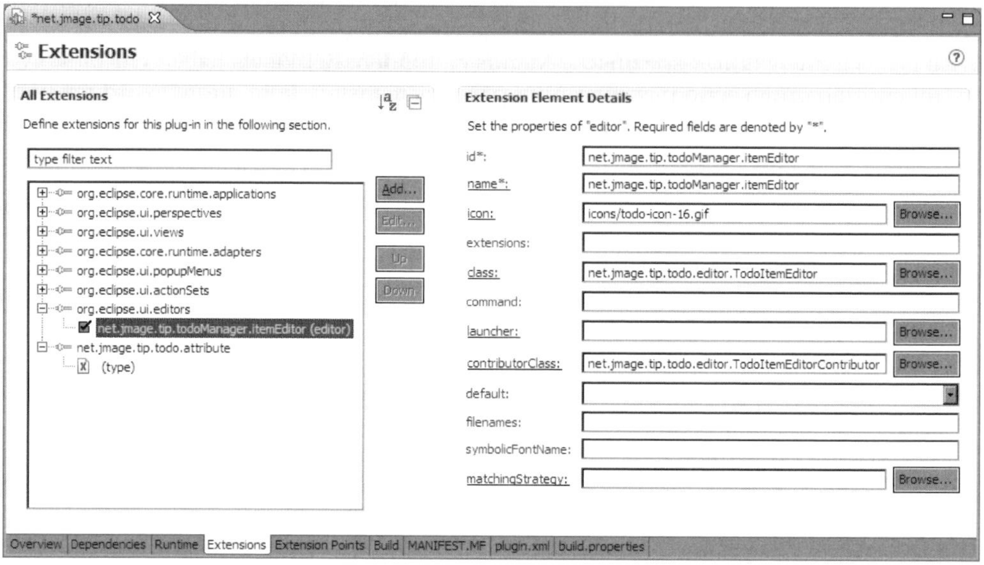

Abbildung 16.2: Editor-Extensions können mit Contributor-Klassen arbeiten

```
<extension
      point="org.eclipse.ui.editors">
   <editor
         class="net.jmage.tip.todo.editor.TodoItemEditor"
         contributorClass="net.jmage.tip.todo.editor.TodoItemEditorContributor" ❶
         icon="icons/todo-icon-16.gif"
         id="net.jmage.tip.todoManager.itemEditor"
         name="net.jmage.tip.todoManager.itemEditor">
   </editor>
</extension>
```

Listing 16.1: Ergänzung von plugin.xml

Der Contributor muss IEditorActionBarContributor implementieren, aber bequemer ist es, EditorActionBarContributor zu erweitern und die benötigten der folgenden vier Methoden zu überschreiben, die standardmäßig nichts tun:

- contributeToMenu() – hier können Actions ins Hauptmenü eingepflegt werden.
- contributeToToolBar() – hier können Actions in die Toolbar des Hauptfensters eingepflegt werden.
- contributeToStatusLine() – hier kann die Statuszeile gesetzt werden.
- setActiveEditor() – hier kann auf die Aktivierung von Editoren reagiert werden, konkret durch das Umstrukturieren bzw. Aktivieren und Deaktivieren von Actions.

Grundsätzlich gibt es nur einen Contributor, auch wenn mehrere Editoren offen sind. Daher wird typischerweise über setActiveEditor() der aktive Editor verfolgt.

Wir wollen hier unsere Anwendung erweitern, so dass für jeden Attributtyp, der für den Nutzer freigegeben ist, ein Eintrag erstellt wird.

```
public class TodoItemEditorContributor extends EditorActionBarContributor {
    private TodoItemEditor editor;
    public void contributeToMenu(IMenuManager menuManager) { ❶
        IMenuManager editMenu = (IMenuManager) menuManager
                .findMenuUsingPath("menu.edit"); ❷
        for (IConfigurationElement c : Session.getAttributePluginConfigurations()){
            if ("false".equals(c.getAttribute("userattribute"))) continue; ❸
            Action action = buildAction(c);
            editMenu.appendToGroup( ❹
                    ApplicationActionBarAdvisor.MB_ITEM_ATTRIBUTES, action);
        }
    }
    private Action buildAction(final IConfigurationElement c) {
        Action action = new Action() {
            public void run() {
                InputDialog dialog = new InputDialog(editor.getSite().getShell(),
                        "Attribute Name", "Attribute Name",
                        c.getAttribute("typename"), TodoItemEditor
                        .getInputValidator(editor.getItem())); ❺
                dialog.open();
                if (dialog.getValue() == null) return;
                editor.addItemAttribute(c, dialog.getValue().trim()); ❻
            }
        };
        action.setText("Add " + c.getAttribute("typename") + " Attribute...");
        action.setToolTipText(c.getAttribute("description"));
        return action;
    }
    public void setActiveEditor(IEditorPart targetEditor) { ❼
```

Listing 16.2: Ein EditorContributor, der Actions zum Erstellen von Attributtypen ins Edit-Menü einpflegt

```
            editor = (TodoItemEditor) targetEditor;
        }
    }
```

Listing 16.2: Ein EditorContributor, der Actions zum Erstellen von Attributtypen ins Edit-Menü einpflegt (Forts.)

Um auf das Menü überhaupt zugreifen zu können, ❶ überschreiben wir contributeToMenu() und ❷ suchen das Edit-Menü. Dann ❸ iterieren wir über alle relevanten Konfigurationselemente, wobei wir nur die berücksichtigen, für die isUserAttribute nicht false ist. Mit einer Hilfsfunktion erstellen wir eine Action, die wir an der ❹ entsprechenden Stelle in das Menü einfügen. Dazu müssen wir einen Separator mit entsprechendem Namen in das Edit-Menü einfügen; das wird hier nicht noch einmal gezeigt, muss aber in ApplicationActionBarAdvisor geschehen, den wir ja schon mehrfach editiert haben (**Listing 12.7**).

In der Methode buildAction() wird dann die eigentliche Action erstellt. Dazu wird ❺ ein Attribut-Name benötigt, der mit einem Dialog abgefragt wird. Über einen InputValidator stellen wir sicher, dass der Attribut-Name in dem TodoItem noch nicht vergeben ist. Die gesammelten Informationen ❻ werden an den TodoItemEditor übergeben, um das neue Attribut zum Editor und zum TodoItem hinzuzufügen.

Als Letztes dürfen wir nicht vergessen, ❼ setActiveEditor() zu überschreiben, um den aktiven Editor zu verfolgen.

Das System kümmert sich dann um den Rest. Zum Beispiel wird der Menüeintrag ausgegraut, wenn der Editor nicht aktiv ist. Wenn alle Editoren geschlossen sind, werden die Aktionen automatisch vom Menü entfernt.

16.2 Endlich: Ein neues Plug-in

Jetzt ist unsere Anwendung wirklich so weit, dass wir ein unabhängiges, neues Plug-in-Projekt erstellen können, das sich automatisch in TiPler eingliedert. Das Plug-in soll Bilder darstellen, so wie es in **Abbildung 16.1** zu sehen ist. Dazu führen wir die folgenden Schritte aus, die wir inzwischen kennen sollten:

- Über „File | New | Project…" öffnen wir den New Project Wizard und wählen "Plug-in Project" aus.
- Als Projektnamen wählen wir „net.jmage.tip.todo.type.image", lassen alle anderen Voreinstellungen und klicken auf „Next".
- Auf der nächsten Seite müssen wir unbedingt „Rich Client Application" abschalten. Wir wollen ein Plug-in erstellen, keine Anwendung. Als Provider tragen wir jmage.net ein.
- Wir wählen kein Template aus, sondern drücken auf „Finish".

- Wir öffnen den Plug-in-Editor, wenn er nicht schon offen ist, und wechseln auf den Reiter „Dependencies" dort fügen wir die folgenden Plug-ins mit „Add..." hinzu:
  - org.eclipse.core.runtime
  - org.eclipse.ui
  - org.eclipse.ui.forms
  - net.jmage.tip.todo
  - net.jmage.tip.todo.domain
- Jetzt wechseln wir auf den Reiter „Extensions", wo unser Extension Point als einziger sichtbar sein sollte, den wir auch auswählen. Über das Kontextmenü erstellen wir einen neuen Typen.
- Nun haben wir unsere Extension angelegt und können die Vorgabewerte für typename, description und class anpassen, wie in **Abbildung 16.3** gezeigt.

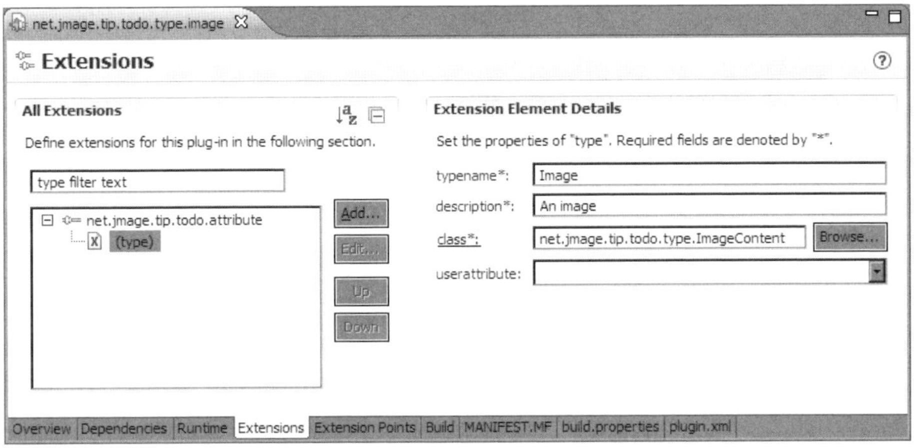

Abbildung 16.3: Der Plug-in-Editor mit der neuen ImageContent-Extension

Zum Schluss muss noch die Klasse ImageContent programmiert werden. Durch einen Klick auf „class" wird diese für uns angelegt, die wir dann, wie in **Listing 16.3** gezeigt, vervollständigen. Der abgedruckte Code deckt nur den RCP-Teil ab, der komplette Code befindet sich auf der Website:

```
public class ImageContent extends TodoItemContentAdapter {
    private ImageContentComposite editor;
    public Composite getEditor(Composite parent) { ❶
        if (editor == null) editor = new ImageContentComposite(parent);
        return editor;
    }
    public void doEdit() { ❷
        if (editor != null) editor.doEdit();
```

Listing 16.3: net.jmage.tip.todo.type.ImageContent

```
    }
    private class ImageContentComposite extends Composite implements
            ITodoListener { ❸
        public ImageContentComposite(Composite parent) {
            super(parent, SWT.NONE);
            final Attribute attribute;
            if (getItem().getAttribute(getAttributeName()) != null) { ❹
                attribute = getItem().getAttribute(getAttributeName());
            } else { ❺
                attribute = new Attribute(getAttributeName(),
                        getAttributeType(), null);
                getItem().setAttribute(attribute);
            }
            // ...GUI-Arbeit mit SWT ...
            if (attribute.getContent() == null) { ❻
                image.setText("(No image set)");
            } else {
                // ...Erstellen des Bildes aus attribute.getContent()
            }
            updateContent();
        }

        public void doEdit() { ❼
            FileDialog fd = new FileDialog(getParent().getShell(), SWT.OPEN);
            // ...Erstellen eines Bildes von Datei und zuweisen zum Item:
            getItem().setAttribute(
                    new Attribute(getAttributeName(), getAttributeType(),
                            getImageBytes(is))); ❽
        }
    }
}
```

Listing 16.3: net.jmage.tip.todo.type.ImageContent (Forts.)

Um unseren Extension Point bedienen zu können, muss unsere Klasse lediglich die zwei Methoden ❶ getEditor() und ❷ doEdit() implementieren. In getEditor() wird nach Bedarf die innere Klasse ImageContentComposite erstellt, an die auch Aufrufe von doEdit() weitergeleitet werden. Mit ❸ ImageContentComposite begeben wir uns auf SWT-Ebene, um die Eclipse Form aufbauen zu können. Vieles hier ist GUI-Code, der sich mit dem Verarbeiten von Bilddaten auseinandersetzt und hier nicht abgedruckt ist.

Beim Instanziieren suchen wir zunächst im assoziierten TodoItem nach einem Attribut mit dem uns zugewiesenen Namen. Wenn wir es finden, ❹ holen wir uns die Referenz zu diesem Attribut, ansonsten ❺ legen wir ein neues an.

Die Methode doEdit() wird von TiPler aufgerufen, wenn dort der Edit-Link gedrückt wird. In diesem Fall wird der Aufruf an ❼ doEdit() der inneren Klasse delegiert, wo mit einem FileDialog ein anderes Bild ausgewählt werden kann.

16.3 Einbinden des neuen Plug-ins

Nun haben wir zwar ein Plug-in, das mit Bildern umgehen kann, aber TiPler weiß noch gar nicht, dass es dieses Plug-in gibt. Wir benötigen nun eine Konfiguration, die beschreibt, welche Plug-ins in einer Anwendung zusammengefasst werden sollen. Das wurde bisher implizit über die Run-Konfiguration gemacht. Und der einfachste Weg, das neue Plug-in einzubinden, ist über die Run-Konfiguration. Beim Starten einer RCP-Anwendung über den Plug-in-Editor wird automatisch eine angelegt. Über Run | Open Run Dialog... bekommen wir einen Dialog, über den wir die Konfiguration anpassen können. Auf dem Reiter „Plug-ins" brauchen wir nur net.jmage.tip.todo.type.image anzukreuzen (**Abbildung 16.4**), und schon wird unser neues Plug-in beim Start geladen.

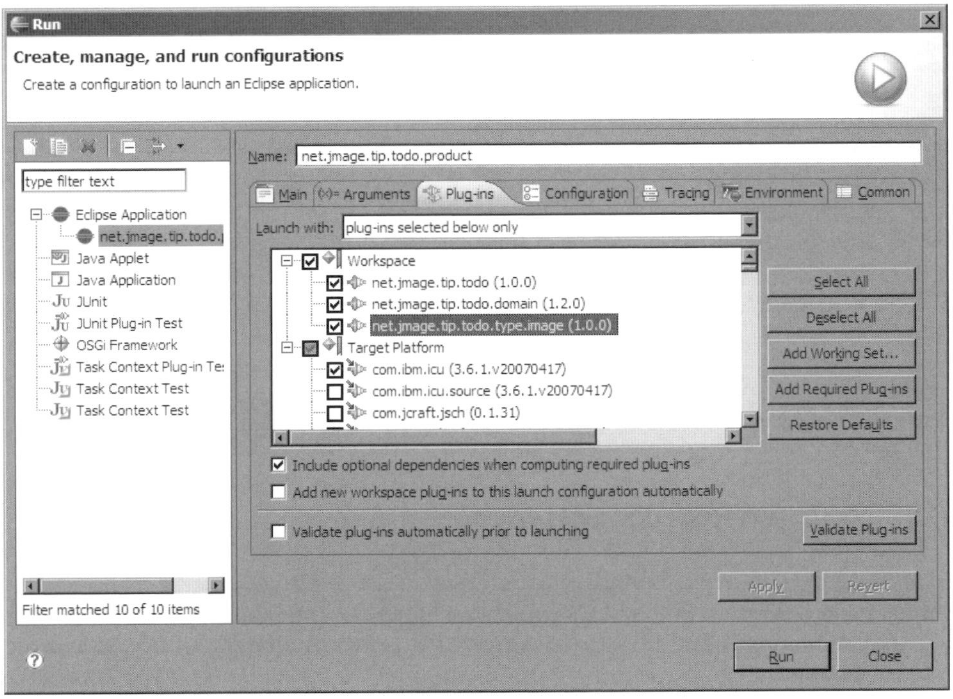

Abbildung 16.4: Hinzufügen eines Plug-ins zur Run-Konfiguration

Die Änderung der Run-Konfiguration ist ausreichend zum Testen.

Hinweis

Wir können auch die Konfiguration in der Produktbeschreibung durchführen. Wenn die Applikation ausgerollt ist, d.h. nicht in der Eclipse Runtime läuft, dann existiert ein Plug-in-Verzeichnis, in das wir unsere neue Erweiterung als Plug-in JAR einfach hineinkopieren könnten. Außerdem können wir ein sogenanntes Feature und eine Update-Site definieren; damit ist es dann möglich, das Plug-in über das Internet zu installieren. Wir beschreiben diese Themen im Teil 3 des Buches.

Wenn wir nun das Produkt laufen lassen, ist unser Image-Plug-in integriert. Das können wir über verschiedene Wege prüfen:

- Über „Help | About | Plug-in-Details" können wir uns alle Plug-ins anzeigen lassen. In der Liste sollten wir das Image-Plug-in finden
- Wenn wir einen beliebigen Eintrag im Editor öffnen, sollte es einen neuen Eintrag für das Anlegen eines Image-Attributs im Edit-Menü geben (**Abbildung 16.5**).

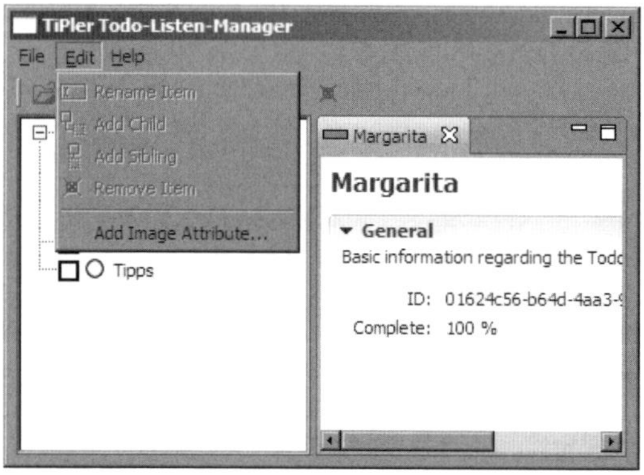

Abbildung 16.5: Ein vom Image-Plug-in erzeugtes Menü

16.4 Zusammenfassung

In diesem Kapitel haben wir EditorContributoren kennen gelernt, die uns zusammen mit Extensions und Extension Points die Möglichkeit bieten, hochflexible, modulare Systeme zu bauen. Um mehrere Plug-ins in eine Anwendung einzubinden, modifizieren wir die Run-Konfiguration.

17 Drag & Drop

TiPler ist zu einer ansehnlichen Anwendung herangewachsen, aber wirklich brauchbar ist sie noch nicht, da die Reihenfolge der Einträge noch nicht verändert werden kann. Die intuitive Lösung dafür ist Drag & Drop. Die Bedienung eines Programms wird durch Drag & Drop drastisch vereinfacht, gleichzeitig ist das einer der Bereiche, wo sich Webanwendungen oft schwer tun. RCP macht Drag & Drop erfreulich einfach und übersichtlich.

In diesem Kapitel werden wir das Umstrukturieren unserer Todo-Liste mit Drag & Drop ermöglichen:

- Die TodoItems im TreeViewer werden zum Drag freigeschaltet
- Der TreeViewer wird zum Empfang generischer Plug-inTransfers freigeschaltet
- Ein DropActionDelegate für diese Funktionalität wird erstellt und konfiguriert

17.1 Überblick

In eine Drag & Drop-Operation sind mindestens zwei Objekte verwickelt: die Drag-Quelle und das Drop-Target. SWT stellt einen soliden Mechanismus zur Verfügung, um damit umzugehen. JFace baut in eleganter Weise auf demselben Mechanismus auf. Wir werden auf SWT und JFace nur soweit wie nötig eingehen. Weitere Verweise sind in Kapitel 19 zu finden. Hier fokussieren wir uns darauf, wie Eclipse mit Drag & Drop umgeht.

In der Eclipse/RCP-Programmierung kann man programmatisch die JFace-Mechanismen nutzen. Diese lassen sich aber schwer erweiterbar aufbauen. Daher gibt es hier eine modifizierte Architektur, bei der die Drag-Quelle für den gesamten Ablauf zuständig ist: Wenn eine Drag-Quelle über ein Drop-Target gezogen wird, dann meldet sich das Drop-Target der Drag-Quelle und überlässt alles andere der Letzteren: Freischaltung, Aussehen des Maus-Pointers und Verarbeitung, falls losgelassen wird. Diesen Ansatz wollen wir hier verfolgen.

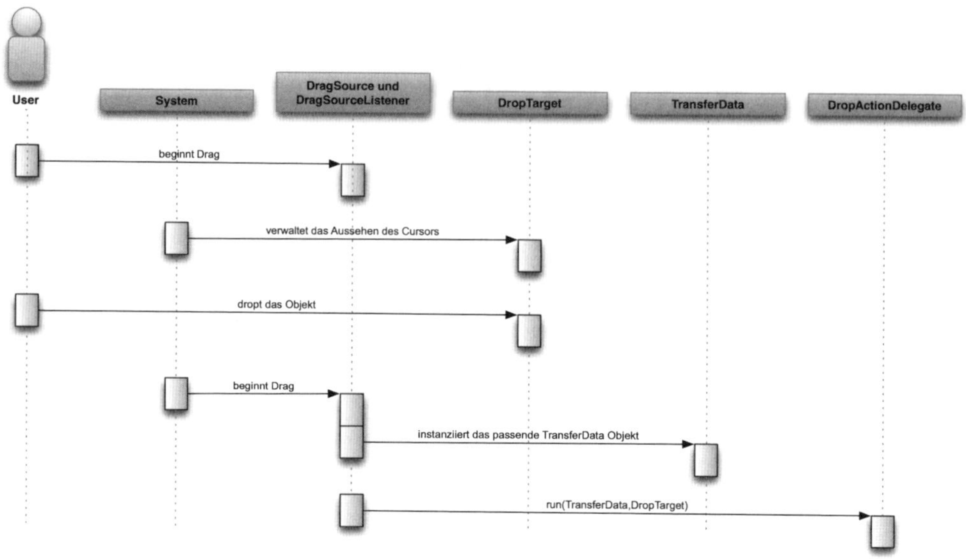

Abbildung 17.1: Drag & Drop mit DropActionDelegate

Abbildung 17.1 zeigt (vereinfacht) den Ablauf einer Drag & Drop-Operation mit dem DropActionDelegate, der über das Plug-in-Manifest konfiguriert wird. Wenn der Nutzer eine Drag-Operation beginnt, dann ist die Drag-Quelle über den DragSourceListener dafür zuständig, die Operation zu initiieren. Zum Beispiel kann die Drag-Operation zu diesem Zeitpunkt verboten werden, oder ein Bild gesetzt werden, das beim Drag angezeigt werden soll. Das System managt all dies.

Wenn der Cursor über die einzelnen GUI-Elemente verschoben wird, so kümmert sich das System um das Aussehen des Cursors, um dem Nutzer Hinweise zu geben, ob eine Drop-Operation erlaubt ist.

Wenn der Nutzer das gehaltene Objekt fallen lässt, sammelt das System die Informationen des Ziels und lässt die Quelle mit dragSetData() die Quelldaten verpacken. Das geschieht erst jetzt, da der Datentyp vom Drop-Target abhängt: In unserem Fall brauchen wir einen Plug-inTransfer, wenn das Ziel der Todo-Baum ist, aber einen TextTransfer, wenn es sich z.B. um einen Text-Editor handelt.

Falls es sich um einen Plug-inTransfer handelt, wird darin auch der Name des DropActionDelegate verpackt, das diesen Transfer handhaben soll. Das System findet dann das Plug-in und führt die run()-Methode aus. Damit ist dann der Transfer beendet.

17.2 Transfertypen

Während einer Drag & Drop-Operation werden die zu transferierenden Daten in ein Transfer-Objekt eingekapselt (das trifft auch für SWT und JFace zu). Es gibt verschiedene Standard-Transfertypen wie TextTransfer, FileTransfer oder RTFTransfer. Neue Transfertypen können durch das Ableiten von ByteArrayTransfer erstellt werden.

Um den Eclipse-Plug-in-Mechanismus zu nutzen, müssen wir PluginTransfer benutzen. Ein neuer Transfertyp muss nicht angelegt werden, und das werden wir in diesem Fall auch nicht tun.

Drag & Drop kann in verschiedenen Situationen auftreten, in denen unterschiedliche Daten aus dem Transfer-Objekt extrahiert werden müssen:

- Innerhalb einer Instanz einer Anwendung: In diesem Fall ist es ausreichend, eine Referenz auf das sich im Transfer befindliche Objekt zu bekommen.
- Zwischen verschiedenen Instanzen derselben Anwendung: In diesem Fall müssen alle im Objekt enthaltenen Daten mit dem Transfer-Objekt transportiert werden. Das muss in einer Art und Weise passieren, so dass die ursprünglichen Datenstrukturen wiederhergestellt werden können. Java-Serialisierung ist ein möglicher Mechanismus.
- Zwischen verschiedenen Anwendungen: Auch in diesem Fall müssen alle im Objekt enthaltenen Daten mit dem Transfer-Objekt transportiert werden. Allerdings kann in den wenigsten Fällen davon ausgegangen werden, dass ein spezialisierter Transfertyp erkannt wird. Es ist empfehlenswert, auf jeden Fall immer einen TextTransfer anzubieten und vielleicht zusätzlich noch einige anspruchsvollere Typen wie HTML oder RTF.

Für unsere Anwendung werden wir einen Plug-inTransfer und einen TextTransfer nutzen, mit den folgenden Eigenschaften:

- Beim Drag innerhalb derselben Instanz der Anwendung wird das TodoItem verschoben.
- Beim Drag zu einer anderen Instanz der Anwendung wird das TodoItem kopiert und bekommt eine neue ID.
- Beim Drag außerhalb der Anwendung wird eine Text-Repräsentation dargestellt.

17.3 1. Schritt: Drag

Drag-Support muss zunächst für den entsprechenden Viewer freigeschaltet werden. Alle StructuredViewer, einschließlich TreeViewer, haben die Methode addDragSupport(); diese muss aufgerufen und konfiguriert werden (**Listing 17.1**)

```
private void initDragAndDrop() {
    Transfer[] dragTypes = new Transfer[] { PluginTransfer.getInstance(),
            TextTransfer.getInstance() }; ❶
    tree.addDragSupport(DND.DROP_MOVE, dragTypes, new DragSourceListener() { ❷
        public void dragStart(DragSourceEvent event) {} ❸
        public void dragFinished(DragSourceEvent event) {} ❹
        public void dragSetData(DragSourceEvent event) { ❺
            IStructuredSelection selection = (IStructuredSelection) tree
                    .getSelection();
            TodoItem item = (TodoItem) selection.getFirstElement();
            if (PluginTransfer.getInstance()
                    .isSupportedType(event.dataType)) { ❻
                byte[] data = Session.todoItemToByteArray(item);
                event.data = new PluginTransferData(
                        TodoDropActionDelegate.ID, data); ❼
            } else if (TextTransfer.getInstance().isSupportedType( ❽
                    event.dataType)) {
                StringWriter writer = new StringWriter();
                try {
                    TodoReadableTextConverter.getInstance().writeTodoItem(
                            item, writer);
                    event.data = writer.toString(); ❾
                    writer.close();
                } catch (IOException e) {
                    e.printStackTrace();
                }
            }
        }
    });
}
```

Listing 17.1: Ausschnitt aus TodoListView.createPartControl() für Drag-Support

Wir lagern den Code zum Konfigurieren in eine private Methode initDragAndDrop() aus, um die Klasse übersichtlich zu halten. Beim Konfigurieren des Viewers ❷ müssen wir uns überlegen, was beim Drag unterstützt werden soll. In diesem Fall ist es lediglich Verschieben (DND.DROP_MOVE) – andere Operationen können durch die logische OR-Verknüpfung hinzugefügt werden. Das hat allerdings nur Auswirkungen auf das Aussehen des zu verschiebenden Eintrags, nicht unbedingt auf die Aktion. In diesem Fall führen wir ein Verschieben durch, wenn wir Drag & Drop innerhalb der Anwendung durchführen. Wenn wir jedoch in eine andere Instanz verschieben oder sogar in ein anderes Programm, dann kopieren wir stattdessen. Auch die Transfertypen werden hier schon festgelegt ❶, wir erlauben Plug-inTransfers und TextTransfers.

Ein anonymer DragSourceListener überwacht den Vorgang. Beim Beginn ❸ und Ende ❹ der Drag-Operation könnten wir immer noch eingreifen und auch die Drag-Operation abbrechen.

Richtig interessant wird es, wenn die ❺ Drag-Daten gesetzt werden. Diese Methode kann durchaus mehrmals vom System aufgerufen werden. Hier teilt uns das Target über ❻ event.dataType mit, welchen Transfertyp es sich von den ❶ angebotenen ausgesucht hat.

Wenn das Target einen Plug-inTransfer verlangt, dann erstellen wir ein ❼ Plug-inTransferData-Objekt, das alle Informationen über die zu verschiebenden TodoItems in ein Byte-Array verpackt (dafür haben wir die Hilfsfunktion in Session.todoItemToByteArray(). Es enthält übrigens auch den Namen des Plug-ins, das für das Abarbeiten dieser Drag & Drop-Operation zuständig ist.

Analog gehen wir vor, wenn ein ❽ TextTransfer beantragt wurde. Die entsprechenden Daten werden dann über ❾ event.data an das Event-Objekt übergeben.

Wenn wir den Code jetzt ausführen, dann können wir bereits eine Drag-Operation durchführen! Allerdings ist unsere Anwendung noch nicht in der Lage, mit einem Drop den Eintrag anzunehmen. Allerdings können wir schon ein Drop außerhalb von TiPler durchführen, z.B. in einen Text-Editor. Notepad kann hierfür nicht benutzt werden, da es – man glaubt es kaum – von Microsoft nicht für Drag & Drop freigeschaltet wurde! In dem Fall wird die Drop-Operation mit dem TextTransfer durchgeführt (**Abbildung 17.2**). Wenn wir versuchen, innerhalb von TiPler ein Drop durchzuführen, wird dies mit einem vom Betriebssystem abhängigen Symbol abgelehnt (unter Windows ein durchgestrichener Kreis ⃠).

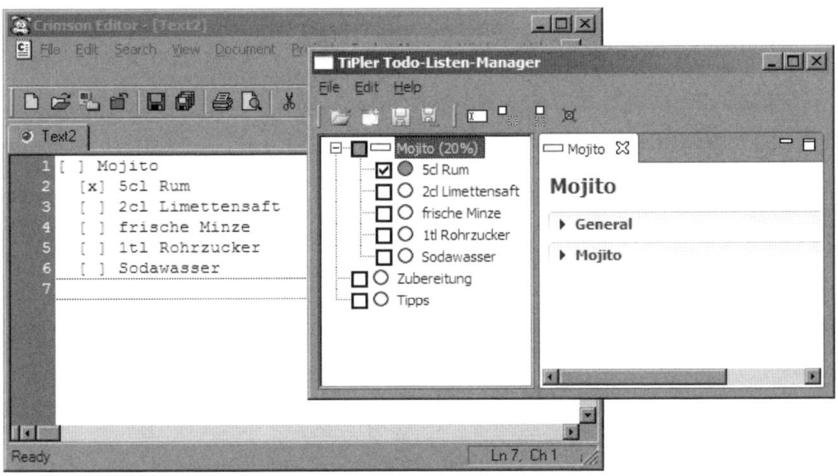

Abbildung 17.2: Drag & Drop von TiPler in einen Text-Editor

17.4 2. Schritt: Drop

Um die Drop-Operation innerhalb von TiPler zuzulassen, müssen wir den Viewer, der das Drop annehmen soll, dafür freischalten. Dass es sich dabei in diesem Fall um denselben Viewer handelt wie den, von dem die Drag-Operation ausgeht, ist nicht notwendig, aber durchaus typisch. Der Code dafür ist recht einfach und wird zu initDragAndDrop hinzugefügt (**Listing 17.2**):

```
  Transfer[] dropTypes = new Transfer[] { PluginTransfer.getInstance() }; ❶
❷ tree.addDropSupport(DND.DROP_MOVE, dropTypes, new PluginDropAdapter(tree) {
      public void drop(DropTargetEvent event) { ❸
          Session.dndDropLocation = this.determineLocation(event); ❹
          super.drop(event); ❺
      }
  });
```

Listing 17.2: Ausschnitt aus TodoListView.createPartControl() für Drop-Support

Auch hier müssen wir dem Viewer mitteilen, welche Drop-Operationen ❷ und welche Transfertypen ❶ akzeptiert werden sollen. Weiterhin übergeben wir dem System einen Plug-inDropAdapter.

In diesem Fall überschreiben wir die Drop-Methode, um Informationen zu bekommen, die beim Ausführen der eigentlichen Action nicht mehr zugänglich sind: Dann haben wir lediglich Zugriff auf die beiden Objekte, die interagieren, nicht jedoch darauf, wie sie das tun. Das ist in **Abbildung 17.3** zu sehen: In allen drei Abbildungen ist „Work" die Drag-Quelle und „Buy Milk" das Drop-Ziel. Im ersten Fall wollen wir jedoch das Drag-Objekt als Kind-Objekt anlegen, in den anderen Fällen als Geschwister-Objekt unter bzw. über dem Ziel-Objekt. Der Plug-inDropAdapter ❹ gibt uns diese Information, die wir in Util zwischenspeichern. Nachdem wir nun diese Information haben, können wir ❺ die Kontrolle wieder an die Superklasse übergeben.

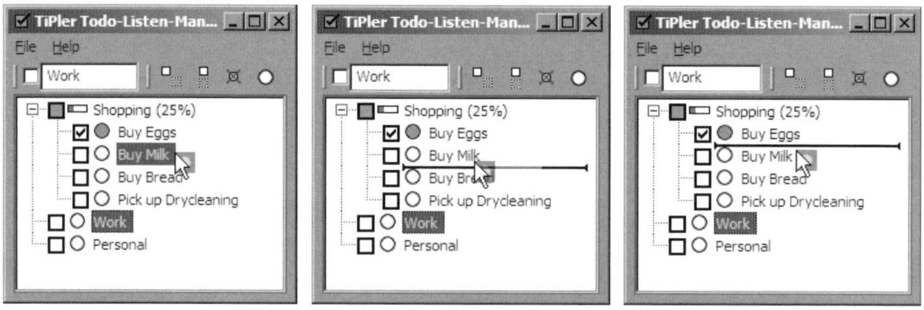

Abbildung 17.3: Drag & Drop direkt auf, unter oder über das Ziel-Objekt

17.5 3. Schritt: Action!

Wenn wir jetzt eine Drag & Drop-Operation durchführen würden, würde noch immer nichts passieren, denn der Plug-inDropAdapter, den wir eben erstellt haben, würde keine passende Action zum Abarbeiten der Operation finden. Diese werden wir nun erstellen. Zunächst erstellen wir eine neue Drop-Action in plugin.xml (**Listing 17.3**), in der lediglich der Action-Name mit der entsprechenden Klasse assoziiert wird (**Listing 17.4**).

```
<extension
      point="org.eclipse.ui.dropActions">
   <action
         class="net.jmage.tip.todo.actions.TodoDropActionDelegate"
         id="net.jmage.tip.todo.todoDropAction">
   </action>
</extension>
```

Listing 17.3: Konfiguration einer Drag & Drop-Action in plugin.xml

```
public class TodoDropActionDelegate implements IDropActionDelegate {
    public static final String ID = "net.jmage.tip.todo.todoDropAction";
    public boolean run(Object source, Object target) { ❶
        if (! (target instanceof TodoItem)) return false;
        TodoItem targetItem = (TodoItem) target;
        TodoItem sourceItem = Session.todoItemFromByteArray((byte[]) source); ❷
        if (sourceItem.equals(targetItem)) return false;
        TodoItem sourceInTree = targetItem.findItem(sourceItem.getId());
        if (sourceInTree != null) sourceInTree.removeItem();
        if (Session.dndDropLocation == ViewerDropAdapter.LOCATION_AFTER) {
            targetItem.addSibling(sourceItem, false); ❸
        } else if (Session.dndDropLocation == ViewerDropAdapter.LOCATION_BEFORE) {
            targetItem.addSibling(sourceItem, true);
        } else {
            targetItem.addChild(sourceItem);
        }
        Session.dndDropLocation = -1; ❹
        return true;
    }
}
```

Listing 17.4: TodoDropActionDelegate

Die Klasse hat lediglich eine ❶ run()-Methode, die Drag-Quelle und Drop-Ziel als Argumente bekommt. Allerdings wird die Quelle als ❷ Byte-Array übergeben. Wir dürfen ja nicht vergessen: Die Drag-Quelle kann auch von außerhalb der Anwendung kommen (z.B. von einer zweiten Instanz).

Nachdem einige Verwaltungsaufgaben durchgeführt wurden, ❸ fügen wir die Quelle als Kind- oder Geschwister-Objekt in das Ziel-Objekt ein.

Wir verlassen uns übrigens nicht darauf, dass der Viewer der Quelle den Wert für Util.dndDropLocation auch gesetzt hat. Daher ❹ setzten wir diesen Wert anschließend auf einen neutralen Wert zurück.

Und damit ist unser Drag & Drop fertig implementiert:

- Einträge können beliebig verschoben werden.
- Durch geschicktes Platzieren der Einträge kann sowohl „auf" als auch „zwischen" einzelne Einträge verschoben werden.
- Wenn in eine andere Instanz von TiPler gezogen wird, dann bleibt das Original bestehen.
- Es kann auf jede beliebige Anwendung im Betriebssystem gezogen werden, die normalen Text als Drop-Ziel akzeptiert.

Hinweis

Bei Drag & Drop (und auch bei Copy & Paste) werden Daten verschoben, wodurch man beim Drop keine Referenz auf das Quell-Objekt hat, sondern lediglich dessen Daten. Wenn innerhalb einer Anwendung gearbeitet wird, kann es Sinn machen, eine Referenz des Quell-Objektes zu nutzen (wenn es einen entsprechenden Suchmechanismus gibt), statt ein neues Objekt zu instanziieren.

17.6 Weitere Drag-Quellen und Drop-Ziele

Das RCP-Framework ist erstaunlich reichhaltig, wenn es um Standardverhalten von GUI-Elementen geht. Daher ist es nicht verwunderlich, dass viele Elemente leicht für Drag & Drop freigeschaltet werden können:

- Der Editor-Bereich kann für Drop-Operationen freigeschaltet werden, indem über die Konfiguration (in ApplicationWorkbenchWindowAdvisor) ein Listener mit configurer.configureEditorAreaDropListener hinzugefügt wird.
- Es gibt EditorInputTransfer-Objekte, mit denen ein EditorInput als Transfer-Objekt genutzt werden kann. Allerdings muss in diesem Fall der EditorInput zusätzlich IPersistableElement implementieren, damit er serialisiert werden kann.

17.7 Zusammenfassung

Wir haben erfolgreich eine Drop & Drag-Action konfiguriert. Dabei haben wir den RCP-Mechanismus genutzt, bei dem das Drop-Ziel generisch gehalten wird. Dadurch kann die Anwendung in der Zukunft erweitert werden, um Drag-Quellen zu verarbeiten, die es heute noch nicht gibt.

Das hier gezeigte Verfahren hat aber auch den Nachteil, dass manche Information über den Drag & Drop-Vorgang nicht direkt zugänglich ist. Wir haben beispielsweise die Drop-Location in einem statischen Feld zwischengespeichert – nicht sonderlich elegant. Die von JFace bereitgestellten Mechanismen sind leistungsfähiger, aber auch weniger auf zukünftige Erweiterbarkeit ausgerichtet. Drag & Drop mit Plug-ins und JFace können übrigens auch kombiniert werden, indem die Liste der Transfertypen entsprechend erweitert wird. Wer intensiv mit Drag & Drop arbeiten will, sollte sich nicht auf den RCP-Mechanismus allein verlassen.

17.8 Verweise

[1] Irvine: Drag and Drop - Adding Drag & Drop to an SWT Application
http://www.eclipse.org/articles/Article-SWT-DND/DND-in-SWT.html

[2] Arthorne: Drag & Drop in the Eclipse
http://www.eclipse.org/articles/Article-Workbench-DND/drag_drop.html

18 Copy & Paste

Copy & Paste sind eng mit Drag & Drop verwandt, denn auch hier werden Inhalte in unterschiedlichen Formaten transferiert. Zusätzlich werden wir hier wieder das in Kapitel 13 beschriebene Konzept der RetargetActions nutzen. Also wird hier wenig Neues eingeführt, sondern verschiedene bisher gelernte Konzepte werden noch einmal zusammengebracht. Wir werden also:

- Copy & Paste-RetargetActions erstellen
- Copy & Paste in Menü und Toolbar einfügen
- Copy & Paste für den TodoListView freischalten

18.1 Copy & Paste-Aktionen

Da Copy & Paste in vielen Anwendungen benötigt wird, gibt es schon vorgefertigte Actions dafür. Wir werden ApplicationActionBarAdvisor also noch einmal ergänzen, wie in **Listing 18.1** gezeigt:

```
public class ApplicationActionBarAdvisor extends ActionBarAdvisor {
    // ...
    private IWorkbenchAction copyAction;
    private IWorkbenchAction cutAction;
    private IWorkbenchAction pasteAction;
    protected void makeActions(IWorkbenchWindow window) {
    // ...
        copyAction = ActionFactory.COPY.create(window);
        register(copyAction);
        cutAction = ActionFactory.CUT.create(window);
        register(cutAction);
        pasteAction = ActionFactory.PASTE.create(window);
        register(pasteAction);
    }
    protected void fillMenuBar(IMenuManager menuBar) {
        // ...
        editMenu.add(cutAction);
        editMenu.add(copyAction);
```

Listing 18.1: Einfügen von Cut, Copy & Paste-Actions in Menü und Toolbar

```
        editMenu.add(pasteAction);
    }
    protected void fillCoolBar(ICoolBarManager coolBar) {
    // ...
        editbar.add(cutAction);
        editbar.add(copyAction);
        editbar.add(pasteAction);
    }
```

Listing 18.1: Einfügen von Cut, Copy & Paste-Actions in Menü und Toolbar (Forts.)

Wenn wir das Programm jetzt laufen lassen würden, wären die entsprechenden Menüs und Toolbars zwar sichtbar, aber nicht freigegeben. Die Actions müssen in allen Views, die Copy & Paste unterstützen, noch verdrahtet werden.

18.2 Die Zwischenablage

Die Zwischenablage, auch Clipboard genannt, ist eine Systemressource, die entsprechend verwaltet werden muss. Im folgenden Code werden die Cut, Copy & Paste-Actions mit dem Viewer verknüpft, der dann mit Hilfe der Zwischenablage die entsprechenden Operationen durchführt.

```
private void initCopyAndPaste() {
    clipboard = new Clipboard(getSite().getShell().getDisplay()); ❶
    IAction cutAction = new Action() { ❷
        public void run() {
            if (! setClipboardData()) return;
            getSelectedItem().removeItem();
        }
    };
    getViewSite().getActionBars().setGlobalActionHandler("cut", cutAction); ❸
    IAction copyAction = new Action() {
        public void run() {
            setClipboardData();
        }
    };
    getViewSite().getActionBars().setGlobalActionHandler("copy", copyAction);
    IAction pasteAction = new Action() {
        public void run() {
            PluginTransfer transfer = PluginTransfer.getInstance();
            TransferData data = (PluginTransferData) clipboard
                    .getContents(transfer); ❹
```

Listing 18.2: Erweiterung der Views zur Unterstützung von Copy & Paste

```
            if (data == null) return;
            if (!data.getExtensionId().equals(TodoDropActionDelegate.ID))
                return;
            TodoItem item = Session.todoItemFromByteArray(data.getData());
            if (item != null) getSelectedItem().addSibling(item, false);
        }
    };
    getViewSite().getActionBars().setGlobalActionHandler("paste", pasteAction);
}
private boolean setClipboardData() { ❺
    TodoItem item = getSelectedItem();
    if (item == null) return false;
    PluginTransferData pluginData = new PluginTransferData(
            TodoDropActionDelegate.ID, Session.todoItemToByteArray(item));
    String text = Session.todoItemToReadableString(item);
    TextTransfer textTransfer = TextTransfer.getInstance();
    PluginTransfer pluginTransfer = PluginTransfer.getInstance();
    Transfer[] transfers = new Transfer[]{textTransfer, pluginTransfer};
    Object[] data = new Object[]{text, pluginData};
    clipboard.setContents(data, transfers); ❻
    return true;
}
public void dispose() { ❼
    clipboard.dispose();
    clipboard = null;
    super.dispose();
}
```

Listing 18.2: Erweiterung der Views zur Unterstützung von Copy & Paste (Forts.)

Zunächst erstellen wir eine ❶ Clipboard-Instanz, die wir während der Lebensdauer des Viewers bereithalten. Wenn sie nicht mehr gebraucht wird, muss die Zwischenablage durch einen Aufruf von ❼ dispose() wieder freigegeben werden, da sonst Systemressourcen gebunden bleiben.

Für die einzelnen Actions erstellen wir ❷ lokale, anonyme Actions, die die eigentliche Arbeit verrichten. Diese werden ❸ dynamisch an die globalen Copy & Paste-Actions gebunden und über die entsprechenden Namen („cut“, „copy“ und „paste“) identifiziert. Die Namen beziehen wir aus dem JavaDoc von ActionFactory.

Den Code zum Setzen der Zwischenablage haben wir ❺ in eine eigene private Methode ausgelagert, da sowohl Copy als auch Cut diesen Code ausführen müssen. Mit ❻ Clipboard.setContents() setzten wir den Wert, wobei alle möglichen Transfertypen schon hier gesetzt werden müssen. Im Gegensatz zu Drag & Drop, wo die Daten nur ein einziges Mal verschoben oder kopiert werden, kann der Inhalt der Zwischenablage beliebig oft eingefügt werden, auch in unterschiedlichen Kontexten. Erst beim Paste entscheidet sich dann der Empfänger, welches Datenformat gewählt wird.

Bei der Paste-Operation können wir das Clipboard nach den zur Verfügung gestellten Transfertypen fragen. Allerdings sind wir in diesem Fall nur an ❹ PluginTransferData interessiert, und auch nur, wenn es die richtige ID hat. Wir nutzen denselben Mechanismus und dieselbe Action wie bei Drag & Drop, um aus einem Bytearray wieder das TodoItem herzustellen.

18.3 Copy & Paste und Drag & Drop

Beim Drag & Drop bzw. Copy & Paste steckt oft der Teufel im Detail. Zu beachten sind unter anderem:

- Sowohl beim Drop als auch beim Paste handelt es sich beim Quell-Objekt nicht um dieselbe Instanz der Quelle, sondern um eine Kopie. Das kann insbesondere dann problematisch werden, wenn die Objekte eine überschriebene equals()-Methode haben und in einer Collection verwaltet werden, die keine Duplikate zulässt – zum Beispiel einem Set.
- Die Reihenfolge der Operationen: Beim Paste wird erst das Quell-Objekt entfernt und möglicherweise irgendwann später wieder eingefügt. Bei Drag & Drop wird in der Regel erst das zu verschiebende Objekt eingefügt (in der Action) und erst danach entfernt (in DragSourceListener.dragFinished()).
- Wenn eine Drag & Drop-Operation abgebrochen wird, müssen bereits ausgeführte Operationen möglicherweise wieder rückgängig gemacht werden. In DragSourceListener.dragFinished() kann und soll der Status der Operation berücksichtigt werden.

18.4 Zusammenfassung

Wenn man Drag & Drop erst einmal verstanden hat, ist Copy & Paste eine Kleinigkeit. Die grundsätzlichen Herausforderungen sind die gleichen. Bei Copy & Paste kommt die Assoziierung mit Actions hinzu, also dem Copy & Paste-Menü bzw. dem Toolbareintrag. In RCP-Anwendungen können wir dies elegant mit RetargetActions lösen.

19 Besseres Editieren

Das Editieren von Einträgen wurde in Kapitel 12.5 mit einem InputDialog ermöglicht, ist aber nicht sonderlich elegant. In diesem Kapitel wollen wir zwei weitere Konzepte vorstellen, mit denen das Editieren von Textzeilen in die GUI integriert werden kann – aber zu einem Preis. Im Folgenden werden wir:

- Einen In-Place Editor erstellen, mit dem man direkt im TreeViewer editieren kann
- Eine Toolbar einführen, die den Namen des selektierten Eintrages zeigt und dort auch das Umbenennen ermöglicht

Beide Erweiterungen sind in **Abbildung 19.1** zu sehen. Beide Ansätze haben Eleganz, aber auch Probleme, bei denen der Teufel im Detail steckt.

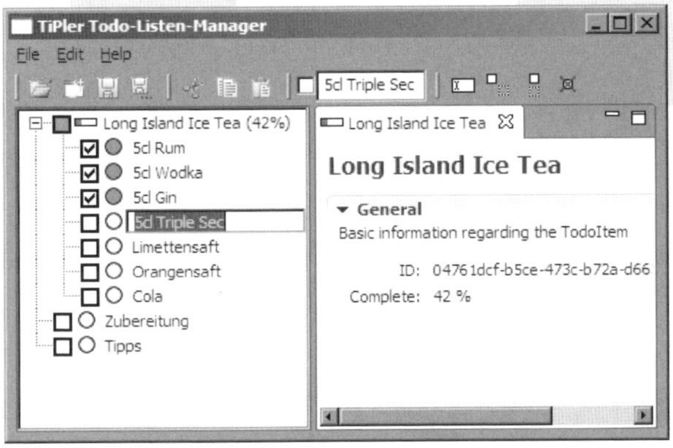

Abbildung 19.1: Die Toolbar zum Editieren eines Eintrags und In-Place-Editieren.

19.1 In-Place-Editieren

Wenn in Eclipse 3.3. über Refactor eine Variable umbenannt wird, so kann direkt im Editor editiert werden. Auch wenn man unter Windows oder OS X eine Datei umbenennt, so geschieht das direkt an der entsprechenden Stelle, und nicht in einem separaten Dialog. Mit RCP lässt sich das bewerkstelligen. Allerdings muss viel „Handarbeit" gemacht werden. Die Erweiterung wird wieder in TodoListView durchgeführt. Wir führen wieder eine private Methode ein, um den Code zu strukturieren.

```
private void addInPlaceTitleEditor() {
        final TreeEditor editor = new TreeEditor(tree.getTree()); ❶
        tree.getTree().addSelectionListener(new SelectionListener() { ❷
            public void widgetSelected(SelectionEvent e) { ❸
                Control oldEditor = editor.getEditor();
                if (oldEditor != null) oldEditor.dispose(); ❹
                TreeItem item = (TreeItem)e.item; ❺
                Text newEditor = new Text(tree.getTree(), SWT.BORDER);
                newEditor.setText(item.getText()); ❻
                newEditor.addKeyListener(new KeyAdapter() { ❼
                    public void keyPressed(KeyEvent e) {
                        if (e.character == 27) {
                            editor.getEditor().dispose();
                        } else if (e.character == 13) {
                            saveEditorContent(editor);
                        }
                    }
                });
                newEditor.selectAll();
                newEditor.setFocus();
                editor.setEditor(newEditor, item); ❽
            }

            private void saveEditorContent(final TreeEditor editor) {
                // ... Code zum Speichern des Eintrags
            }
            public void widgetDefaultSelected(SelectionEvent e) {}
        });
    }
```

Listing 19.1: Erweiterung von TodoListView zum In-Place-Editieren

SWT stellt uns einen ❶ TreeEditor zur Verfügung, mit dem wir die Funktionalität implementieren werden. Da wir auf SWT-Ebene arbeiten, müssen wir viele Details selbst entscheiden. Wie soll zum Beispiel das Editieren ausgelöst werden? Wir entscheiden uns dafür, dass beim einfachen Selektieren der Editor aktiviert wird, indem wir ❷ mit einem SelectionListener auf ❸ die Auswahl reagieren. Wir müssen sorgfältig mit Ressourcen umgehen und ❹ nicht mehr benötigte Widgets (z.B. den eigentlichen Editor) ordentlich entsorgen. Vom System ❺ holen wir uns den ausgewählten Eintrag, um damit den ❻ Editor zu initialisieren. Selbst den Editor müssen wir ❼ konfigurieren, um festzustellen, wann das Editieren abgeschlossen ist. In diesem Fall wird das Editieren durch Eingabe (Ascii-Wert 13) bestätigt und durch Escape (Ascii-Wert 27) abgebrochen. Nach weiteren Konfigurationsschritten kann der ❽ Editor dann endlich angezeigt werden.

Wir haben hier einige nicht ganz optimale Entscheidungen getroffen. Durch das Editieren bei der Auswahl kann man zum Beispiel nicht mehr mit den Cursor-Tasten den Baum navigieren. Weiterhin ist es schwierig, eine Funktionalität wie diese plattformübergreifend so zu implementieren, dass die Konventionen der Plattform eingehalten werden.

19.2 Komplexe Toolbars

Bisher haben wir nur einfache Icons in die Toolbar eingebunden. Es ist jedoch möglich, einfache Widgets in einer Toolbar unterzubringen. Im Folgenden werden wir eine eigene Toolbar erstellen, die aus einer Checkbox und einem Textfeld besteht. Diese sollen den Inhalt des ausgewählten Eintrages darstellen und das Editieren direkt in der Toolbar ermöglichen.

Für die Toolbar erstellen wir eine eigene Klasse:

```
public class TodoToolBar extends ToolBarManager {
    private TodoItem currentItem;
    public TodoToolBar(IWorkbenchWindow window, TodoList list) {
        window.getSelectionService().addSelectionListener(new ISelectionListener(){
            public void selectionChanged(IWorkbenchPart part, ❶
                    ISelection selection) {
                // ... Extrahieren von currentItem aus selection
                updateActionAppearance();
            }});
        list.addTodoListener(new ITodoListener() { ❷
            public void itemAdded(TodoItem item) { updateActionAppearance(); }
            public void itemChanged(TodoItem item) { updateActionAppearance(); }});
        addCheckboxControl(); ❸
        addTitleControl();
    }
    private void updateActionAppearance() {
        if (currentItem != null) { ❹
            checkbox.setEnabled(currentItem.getChildCount() == 0);
            checkbox.setSelection(currentItem.getCompletion().isComplete());
            title.setEnabled(true);
            title.setText(currentItem.getTitle());
        } else {
            title.setEnabled(false);
            title.setText("");
            checkbox.setEnabled(false);
        }
```

Listing 19.2: Eine Toolbar zum Editieren von Einträgen

```
    }
    private void addCheckboxControl() {
        ControlContribution isDone = new ControlContribution("checkbox") { ❺
                protected Control createControl(Composite parent) { ❻
                    checkbox = new Button(parent, SWT.CHECK);
                    checkbox.addSelectionListener(new SelectionListener() {
                        public void widgetDefaultSelected(SelectionEvent e) {
                            if (currentItem != null) {
                                currentItem.setComplete(checkbox.getSelection()); ❼
                            }
                        }
                        public void widgetSelected(SelectionEvent e) {
                            if (currentItem != null) {
                                currentItem.setComplete(checkbox.getSelection());
                            }
                        }});
                    return checkbox;
            }};
        add(isDone);
    }

    private void addTitleControl() { ❽
        // ... analog zu addCheckboxControl
        add(titleContr);
    }
}
```

Listing 19.2: Eine Toolbar zum Editieren von Einträgen (Forts.)

Bei der Instanziierung ❶ registriert sich die Toolbar global als SelectionListener, damit bei einer Änderung der Auswahl die Werte entsprechend aktualisiert werden. Gleichfalls muss ein TodoListener ❷ registriert werden, damit die Werte aktualisiert werden, falls sich die Inhalte des aktuellen Eintrags ändern. Als Letztes während der Instanziierung ❸ werden die eigentlichen Widgets erstellt, deren Code der Übersichtlichkeit wegen in eigene Methoden ausgelagert wurde. Beim Aufruf von ❹ updateActionAppearance() müssen sorgfältig alle Widgets auf die richtigen Werte gesetzt werden (z.B. muss die Checkbox ausgegraut werden, wenn der Eintrag Kinder hat).

Die eigentlichen Elemente der Toolbar werden über ❺ ControlContributions realisiert, wobei das eigentliche Widget über ❻ createControl() erstellt wird. Auch hier müssen wir auf Listener reagieren, um auf Interaktionen mit der Checkbox reagieren zu können: Wenn diese angekreuzt wird, so ❼ muss das Modell mit dieser Information aktualisiert werden.

Das ❽ Textfeld wird analog aufgebaut, wobei hier das Editieren mit Enter bestätigt und mit Escape abgebrochen wird, so wie es schon in Kapitel 19.1 implementiert wurde.

19.3 Zusammenfassung

Das Ergebnis der Bemühungen kann sich sehen lassen – das Editieren kann nun stattfinden, „wo es hingehört". Leider muss viel händisch programmiert werden, um die Bedienung genauso ansprechend zu gestalten wie das Aussehen. Die Gefahr ist, dass dabei die plattformübergreifende Konsistenz auch noch auf der Strecke bleibt. Daher sollten solche Verschönerungen mit Vorsicht eingesetzt werden und die Kompatibilität mit den Zielplattformen unbedingt geprüft werden.

20 Wizards

In Kapitel 13 haben wir eine RetargetAction zum Erstellen einer neuen Liste erstellt. Beim Aktivieren der Action passiert auch schon etwas – ein „Select a Wizard"-Dialog öffnet sich, aber es steht nichts zur Auswahl. Nun werden wir mit ein paar Klicks diesen Dialog mit Leben füllen. Wir wollen über den Wizard eine Vorlage für ein Cocktail-Rezept erstellen (**Abbildung 20.1**)

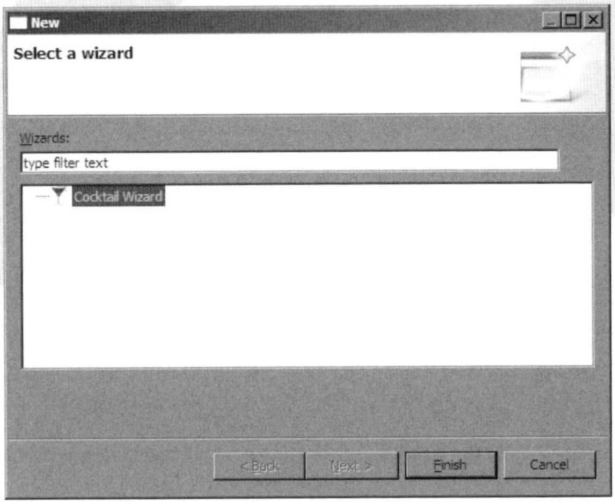

Abbildung 20.1: Wizard zum Erstellen einer neuen Liste

20.1 Noch ein Plug-in

Auch hier wollen wir das Plug-in-Konzept nutzen: Pro Template wird ein Projekt angelegt. Durch Einbinden der Plug-ins in die Run-Konfiguration kann die entsprechende Vorlage verfügbar gemacht werden.

Also erstellen wir wieder ein neues Plug-in-Projekt, so wie wir es in Kapitel 16.2 bereits gemacht haben. Nennen wir es net.jmage.tip.todo.templates.cocktail. Dieses Projekt hat Abhängigkeiten zu:

- org.eclipse.core.runtime
- org.eclipse.ui
- net.jmage.tip.todo
- net.jmage.tip.todo.domain

Nun erstellen wir eine neue Extension org.eclipse.ui.newWizard. Über das Kontextmenü des neuen Eintrags wählen wir „New | Wizard" und füllen die Extension wie in **Listing 20.1** gezeigt aus.

```
<plugin>
   <extension
         point="org.eclipse.ui.newWizards">
      <wizard
            canFinishEarly="true" ❶
            class="net.jmage.tip.todo.templates.CocktailWizard" ❷
            hasPages="false" ❸
            icon="icons/cocktail-wizard.png"
            id="net.jmage.tip.todo.templates.cocktail.wizard"
            name="Cocktail Wizard">
      </wizard>
   </extension>
</plugin>
```

Listing 20.1: Die Wizard-Extension

Wie immer unterstützt uns RCP darin, so viele Informationen wie möglich zu konfigurieren, um das Laden der Klassen so spät wie möglich stattfinden zu lassen. In diesem Fall teilen wir dem System mit, dass ❶ der „Finish"-Knopf von Anfang an freigegeben werden soll und dass ❸ der Wizard keine Seiten hat – dadurch wird der „Next"-Knopf im Wizard von Anfang an deaktiviert. Die eigentliche Arbeit wird von ❷ CocktailWizard durchgeführt.

CocktailWizard ist eine Unterklasse von Wizard, die wiederum eine Unterklasse von IWizard ist (**Listing 20.2**). Wizard ist eine abstrakte Klasse, die viele vom Interface erforderten Arbeiten standardmäßig implementiert.

```
public class CocktailWizard extends Wizard implements INewWizard {
    public boolean performFinish() { ❶
        TodoItem root = new TodoItem("root");
        TodoItem child1 = new TodoItem("[Cocktail Name]");
        child1.addChild(new TodoItem("[Zutat 1]"));
        child1.addChild(new TodoItem("[Zutat 2]"));
        root.addChild(child1);
        root.addChild(new TodoItem("Zubereitung"));
        root.addChild(new TodoItem("Tipps"));
        return SessionAccessor.setTodoList(new TodoList(root)); ❷
    }
    public void init(IWorkbench workbench, IStructuredSelection selection) {} ❸
}
```

Listing 20.2: Der Cocktail-Wizard

Der hier gezeigte Wizard ist extrem einfach und hat keine eigene Benutzeroberfläche. Stattdessen wird die gesamte Arbeit von ❶ performFinish() erledigt. In dieser Methode wird eine neue Liste gebaut und ❷ an das Datenmodell übergeben. SessionAccessor ist eine Hilfsmethode im Plug-in net.jmage.tip.todo, die in das API-Package gelegt wurde, um Plug-in-übergreifenden Zugriff zu erlauben. Das API-Package hatten wir ja bereits in Kapitel 15.2 eingeführt. SessionAccessor überprüft, ob die aktuelle Liste gespeichert werden muss, führt nach Bedarf eine Frage zum Überschreiben durch und gibt entsprechend true oder false zurück.

Die ❸ Methode init() ermöglicht durch Übergabe der Workbench und der aktuellen Selektion das Anpassen des Wizards an den Kontext. Zum Beispiel können hier mit addPage() weitere Seiten zum Wizard hinzugefügt werden. Diese müssen dann IWizardPage implementieren und mit JFace oder SWT eine entsprechende GUI aufbauen.

Um nun den Wizard nutzen zu können, muss das Plug-in noch über die Run-Konfiguration zu TiPler hinzugefügt werden (wie in 16.3 beschrieben). Wenn nun die Anwendung gestartet und über „File | Other…" der New-Wizard gestartet wird, sollte unser Cocktail-Wizard als einzige Option sichtbar sein, wie in **Abbildung 20.1** gezeigt. Wenn wir diesen auswählen, dann bekommen wir durch Klicken auf „Finish" eine neue Liste, die die Struktur eines Cocktail-Rezeptes hat.

20.2 Zusammenfassung

Wir haben an dieser Stelle nur das Grundgerüst für Wizards vorgestellt. Von hier können Wizards in einer beliebigen Komplexität ausgebaut werden – mit mehreren Seiten, konditionellen Seiten, Wizards in Wizards und vielem mehr. Das fällt aber wieder in den Bereich JFace-Programmierung.

20.3 Verweise

[1] Klinger: Creating JFace Wizards
http://www.eclipse.org/articles/Article-JFace%20Wizards/wizardArticle.htmlsw

Teil 3

Von der Anwendung zum Produkt

Die Anwendung ist erstellt und ausgetestet, doch damit ist erst die halbe Arbeit getan. Zu einer vollständigen Anwendung fehlen noch die Teile, die nicht zur eigentlichen Funktionalität gehören und die das Programm erst zu einem vollständigen Produkt machen. Diese sind unter anderem:

- Online-Hilfe
- Internationalisierung
- Branding
- Update-Funktionalität

Erst dadurch kann ein Produkt auf dem heutigen Markt bestehen bzw. den Anforderungen des Kunden gerecht werden.

Die Eclipse RCP bietet für alles vorgefertigte Lösungen an, natürlich wieder als Plug-ins. Da diese Funktionen aber nicht unmittelbar mit der Anwendung zu tun haben, hat man dafür eigene Editoren entwickelt, die wir in diesem Kapitel kennen lernen werden.

Dieser Teil des Buches kann völlig eigenständig benutzt werden, auch wenn man die Beispiel-Applikation nicht erstellt hat. Um die einzelnen Kapitel durcharbeiten zu können, genügt es, durch den Projekt-Wizard eine nicht-triviale Beispiel-Applikation erstellen zu lassen. Wir werden allerdings parallel TiPler zu einem vollständigen Produkt erweitern.

21 Der Produkt-Editor

Um eine RCP-Anwendung als eigenständiges Programm auszuliefern, erstellt man zunächst eine Produkt-Konfiguration. Zwar werden auch die produktspezifischen Komponenten als Erweiterungen implementiert, so dass es auch möglich ist, alles manuell mit der Datei plugin.xml umzusetzen. Dieses Verfahren ist jedoch mühsam und fehleranfällig. Bequemer ist die Arbeit mit einer Produkt-Konfiguration und dem Produkt-Editor. Aus der PDE heraus kann dann mit einem Mausklick das komplette Produkt erstellt werden.

Um eine neue Produkt-Konfiguration zu erstellen, öffnen wir den Wizard „New Product Configuration" mit „File | New | Other... | Plug-in Development | Product Configuration."

Als „Parent-Folder" wählen wir unser Projekt-Verzeichnis aus, als Dateinamen „todo.product". Im Bereich „Initialize the file content" markieren wir den Punkt „Create a configuration file with basic settings".

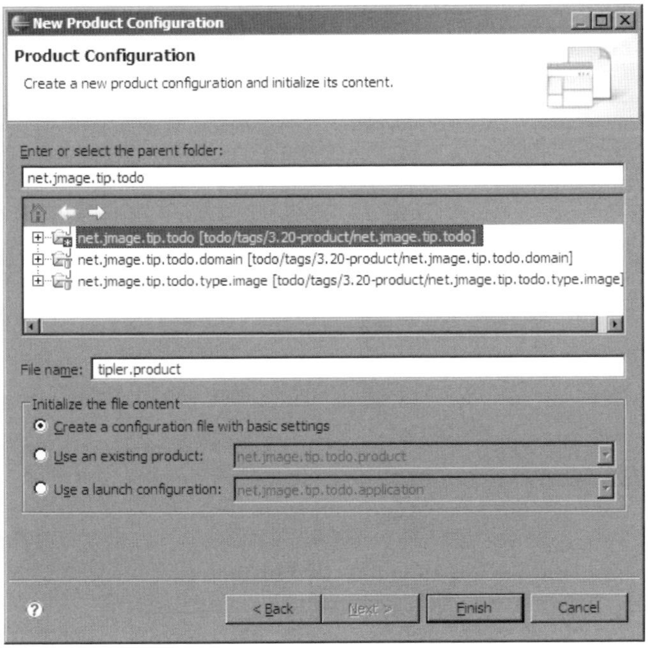

Abbildung 21.1: Der Assistent „Neue Produkt-Konfiguration"

Nach einem Klick auf „Finish" wird die Datei todo.product erstellt und der Produkt-Editor geöffnet.

Die Datei tipler.product ist eine XML-Datei, die man in der Regel aber nicht manuell bearbeiten wird. Dies ist im Produkt-Editor auch gar nicht erst vorgesehen (im Gegensatz zum Plug-in-Editor). Die Produkt-Datei wird auch nicht mit der Anwendung ausgeliefert, sondern dient nur zur Speicherung und Wiederverwendung der eingegebenen Daten in einem anderen Produkt.

Der Produkt-Editor hat insgesamt fünf Karten:

1. **Overview:** Allgemeine Informationen über das Produkt. Außerdem kann von hier aus das Produkt getestet und exportiert werden.
2. **Configuration:** Listet die für das Produkt notwendigen Plug-ins auf.
3. **Launching:** Einstellungen für den Programm-Start, wie JRE und Name des Startprogramms.
4. **Splash:** Einrichtung eines Splash-Screens. Dies kann eine einfache Grafik sein, aber auch ein Fortschrittsbalken.
5. **Branding:** Zusätzliche Grafiken und Texte, die den Hersteller des Produkts identifizieren. (Hierfür haben wir Kapitel 25 reserviert.)

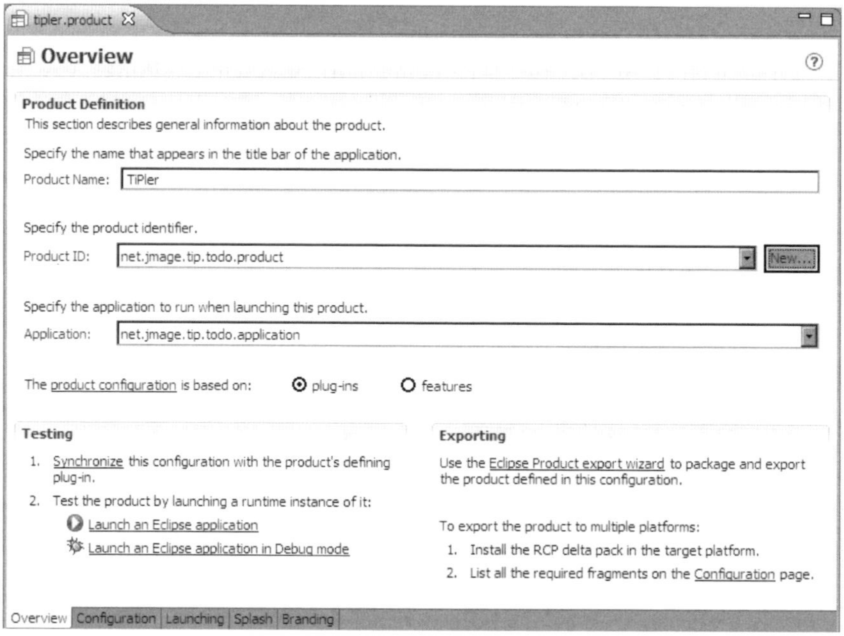

Abbildung 21.2: Der Produkt-Editor

In der Karte Overview geben wir im Feld „Product Name“ den Namen des Produkts ein. Er erscheint in der Titelleiste des Anwendungsfensters, wenn im WorkbenchWindow-Advisor nichts anderes angegeben wurde. Dadurch wird der Titel konfigurierbar und muss in der Applikation nicht „hart verdrahtet“ werden.

Beim Feld „Product Identifier“ klicken wir auf den Button „New…“, woraufhin sich der Dialog „New Product Definition“ öffnet. Hier sollten bereits alle Daten richtig eingetragen sein, ansonsten tragen wir die Werte, wie in **Abbildung 21.3** zu sehen, ein.

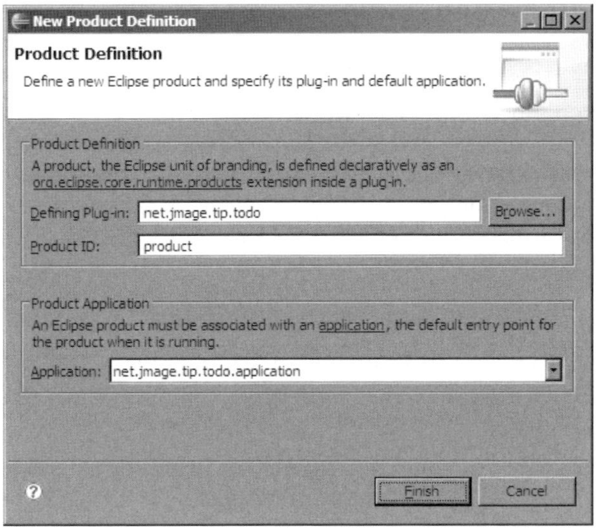

Abbildung 21.3: Das Produkt wird definiert

In der Karte „Configuration" müssen wir nun noch die Plug-ins anmelden, die für dieses Produkt benötigt werden. Wir fügen die Plug-ins wie zuvor durch Klicken auf den Button „Add..." ein, indem wir unsere Applikation auswählen und danach noch den Button „Add Required Plug-ins" betätigen.

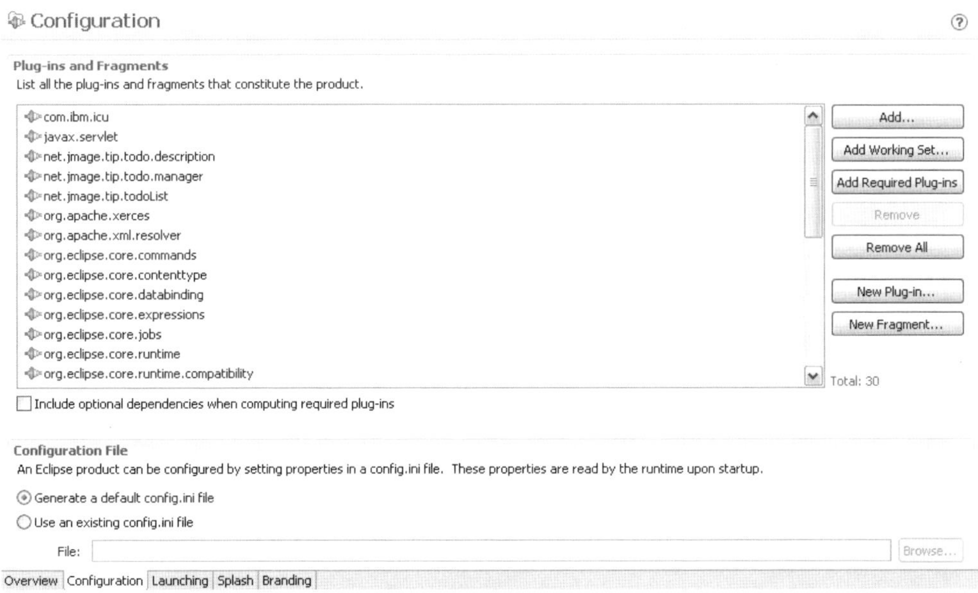

Abbildung 21.4: Der Dialog „Configuration" des Produkt-Editors

Achtung

Ist das nicht überflüssig? Wir haben das ja schon im Plug-in-Editor gemacht! Wie wir aber bald sehen werden, kommen noch optionale Komponenten wie etwa die Online-Hilfe hinzu, ohne die die Anwendung zwar lauffähig ist, die aber das Produkt vervollständigen. So bleibt die zu entwickelnde Anwendung lauffähig, ohne dass weitere Abhängigkeiten zu anderen Komponenten entstehen. Wird dies vergessen, so erscheint beim Testen des Produkts in der PDE die etwas irreführende Fehlermeldung

```
java.lang.ClassNotFoundException: org.eclipse.core.runtime.adaptor.EclipseStarter
```

Dies ist eine häufig auftretende Fehlerquelle: Oft vergisst man, die Plug-ins aufzulisten, da dies schon im Plug-in-Editor gemacht wurde

Das in Kapitel 16 erstellte Image-Plug-in wurde dem System nicht hinzugefügt, da es ja nicht erforderlich ist (das hatten wir über die Run-Konfiguration gemacht). Aber auch optionale Plug-ins können wir automatisch hinzufügen lassen, wenn wir die Checkbox „Include optional dependencies when computing required plug-ins" ankreuzen und dann noch einmal auf „Add Required Plug-ins" klicken.

Nach dem Speichern können wir im Bereich „Testing" die Anwendung starten. Noch ist kein Unterschied zu erkennen, aber die Grundlage für unsere produktspezifischen Erweiterungen ist damit geschaffen. Sehen wir uns die Liste der Erweiterungen im Plug-in-Editor an, so finden wir dort als neue Extension einen Eintrag org.eclipse.core.runtime.products mit unserer Applikation.

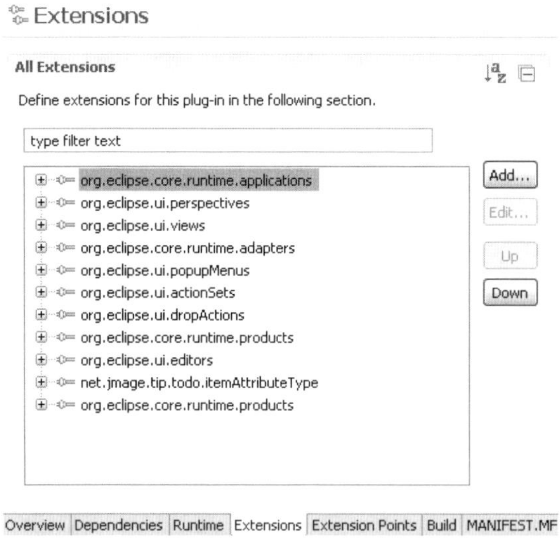

Abbildung 21.5: Auch im Produkt müssen die Extensions eingetragen werden

Wie wir sehen, können durch Einträge im Produkt-Editor neue Extensions in der Applikation erzeugt werden, d.h. neben der eigentlichen .product-Datei wird auch die plugin.xml modifiziert, wodurch eine Redundanz entsteht. Dies führt zu Inkonsistenzen, wenn etwa Einträge im Produkt-Editor zurückgenommen werden. Diese Änderungen werden in der Regel nicht in der plugin.xml vollzogen, da der Produkt-Editor „nicht weiß", ob bestimmte Einträge in der plugin.xml nicht etwa vom Plug-in-Editor stammen. Hier muss der Entwickler dann eingreifen, entweder mit dem Plug-in-Editor oder manuell.

Warum dann überhaupt diese .product-Datei? Wie wir im Kapitel über das Branding sehen werden, kann ein Produkt mit einem firmenspezifischen Äußeren wie Splash-Screen und Icons versehen werden. Damit verschiedene Produkte eines Herstellers dasselbe äußere Design erhalten, werden diese Informationen separat in der .product-Datei gespeichert, um wieder verwendet werden zu können. Möchte man bei einem anderen Produkt dasselbe Branding verwenden, so wählt man bei der Erstellung des neuen Produkts im Dialog „Product Configuration" in der Drop-Down-Liste „Use existing product configuration" seine Standard-Produkt-Datei aus. Mit einem Klick auf den Link Synchronize im Produkt-Editor werden dann die Einträge in die plugin.properties übernommen. Branding mit einem Klick!

21.1 Produkt-Export

Im Dialog „Overview" des Produkt-Editors haben wir die Möglichkeit, das fertiggestellte Produkt zu exportieren, d.h. mit allen angegebenen Plug-ins und Ressourcen in ein externes Verzeichnis außerhalb der Entwicklungsumgebung zu kopieren. Dazu benutzt man den Link „Eclipse Product export wizard".

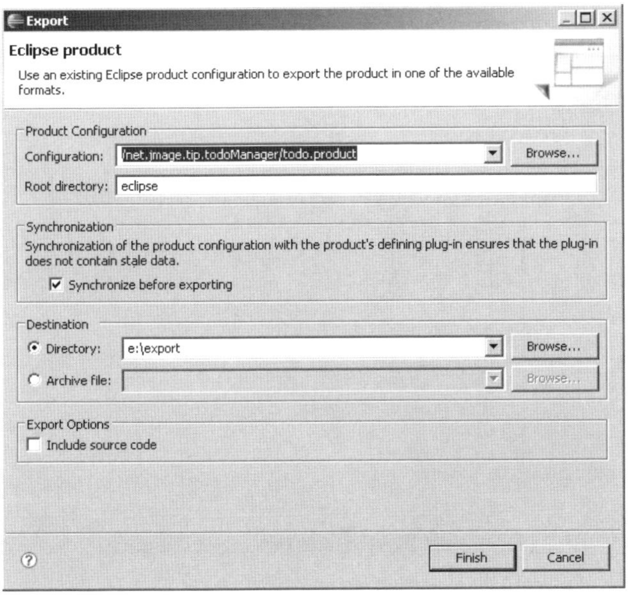

Abbildung 21.6: Der Export-Assistent

In dem sich öffnenden Dialog ist die aktuelle Produktkonfiguration bereits eingetragen, so dass wir nur noch das Export-Verzeichnis eintragen müssen Nachdem wir den Assistenten beendet haben, werden alle benötigten bzw. beschriebenen Komponenten in das angegebene Verzeichnis kopiert (**Abbildung 21.7**).

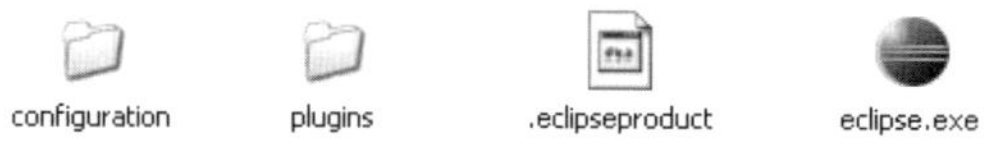

Abbildung 21.7: Das Export-Verzeichnis

Das Ergebnis kommt uns bekannt vor, denn der Aufbau ist (natürlich) derselbe wie bei der Eclipse-IDE selbst. Dies ist unbefriedigend, denn insbesondere das Programm selbst sollte einen anderen Namen und ein anderes Icon haben. Das bringen wir gleich in Ordnung.

Doch bevor wir diese Anpassungen vornehmen, starten wir doch das Programm einmal durch einen Doppelklick auf „eclipse.exe". Auch das führt zu einem unbefriedigenden Ergebnis: Die Anwendung läuft zwar, jedoch fehlen die Icons. Das können wir im Plugin-Editor auf dem Reiter „Build" korrigieren. Dort kann man auswählen, welche Teile des Systems für eine Binär-Build exportiert werden sollen. Es ist standardmäßig nur das Minimum selektiert, und wir sollten mindestens den Ordner „icons" ankreuzen (siehe **Abbildung 21.8**).

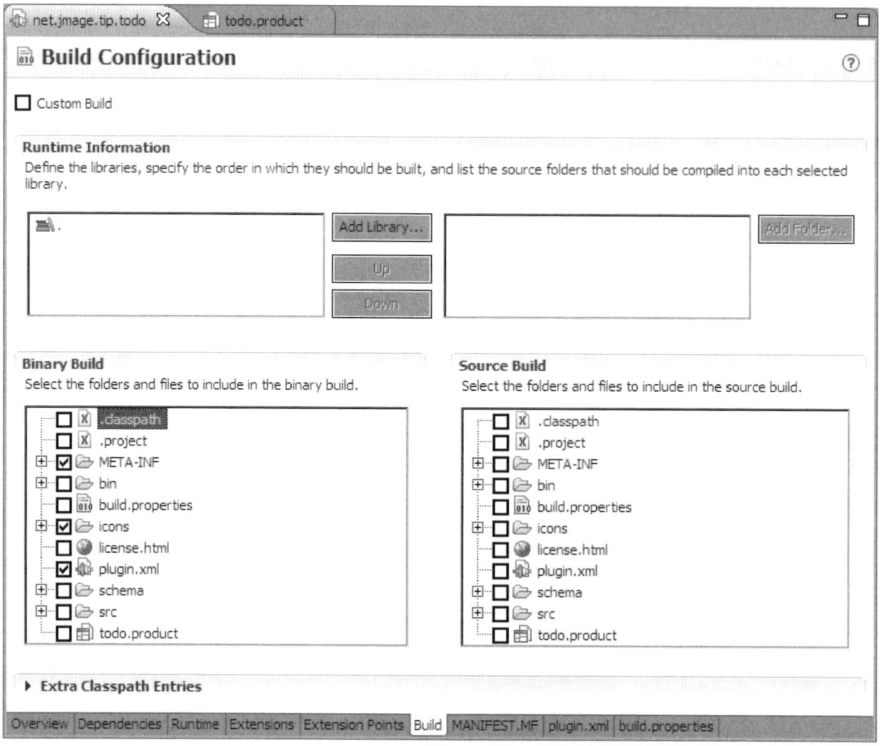

Abbildung 21.8: Selektieren der Ressourcen, die beim Build exportiert werden sollen

Nun können wir uns weiteren Verschönerungen zuwenden, zum Beispiel dem Namen und dem Icon der Anwendung. Diese und viele weitere Einstellungen nimmt man im Dialog „Launching“ des Produkt-Editors vor.

Hier können wir dem Start-Programm einen passenden Namen geben sowie ein Icon zuweisen. Des weiteren können Start-Parameter für die verschiedenen Plattformen hinzugefügt und viele andere Einstellungen vorgenommen werden.

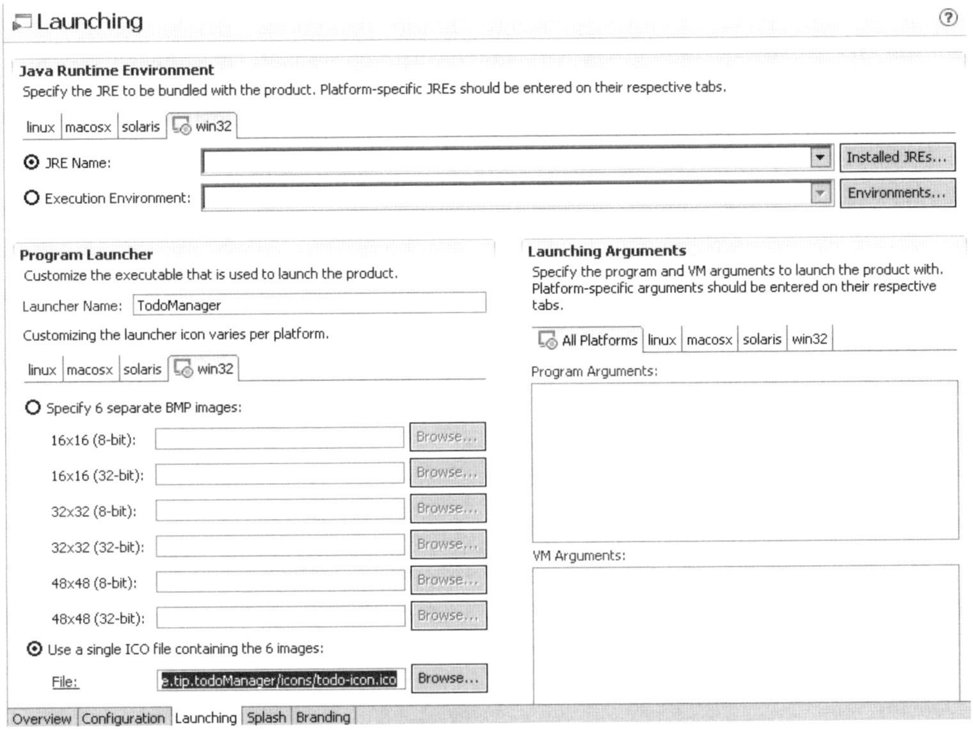

Abbildung 21.9: Der Dialog Launching des Produkt-Editors

Wir tragen einen neuen Namen sowie ein Icon für unsere Anwendung ein und exportieren erneut. Das Ergebnis sieht nun schon besser aus.

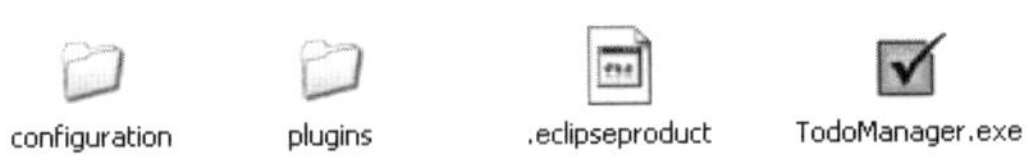

Abbildung 21.10: Das angepasste Start-Programm

Achtung

Es gibt viele Situationen, in denen Ressourcen per Hand in verschiedenen Plug-ins erzeugt werden, vor allem Properties- und Mapping-Dateien. Wird die Applikation dann aus der Entwicklungsumgebung heraus gestartet, ist alles in Ordnung. Nach einem Export mit dem Assistenten stehen diese Dateien aber nur dann zur Verfügung, wenn sie explizit im jeweiligen Build-Dialog für den Export angemeldet wurden (**Abbildung 21.8**).

21.2 Export für verschiedene Plattformen

Egal auf welcher Plattform wir entwickeln; wir möchten unsere RCP-Anwendung meist auch für andere Umgebungen bereitstellen. In unserer Ziel-Plattform sind aber nur die Plug-ins unseres Entwicklungssystems vorhanden.

Für diesen Zweck steht bei Eclipse das Delta-Pack [1] (etwas versteckt) zum Download bereit. Wir finden es als untersten Punkt im Bereich RCP-SDK auf der Downloadseite der entsprechenden Version. Es enthält diejenigen Implementierungen der Rich Client Plattform, die für verschiedene Betriebssysteme unterschiedlich sind, im Wesentlichen das Standard Widget Toolkit. Schnittstellen und Implementierungen hat man in diesen Bereichen geschickterweise in verschiedenen Plug-ins abgelegt, so dass die Schnittstellenbeschreibungen einheitlich für alle System in der RCP-SDK liegt, und beim Programmstart die notwendige Implementierung aus einem speziellen Plug-in, einem sogenannten Fragment, gezogen wird. Diese Fragmente für die unterstützten Plattformen bilden das Delta-Pack.

Wir entpacken das Delta-Pack einfach in unserer Target-Installation (und vergessen nicht, sie im Dialog „Windows | Preferences | Plug-in Development | Target Platform" nachzuladen). Im Produkt-Editor fügen wir diese Plug-ins im Dialog Configuration hinzu („Add Required Plug-ins"). Öffnen wir den Export-Assistenten, so haben wir die neue Option „Export for multiple platforms". Wir markieren diese Checkbox und können auf der nächsten Seite („Cross-platform export") unsere Zielplattformen auswählen.

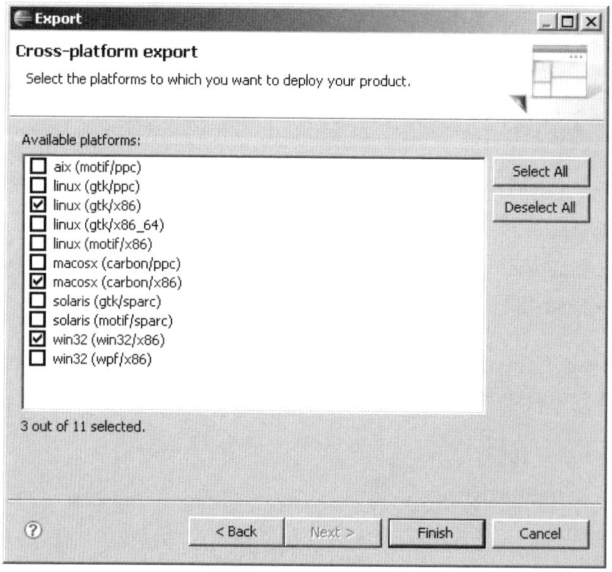

Abbildung 21.11: Exporte für andere Plattformen stehen uns mit dem Delta-Pack zur Verfügung

Danach werden für die angegebenen Plattformen jeweils eigene Verzeichnisse erzeugt. Für die jeweilige Anpassung der Programm-Namen und -Icons ist wieder der Dialog „Launching" zu verwenden.

21.3 Zusammenfassung

Mit Hilfe des Produkt-Editors ist es recht einfach, eine Applikation als Produkt mit einem Branding zu versehen, zu bündeln und auszuliefern, auch für verschiedene Plattformen, wozu das Delta-Pack benötigt wird. Es enthält alle notwendigen „Fragmente", um das Produkt auch auf anderen Systemen lauffähig machen zu können. Der Entwickler muss allerdings etwas Sorgfalt walten lassen, da Produkt-Editor und Plug-in-Editor teilweise auf dieselben Dateien zugreifen.

21.4 Verweise

[1] Delta-Pack
http://download.eclipse.org/eclipse/downloads/index.php

22 Online-Hilfe

Man kann sicher darüber streiten, ob die Online-Hilfe zur Anwendung gehört. Viele Entwickler werden dies wahrscheinlich verneinen, während die meisten Kunden darauf bestehen. Sagen wir einmal, es handelt sich um eine Grauzone. Bei Eclipse hat man sich dafür entschieden, das Online-Hilfesystem dem Produkt zuzuschlagen.

Webseiten stellen wegen der Möglichkeit der Darstellung multimedialer Inhalte und der Verknüpfung untereinander eine ideale Basis für ein Hilfesystem dar. Der gesamte Inhalt kann völlig losgelöst von der Anwendung entwickelt und sehr ansprechend gestaltet werden – einen talentierten Webseiten-Designer vorausgesetzt.

22.1 JavaHelp

Das JavaHelp-System [1] wurde von SUN entwickelt, um ein Hilfesystem mit folgenden Komponenten abzubilden:

- Inhaltsverzeichnis mit Baumstruktur
- kontextsensitive Hilfe
- Index
- Volltext-Suche

In Eclipse wird dies über HTML-Seiten und XML-Dateien realisiert, wobei letztere zur Beschreibung der Struktur dienen. Die benötigten Software-Komponenten wie Webserver (Tomcat) und Suchmaschine (Lucene) sind bereits in Java implementiert worden und liegen als Plug-ins vor. Unsere Aufgabe besteht nur noch darin, diese Plug-ins zu integrieren, entsprechende Actions zu schreiben und die Webseiten zu erstellen (bzw. erstellen zu lassen).

Die Actions sind schnell erstellt und in unsere Menüleiste eingebunden (**Listing 22.1**).

```
public class ApplicationActionBarAdvisor extends ActionBarAdvisor {
  // ...
  private IWorkbenchAction showHelpAction;
  private IWorkbenchAction searchHelpAction;
  private IWorkbenchAction dynamicHelpAction;
    ...
  protected void makeActions(IWorkbenchWindow window) {
    ...
```

Listing 22.1: Die Menüpunkte für das Help-System

```
        showHelpAction = ActionFactory.HELP_CONTENTS.create(window);   ❶
        register(showHelpAction);
        searchHelpAction = ActionFactory.HELP_SEARCH.create(window);   ❷
        register(searchHelpAction);
        dynamicHelpAction = ActionFactory.DYNAMIC_HELP.create(window); ❸
        register(dynamicHelpAction);
        aboutAction = ActionFactory.ABOUT.create(window);
        register(aboutAction);
         ...
    }
    protected void fillMenuBar(IMenuManager menuBar) {   ❹
        ...
        IMenuManager helpMenu = new MenuManager("&Help", "menu.help");
        helpMenu.add(showHelpAction);
        helpMenu.add(searchHelpAction);
        helpMenu.add(dynamicHelpAction);
        helpMenu.add(new Separator());
        helpMenu.add(aboutAction);
        ...
    }
    ...
}
```

Listing 22.1: Die Menüpunkte für das Help-System (Forts.)

Die ActionFactory von JFace bietet gleich mehrere verschiedene vordefinierte Actions an, die wir auch alle verwenden wollen. Wir erzeugen sie in der Methode makeAction des ActionBarAdvisors. Es handelt sich um die Actions zur Anzeige der Hilfe ❶ selbst samt Inhaltsverzeichnis, die Suche in der Hilfe ❷ sowie die dynamische (kontextsensitive) Suche ❸. In fillMenuBar binden wir sie in das Menü unter „Help" ein und trennen die neuen Punkte vom Punkt „About" mit einem Trennstrich ❹.

Für diese speziellen Aktionen bekommen wir sogar einige Icons im Menü-Eintrag mitgeliefert. Das sieht schon sehr hübsch aus, funktioniert aber im Augenblick natürlich noch nicht; bei einem Klick auf die Einträge passiert nichts.

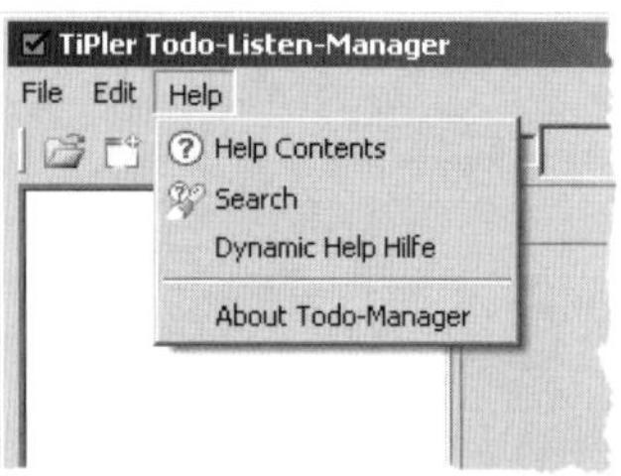

Abbildung 22.1: Das Hilfe-Menü

Hinweis

Wem die standardmäßig englischen Bezeichnungen nicht zusagen, der sei auf das Kapitel zur Internationalisierung verwiesen.

Als Nächstes fügen wir die notwendigen Plug-ins hinzu. Arbeiten wir wie empfohlen mit dem RCP-SDK, so sind die meisten davon wahrscheinlich noch nicht vorhanden. Wir müssen daher die folgenden Plug-ins in unsere Target-Installation kopieren:

- org.eclipse.help.base
- org.eclipse.help.ui
- org.eclipse.help.appserver
- org.eclipse.help.webapp
- org.eclipse.tomcat
- org.eclipse.forms
- org.eclipse.lucene

Achtung

Nicht vergessen: In „Windows | Preferences | Plug-in Development | Target Platform | Plug-ins“ auf Reload drücken, damit die Plug-ins auch angemeldet werden.

Danach öffnen wir den Produkt-Editor (nicht den Plug-in-Editor) und öffnen dort die Karte „Configuration“. Wir wählen „Add…“ und wählen im Dialog die folgenden Plug-ins aus:

- org.eclipse.help.ui
- org.eclipse.help.webapp
- org.eclipse.tomcat

Für das Plug-in org.eclipse.help.ui brauchen wir noch weitere Plug-ins, die wir mit einem Klick auf „Add Required Plug-ins“ ins Projekt holen.

Starten wir jetzt das Produkt und wählen „Help | Help Contents“, so öffnet sich tatsächlich nach einiger Zeit – der Webserver wird im Hintergrund gestartet – das von Eclipse bekannte Hilfe-Fenster (**Abbildung 22.2**). Allerdings ist links die Liste mit den Inhalten noch leer; wir haben ja noch nichts erstellt. Auch der Menü-Eintrag „Help | Search“ funktioniert, allerdings gibt es noch nichts zu suchen.

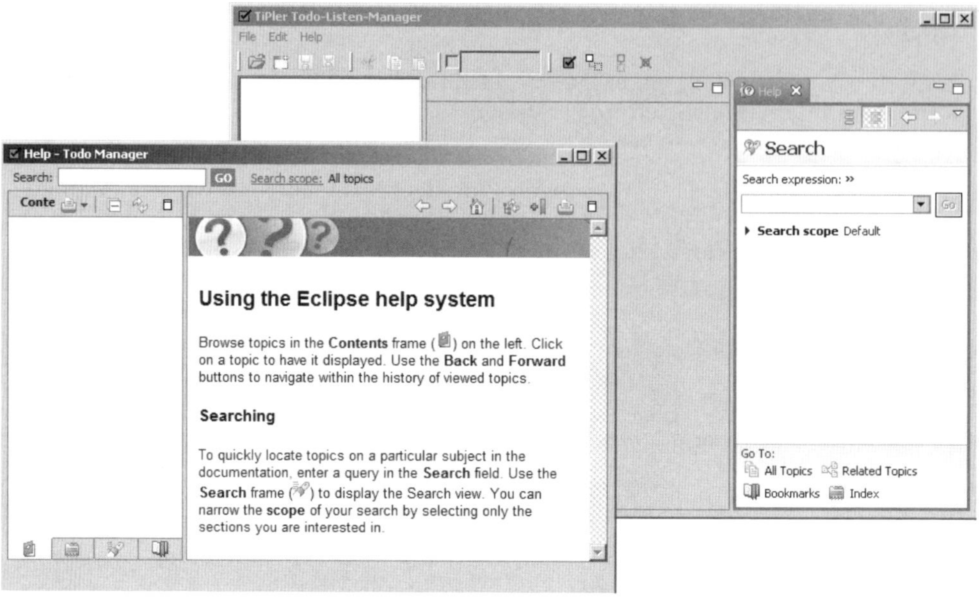

Abbildung 22.2: Hilfe-Browser und Such-Formular sind bereits aktiv, aber ohne Inhalt

Tipp

Läuft auf dem Rechner eine Firewall, so muss erst noch die Portfreigabe bestätigt werden, ehe sich das Hilfe-Fenster öffnet.

22.2 Das Hilfe-Plug-in

Bauen wir nun unsere Hilfeseiten. Neben den eigentlichen Seiten im HTML-Format brauchen wir noch einige XML-Dateien zur Strukturierung. Für die drei Anforderungen an unser System – Inhaltsverzeichnis, Index und Kontextsensitivität – gibt es je eine Sorte von XML-Dateien. Wir könnten nun die Hilfeseiten und diese XML-Dateien manuell in unserer Applikation erstellen; die Strukturen sind sehr einfach. Allerdings haben wir dann in unserem Plug-in-Projekt viele Dateien herumliegen, die mit der eigentlichen Applikation nichts zu tun haben. Außerdem ist evtl. ein anderes Team für die Erstellung der Hilfeseiten verantwortlich. Wir erstellen daher ein eigenes Plug-in, das nur für die Online-Hilfe zuständig ist. Genau für diesen Zweck existiert auch ein Template.

Mit „File | Project | Plug-in Project" öffnen wir den Projekt-Assistenten. Wir nennen unser Plug-in „net.jmage.tip.todo.help" und deaktivieren die Checkbox „Create a Java Project", denn dieses Plug-in wird keinen Java-Code enthalten. Auf der nächsten Seite geben wir die Plug-in-Id „net.jmage.browser.help" und den Provider-Namen ein. Auf der nächsten Seite wird uns als einziges Template ein „Plug-in with sample help content" angeboten, das wir auswählen. Nach einem Klick auf Next gelangen wir auf die Seite „Sample Help Table of Contents" (**Abbildung 22.3**).

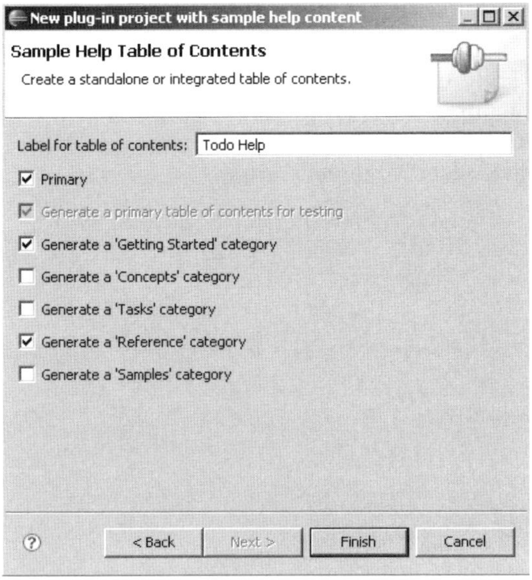

Abbildung 22.3: Wie viel Hilfe soll es sein?

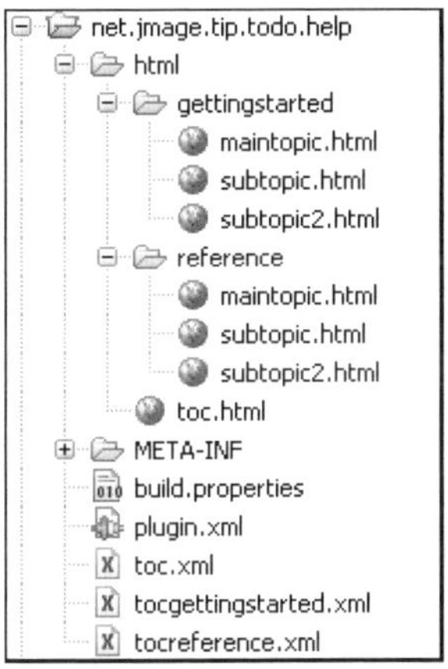

Dort geben wir die Überschrift für unsere Hilfeseiten ein und können uns nun die gewünschten Hilfe-Komponenten aussuchen, indem wir die Checkbox „Primary“ aktivieren. Je nach Umfang des Systems wird man einen oder mehrere Punkte auswählen. Wir entscheiden uns für die zwei Punkte „Getting started“ und „Reference“.

Das erzeugte Projekt enthält wie erwartet keinen Java-Code, dafür aber eine Reihe von HTML-Dateien sowie die XML-Dateien, die die Hilfestruktur beschreiben.

Jetzt müssen wir nur noch in unserem Produkt das Hilfe-Plug-in zu der Liste der Plug-ins hinzufügen. Bei einem neuen Start des Produkts öffnet sich nun durch „Help | Help Contents“ das Hilfe-Fenster, in dem wir diesmal links im Content-Bereich unser Online-Hilfe-Paket mit den gewählten Unterpunkten finden (**Abbildung 22.4**). Die Suche ist ebenfalls funktionsfähig. Die angezeigten Hilfeseiten können jetzt mit Inhalten gefüllt werden.

Hinweis

Unter Windows wird das Rendering der Hilfeseiten mit einem eingebetteten Internet Explorer durchgeführt. Sollte es Probleme mit dem generierten JavaScript oder XML geben, so wird der Fehler vom System und nicht von Eclipse abgefangen. Das kann zum Beispiel dazu führen, dass der Visual Studio Debugger startet.

Probleme dieser Art können oft durch Löschen und Wiederherstellen der Run-Konfiguration behoben werden.

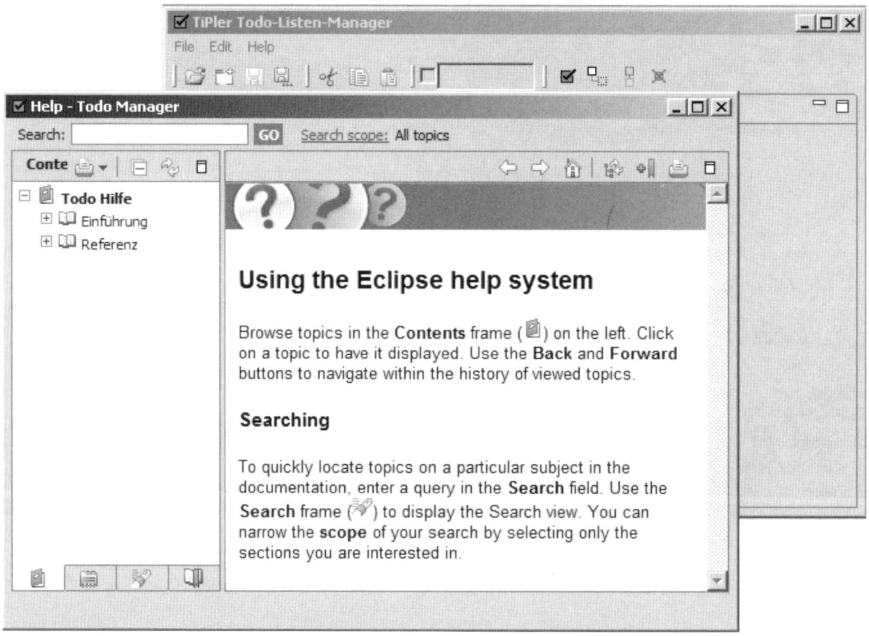

Abbildung 22.4: Unser Hilfe-Plug-in in der Anwendung

22.2.1 Anpassen der Struktur der Hilfeseiten

Wem die vorhandene Struktur der Seiten nicht gefällt, der kann die toc-Dateien einfach anpassen. Die erzeugten Labels „Getting started" oder „References" haben keine innere Bedeutung und stellen lediglich Vorschläge dar. Der Aufbau der Hilfeseiten kann auch ganz anders aussehen. Die XML-Dateien sind nur Lesezeichen innerhalb der Hilfeseiten, und ihre Struktur ist recht einfach. Entsprechend können in der Extension org.eclipse.help.toc toc-Dateien hinzugefügt oder entfernt werden.

```
<?xml version="1.0" encoding="UTF-8"?>
<?eclipse version="3.2"?>
<plugin>
```

Listing 22.2: Die Datei plugin.xml unseres Help-Plug-ins

```
    <extension
          point="org.eclipse.help.toc">
       <toc file="toc.xml" primary="true">
       </toc>
       <toc file="tocgettingstarted.xml">
       </toc>
       <toc file="tocreference.xml">
       </toc>
    </extension>
</plugin>
```

Listing 22.2: Die Datei plugin.xml unseres Help-Plug-ins (Forts.)

Die Datei plugin.xml des Help-Projekts net.jmage.tip.todo.help beschreibt nur die verwendeten toc-Dateien; dabei ist toc.xml als Einstiegspunkt (primary) markiert.

Passen wir nun unsere Hilfeseiten an, indem wir neue Überschriften für die Hilfe-Punkte eintragen (**Listing 22.3**)

```
<?xml version="1.0" encoding="UTF-8"?>
<?NLS TYPE="org.eclipse.help.toc"?>
<toc label="Todo Hilfe" topic="html/toc.html">
   <topic label="Einführung">
      <anchor id="gettingstarted"/>
   </topic>
   <topic label="Referenz">
      <anchor id="reference"/>
   </topic>
</toc>
```

Listing 22.3: Die Datei toc.xml unserer Anwendung

Entsprechend ändern wir die Dateien tocgettingstarted.xml (**Listing 22.4**) und tocreference.xml ab. Die XML-Syntax ist recht einfach. Die Baumstruktur des Hilfe-Verzeichnisses wird hier durch verschachtelte Topics-Einträge abgebildet. Dabei ist ein Label jeweils mit einer HTML-Datei verknüpft.

```
<?xml version="1.0" encoding="UTF-8"?>
<?NLS TYPE="org.eclipse.help.toc"?>
<toc label="Einführung" link_to="toc.xml#gettingstarted">
  <topic label="Was macht der Todo-Manager?"
      href="html/gettingstarted/maintopic.html">
  </topic>
  <topic label="Todos verwalten"  href="html/gettingstarted/maintopic.html">
```

Listing 22.4: Unsere neue Datei tocgettingstarted.xml

```
    <topic label="Todos erzeugen" href="html/gettingstarted/subtopic1.html" />
    <topic label="Todos gruppieren" href="html/gettingstarted/subtopic2.html" />
    <topic label="Todos löschen" href="html/gettingstarted/subtopic3.html" />
  </topic>
</toc>
```

Listing 22.4: Unsere neue Datei tocgettingstarted.xml (Forts.)

Die eigentlichen HTML-Seiten können nun beliebig aufwändig gestaltet werden; wir tragen erst einmal einen Blindtext ein, um einen ersten Eindruck zu erhalten.

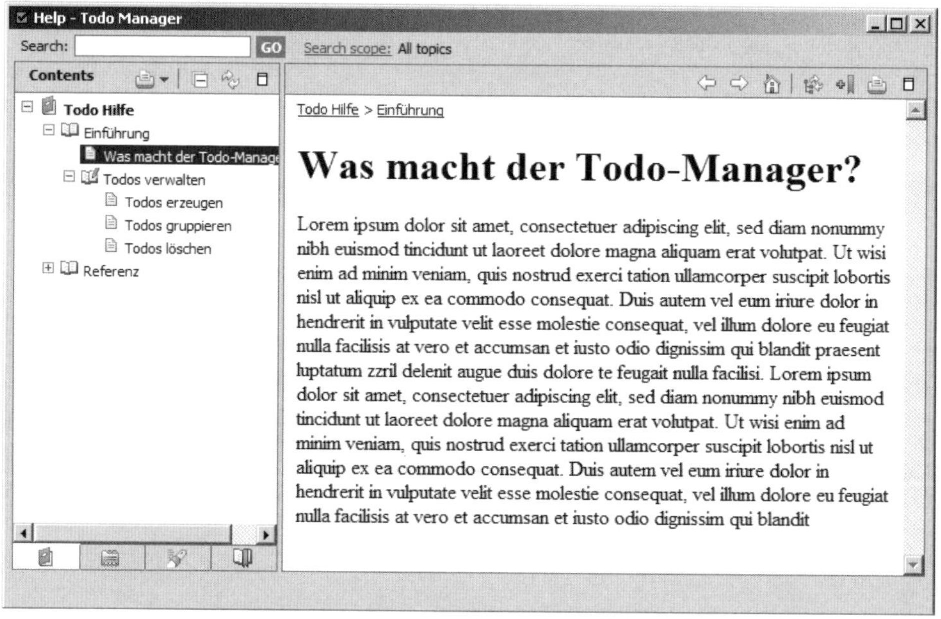

Abbildung 22.5: Die angepasste Online-Hilfe mit Blindtext

Tipp

Für Blindtexte in beliebiger Länge gibt es zahlreiche Generatoren im Internet, z.B. [2]

22.2.2 Die Startseite der Online-Hilfe

Die Hilfeseiten sind fertig, die Suche funktioniert usw., trotzdem sind wir noch nicht ganz zufrieden. Immernoch erscheint die Standard-Hilfeseite von Eclipse nach Aufruf der Hilfe.

Um dies zu ändern, müssen wir für unser eingebundenes Hilfe-Plug-in die Voreinstellungen ändern. Dies geschieht wie bei allen Plug-ins durch eine Ini-Datei in unserer Applikation.

1. Wir erstellen in net.jmage.tip.todo eine Datei preferences.ini
2. In der Karte Extensions von net.jmage.tip.todo öffnen wir die Extension org.eclipse.core.runtime.products.
3. Auf unserem Produkt legen wir mit einem Rechtsklick und „New | Property“ eine neue Property an
4. Der Name der Property ist preferenceCustomization, ihr Wert preferences.ini

Nun können wir in der Datei preferences.ini unser Produkt anpassen. Eine selbst erstellte Startseite der Hilfe, z.B. home.html im Verzeichnis html, ersetzt man durch

```
org.eclipse.help.base/help_home=/net.jmage.tip.todo.help/html/home.html
```

Das Ergebnis sehen wir in **Abbildung 22.6**.

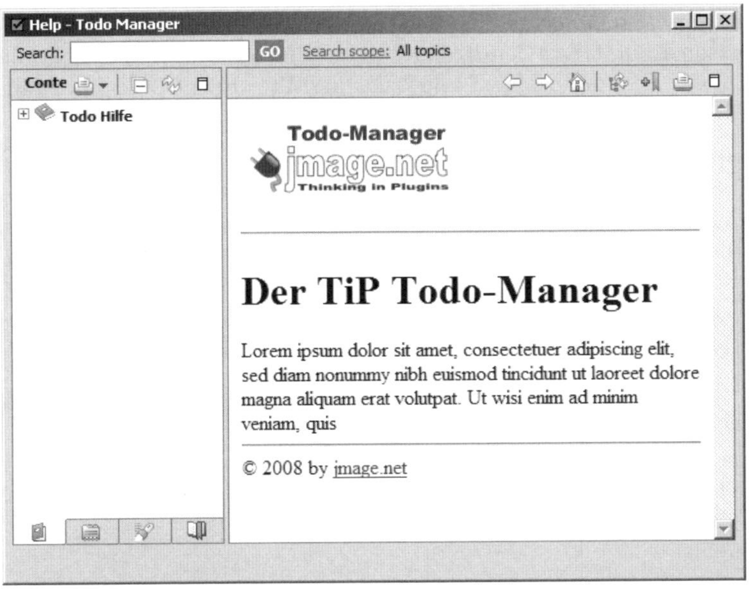

Abbildung 22.6: Schon besser: Unser Corporate Design auch in der Online-Hilfe.

Vielleicht gefällt uns auch die Reihenfolge des Inhaltsverzeichnisses nicht. Die Reihenfolge und Sichtbarkeit der Einträge innerhalb des Inhaltsverzeichnisses lässt sich ebenfalls durch eine XML-Datei steuern. Sie wird in plugin_customization.ini spezifiziert durch die folgende Zeile:

```
org.eclipse.help/HELP_DATA= helpData.xml
```

„helpData.xml“ kann wie folgt aussehen:

```
<extensions>
  <tocOrder>
    <toc id=„/org.eclipse.helprcp.content/testToc.xml"/>
```

```
    <toc id=„/org.eclipse.other.content/toc.xml"/>
  </tocOrder>
  <hidden>
    <toc id=„/org.eclipse.third.content/toc.xml"/>
  </hidden>
</extensions>
```

In helpData.xml können noch weitere Anpassungen vorgenommen werden; die vollständige Schema-Beschreibung für helpData.xml findet man unter [3]. Eine vollständige Liste der Möglichkeiten findet man unter [4].

22.2.3 Kontextsensitive Hilfe

Mit der Erstellung der Webseiten ist das Hilfesystem eigentlich fertig. Großartig wird es aber erst durch Kontextsensitivität: Der Benutzer wählt ein Element aus und drückt die Hilfe-Taste (unter Windows „F1", unter Mac „Help"). Dann sollte der entsprechende Hilfetext – soweit vorhanden – angezeigt werden.

Jedes Element der Oberfläche kann mit einer solchen Hilfe-Funktion versehen werden. Dies wird durch ein Mapping von Kontext-IDs auf Hilfeseiten bewerkstelligt, das in einer XML-Datei definiert wird. Für jede Komponente, die wir unterstützen wollen, muss eine ID registriert werden (das machen wir dort, wo die Komponente erstellt wird).

```
PlatformUI.getWorkbench().getHelpSystem().setHelp(
   tree.getTree(),"net.jmage.tip.todo.todoTree"
   );
```

Listing 22.5: Zuweisung einer Kontext-ID in TodoListView

Danach legen wir in net.jmage.tip.todo.help eine Datei contexts.xml an und verknüpfen nun diese Kontext-ID mit einer Seite aus unserem Hilfesystem:

```
<contexts>
  <context id="todoTree">
    <description>
      Die Baumansicht bietet einen Überblick über die einzelnen Todos.
    </description>
    <topic href="html/todoTree.html" label="Übersicht der Todos" />
  </context>
</contexts>
```

Listing 22.6: Die Datei contexts.xml verknüpft Elemente der Oberfläche mit Hilfeseiten über die Kontext-ID

Zu beachten ist, dass bei der ID der Komponente die Plug-in-ID vorangestellt werden muss. In contexts.xml ist nur die „kurze" ID eingetragen. Das Hilfesystem sucht nach einer Komponente mit der Kontext-ID = PLUGIN_ID + ID, in unserem Beispiel also:

```
PLUGIN_ID = net.jmage.tip.todo.manager
ID = todoTree
CONTEXT_ID = net.jmage.tip.todo.manager.todoTree
```

Wenn diese ID nicht gefunden wird, passiert nichts. Dies ist oft die Ursache von Fehlern, man muss hier sehr sorgfältig arbeiten.

Jetzt müssen wir die Kontext-Datei noch anmelden.

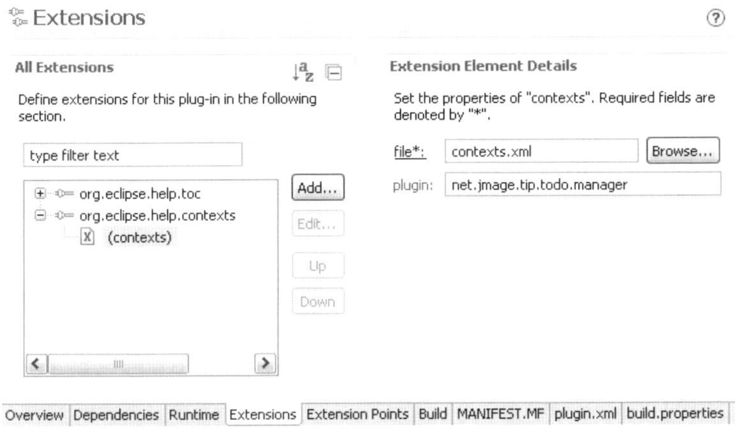

Abbildung 22.7: Die contexts.xml wird registriert

1. Im Plug-in-Editor des Help-Plug-ins fügen wir die Extension org.eclipse.help.contexts hinzu.
2. Mit Rechtsklick auf diese Extension wählen wir „New | contexts".
3. In file geben wir contexts.xml ein und unter plug-in net.jmage.tip.todo.

Starten wir nun das Programm und aktivieren die Komponente. Nach Drücken der Hilfe-Taste (Windows: F1) öffnet sich die Hilfeseite (dasselbe geschieht nach Wahl des Menüpunkts „Help | Dynamic Help"). Dabei erscheint zunächst der Text, der in der contexts.xml unter dem Tag „description" erschien. Dieser „description"-Text ist nicht etwa optional (wie in vielen anderen XML-Dateien); wenn er fehlt, erscheint die Hilfeseite nicht. Unter dem Hilfetext steht nun ein Link zur HTML-Seite, versehen mit dem entsprechenden Label (**Abbildung 22.8**).

Tipp

Falls die Hilfe beim Druck auf F1 nicht erscheinen sollte: Wurde vielleicht das Tag <description> vergessen?

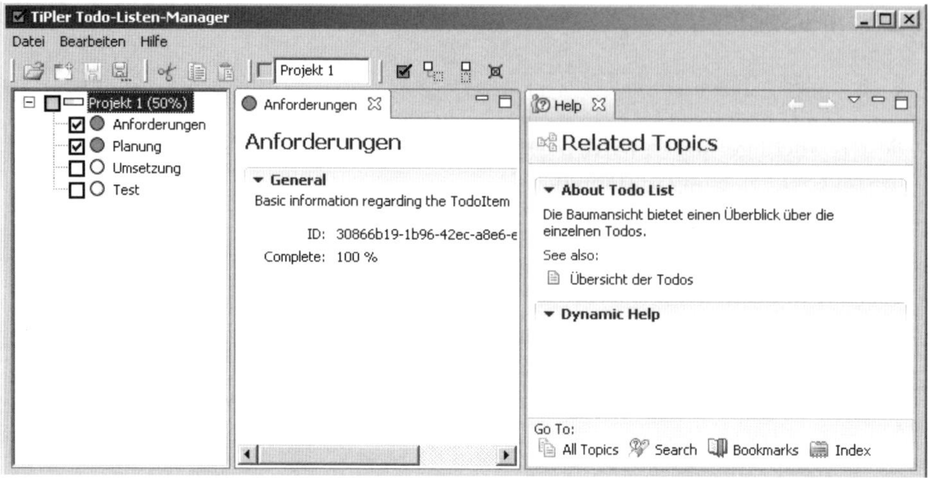

Abbildung 22.8: Die kontextsensitive Hilfe in Aktion

22.2.4 Der Hilfe-Index

Fehlt nur noch ein Index für das Hilfesystem. Dies macht natürlich erst ab einer gewissen Größe Sinn und ist ebenso optional wie die Kontextsensitivität. Ein Index wird genauso wie die Kontext-Hilfe über eine XML-Datei erstellt, die den Namen index.xml trägt.

```
<?xml version="1.0" encoding="UTF-8" ?>
<index version="1.0">
  <entry keyword="Todo Item">
    <topic href="html/todoItem.html" />
  </entry>
  <entry keyword="Todo Status">
    <topic href="html/todoItem.html#State" />
  </entry>
  <entry keyword="Todo Verzeichnis">
    <topic href="html/todoTree.html" />
  </entry>
</index>
```

Listing 22.7: Die index.xml generiert das Stichwortverzeichnis

Hier werden Schlüsselwörter des Index mit den entsprechenden Seiten verknüpft. Wie man sieht, ist auch hier eine hierarchische Anordnung möglich, was hinterher im Index des Hilfesystems als Baum angezeigt wird.

Nun muss nur noch die entsprechende Extension `org.eclipse.help.index` eingefügt werden:

1. Im Plug-in-Editor des Help-Plug-ins fügen wir die Extension `org.eclipse.help.index` hinzu.
2. Mit Rechtsklick auf diese Extension wählen wir „New | index“.
3. In file geben wir index.xml ein.

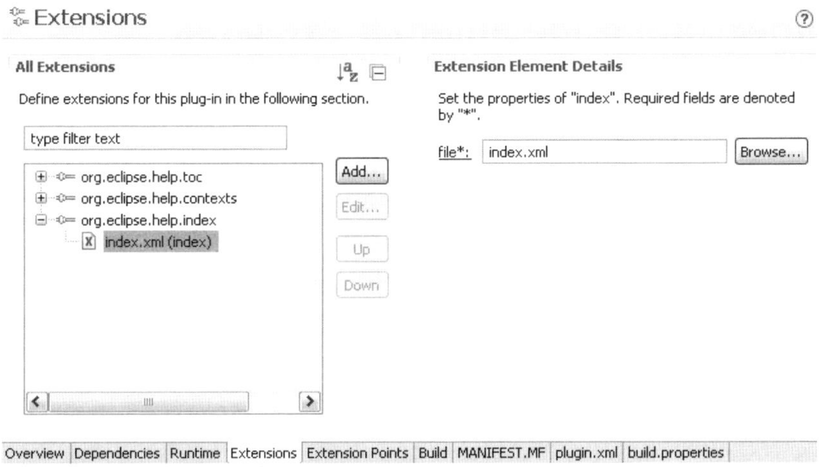

Abbildung 22.9: Die index.xml wird registriert

Danach steht nun auch ein Index in der Online-Hilfe bereit.

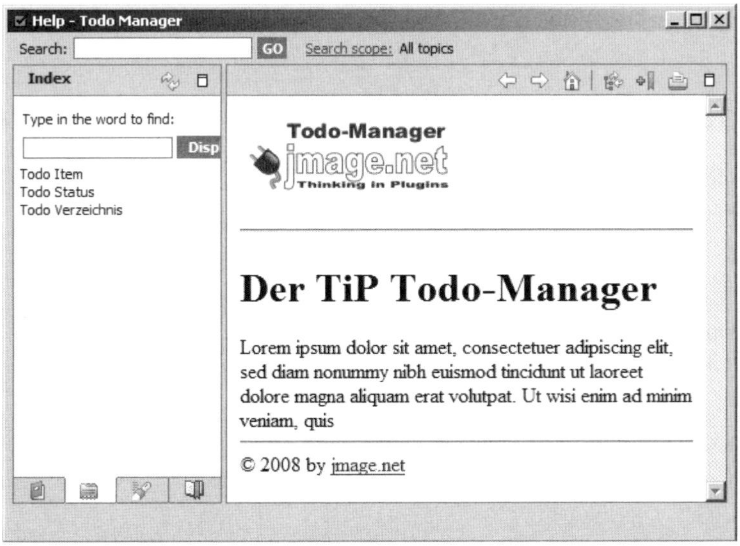

Abbildung 22.10: Der Index unserer Online-Hilfe

Wie man sieht, ist der Einbau einer kompletten HTML-basierten Online-Hilfe recht einfach und besteht im Wesentlichen aus dem Erstellen der Hilfeseiten sowie einiger XML-Dateien, die die Steuerung übernehmen. Danach müssen diese XML-Dateien nur noch beim System registriert werden. Alle übrigen Funktionalitäten wie Präsentation und Suche werden durch die Plug-ins des Hilfesystems bereitgestellt.

22.3 Online-Hilfe ohne eigenes Projekt

Wer doch lieber alle Hilfe-Dateien zusammen mit seinem Projekt verwalten will, also kein Extra-Projekt für die Hilfe erstellen möchte: Auch dies ist möglich.

Dazu öffnet man in der Karte „Extensions" des Plug-in-Editors den Dialog „New Extension" durch den Button „Add...". Auf der Karte „Extension Points" deaktiviert man die Checkbox „Show only extension points from the required plug-ins" und wechselt zur Register-Karte „Extension Wizards". Man wählt links „Extension Templates" aus und rechts „Help Content". Mit einem Klick auf „Next" kommt man dann wieder auf die Seite „Sample Help Table of Contents". Ab dann verfährt man wie oben beschrieben.

22.4 Zusammenfassung

Das Online-Hilfe-Framework ist ein sehr mächtiges Werkzeug zur Erstellung von Hilfesystemen. Da es auf HTML basiert, lassen sich sehr attraktive Hilfeseiten gestalten, in denen direkt eine Volltextsuche möglich ist. Etwas umständlicher ist die Erstellung eines Index und der kontextsensitiven Hilfe. Alle Strukturen sind XML-basiert und damit recht einfach zu verstehen.

22.5 Verweise

[1] Suns Seiten zu JavaHelp
http://java.sun.com/products/javahelp/

[2] Blindtext-Generator
http://www.newmediadesigner.de/

[3] Eclipse Help: Help Data
http://help.eclipse.org/help33/topic/org.eclipse.platform.doc.isv/guide/ua_help_setup_help_data.htm

[4] Eclipse Help: Product customization
http://help.eclipse.org/help33/topic/org.eclipse.platform.doc.isv/guide/ua_help_setup_preferences.htm

23 Internationalisierung

Ein professionelles Produkt, das weltweit verkauft werden soll, hat ohne Internationalisierung auf dem Markt kaum Chancen. Aber auch Anwendungen, die in größeren Firmen eingesetzt werden sollen, müssen evtl. internationalisiert werden, sei es, weil die Firma weltweit agiert, sei es, weil viele fremdsprachige Mitarbeiter im Hause beschäftigt sind. Während die Aufgabe der Übersetzung an Fachleute übertragen werden kann, bleibt das Problem der Einbindung beim Entwickler. Keine sehr angenehme Aufgabe, da sie wenig mit der Funktionalität zu tun hat. Vielleicht mit ein Grund, warum das Wort „Internationalization" oft etwas lieblos mit „i18n" abgekürzt wird (18 steht für die 18 Buchstaben zwischen dem führenden „I" und dem abschließenden „N"). Eng damit verknüpft ist die Lokalisierung („localization" oder kurz l10n), die Anpassung eines Produkts an eine gegebene Sprache.

Java bietet eine Lösung für diese Probleme durch die „Resource-Bundles". Viele IDEs, so auch Eclipse, bieten die Möglichkeit, im Code vorkommende Texte zu extrahieren und durch Platzhalter zu ersetzen. Dies geschieht in Eclipse durch den Menüpunkt „Source | Externalize Strings". Zahlen und Daten können durch entsprechende Formatierungsklassen mit Hilfe der gegebenen „Locale" formatiert werden.

Wir gehen davon aus, dass der Leser bereits mit diesen Techniken vertraut ist, da diese schon lange Bestandteil von Java sind. Wir wollen hier nur die Aufgaben beschreiben, die bei der Internationalisierung von RCP-Anwendungen anfallen. Diese sind im Einzelnen:

- Extraktion der Texte aus den Manifest-Dateien
- Bündelung der Ressourcen
- Auslieferung der Ressourcen

23.1 Die Texte der Manifest-Dateien

In den Dateien plugin.xml und MANIFEST.MF sind viele Strings enthalten, die auf der Oberfläche der Anwendung angezeigt werden. Plant man eine mehrsprachige Anwendung, so verwendet man am besten direkt Platzhalter für diese Strings. Diese Platzhalter haben die Form %<name>, d.h. sie werden durch ein vorangestelltes Prozentzeichen markiert. Wie bei den Resource-Bundles müssen die Übersetzungen dann in einer Properties-Datei namens „plugin.properties" gespeichert werden.

Die Strings lassen sich aber auch bequem später extrahieren. Zwar werden sie durch das Auslagern von Strings aus dem Java-Code mit „Source | Externalize Strings" *nicht* erfasst; die PDE hat aber dafür einen eigenen Menüpunkt. Im Kontextmenü des Projekts befindet sich weit unten der Eintrag „PDE Tools" und dahinter der Punkt „Externalize Strings". Im entsprechenden Dialog (**Abbildung 23.1**) findet man links die Liste der betreffenden Manifest-Dateien. Markiert man eine dieser Dateien, so werden alle relevanten Strings in dieser Datei mit einer Checkbox angezeigt. Die PDE ist so intelligent, dass sie nicht-relevante Strings wie etwa die Plug-in-ID unberührt lässt.

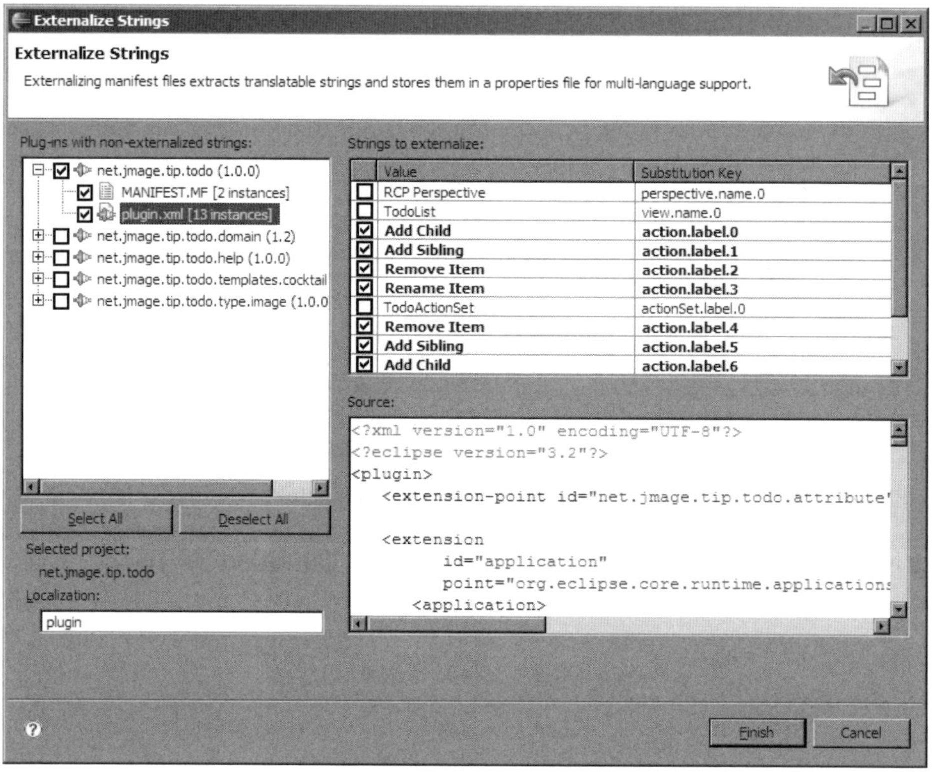

Abbildung 23.1: Der Assistent zur Extraktion der Texte

Nachdem man die gewünschten Strings markiert und den Dialog mit „Finish" verlassen hat, werden die Strings durch Platzhalter der Form „%prefix.name.nr" ersetzt und eine Datei plugin.properties erzeugt, die die Mappings der Strings auf ihre Platzhalter enthält.

```
#Properties file for net.jmage.tip.todo
action.label.0 = Add Child
action.label.1 = Add Sibling
action.label.2 = Remove Item
```

Listing 23.1: Die Datei plugin.properties wird automatisch generiert

```
action.label.3 = Rename Item
action.label.4 = Remove Item
action.label.5 = Add Sibling
action.label.6 = Add Child
action.label.7 = Rename Item
product.name.0 = TiPler
```

Listing 23.1: Die Datei plugin.properties wird automatisch generiert (Forts.)

In der Datei MANIFEST.MF wird der Eintrag

```
Bundle-Localization: plugin
```

hinzugefügt, der anzeigt, dass eine Lokalisierung verwendet wird.

23.2 Lokalisierte Ressourcen

Die Lokalisierung eines Produkts ist mehr als nur die Übersetzung der ausgegebenen Texte in die jeweilige Sprache des Benutzers. Sie betrifft auch Datenformate wie Datum und Uhrzeit, Zahlen oder Währungen. Für viele Fälle existieren im Paket `java.text` entsprechende Formatierer; evtl. müssen aber auch eigene erstellt werden, etwa für die Formatierung von Telefonnummern. Dies ist kein RCP-spezifisches Problem, weshalb wir es hier nicht weiter erörtern wollen.

Wir haben nun alle Texte extrahiert und dazugehörige Properties-Dateien erstellt. Aber es gibt noch mehr Ressourcen, die internationalisiert werden müssen, z.B. das Hilfesystem, das im Wesentlichen aus etlichen HTML- und XML-Dateien besteht und das wir idealerweise in einem eigenen Plug-in erstellt haben. Auch die Auswahl von Icons muss überdacht werden. Stopschild und Warndreieck sind dank weltweit einheitlicher Verkehrsregeln glücklicherweise eindeutig und können daher für Fehler- und Warnmeldungen benutzt werden; dasselbe gilt für Ausrufe- und Fragezeichen. Evtl. werden aber Icons verwendet, die in anderen Kulturkreisen missverstanden werden können. Eine amerikanische Mailbox als Symbol für den Posteingang ist sicher nicht so gut wie etwa ein Briefumschlag. Es ist immer besser, Symbole zu verwenden, die international einheitlich sind. Lässt sich dies nicht verwirklichen, so hat man wieder mehrere Sätze von Ressourcen für Icons.

Diese Dateien und Ordner können wir nun in einer Baumstruktur der Form

```
nl/
   |--- de/
   |--- en/
   |--- fr/
```

im Plug-in-Verzeichnis ablegen, d.h. unterhalb eines Verzeichnisses namens `nl` (für „national language“) befinden sich pro unterstützter Sprache weitere Ordner mit den bekannten Kürzeln für die Sprache. Beim Start der Applikation wird der entsprechende Ordner automatisch gefunden und ausgewertet.

Hinweis

Die Eclipse RCP ist darauf ausgerichtet, dass mit ihr Applikationen für verschiedene Plattformen und Sprachen erstellt werden. Daher gibt es einige Parameter, die beim Build oder zur Laufzeit aufgelöst werden. Dies sind:

Variable	Bedeutung	Mögliche Werte
nl	Die Locale	de_DE, en, fr
os	Das Betriebssystem	win32, macos, linux,...
ws	Das Window-System	win32, gtk, carbon...
$arch$	Prozessorarchitektur	X86, sparc,...

Tabelle 23.1: Variablen der RCP

Dies ist aber keine sonderlich elegante Lösung. Das komplette Produkt müsste aktualisiert werden, wenn ein einziges Label in einer Anwendung geändert wird. Oder vielleicht kommt eine komplett neue Sprachversion hinzu. Im Abschnitt zur Online-Hilfe hatten wir es auch vorgezogen, ein eigenes Plug-in ausschließlich für die Hilfe-Dateien zu erstellen, um diese Dateien vom Code der Applikation zu trennen. Was wir gerne hätten, sind verschiedene Sprachpakete („Language Packs"), die einem Produkt beigelegt werden können. Diese Pakete spezifizieren bestimmte Werte, in diesem Fall unsere Platzhalter sowie die anzuzeigenden Hilfe-Dateien.

23.3 Sprachpakete

Für derartige Probleme hat man bei Eclipse die „Plug-in-Fragmente" geschaffen. Fragmente sind Pakete, die zu einem anderen Plug-in gehören und dessen Funktionalität erweitern. Beim Start werden sie nahtlos in dieses sogenannte „Host"-Plug-in eingefügt, d.h. es werden der Klassenpfad und die Plug-in-ID des Hosts verwendet.

Wir erstellen nun mit „File | New | Project | Fragment Project" ein neues Fragment namens net.jmage.tip.todo.nl. Dabei deaktivieren wir die Checkbox „Create a Java Project", da wir keinen Java-Code erstellen werden. Als Host-Plug-in geben wir unsere RCP-Anwendung an.

In dem neu erzeugten Projekt erstellen wir für jede unterstützte Sprache eine eigene Properties-Datei, etwa „plugin_de.properties" und „plugin_en.properties". (Dies entspricht dem Vorgehen bei Resource-Bundles). Wir entfernen dafür die alte Datei plugin.properties in unserem Host-Projekt. Wir müssen das Fragment jetzt nur noch in der Produkt-Konfiguration eintragen.

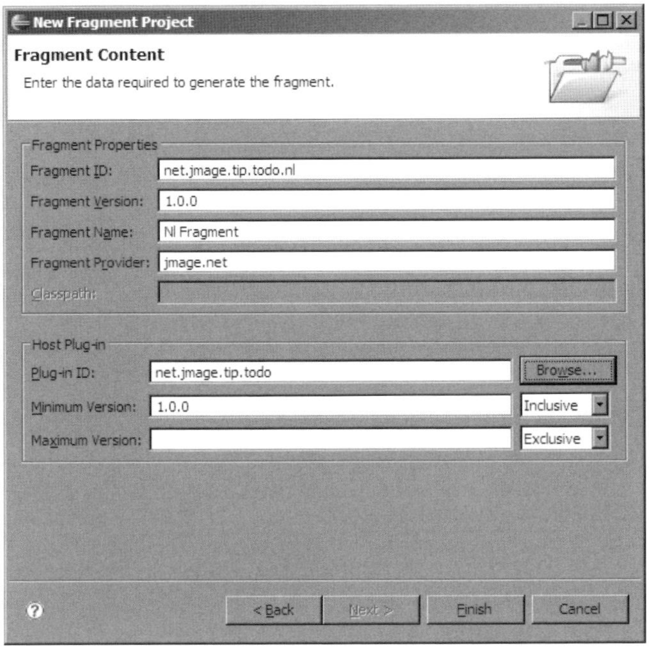

Abbildung 23.2: Ein neues Fragment für die Internationalisierung

Aber wie teilen wir Eclipse mit, was unsere Sprache ist? Das wird Eclipse beim Starten mit dem Argument -nl mit auf den Weg gegeben. In der Run-Konfiguration unter „Arguments" finden wir dort den Wert ${target.nl}. Diesen Wert können wir über den Knopf „Variables..." konfigurieren. Ein besserer Weg ist es aber, über „Window | Preferences | Plug-in Development | Target Platform" die gewünschte Locale aus dem dortigen Dropdown auszuwählen (**Abbildung 23.3**).

Hinweis

Eine Locale wird durch einen ein- bis vierteiligen Locale-String dargestellt, am gebräuchlichsten sind jedoch die ein- und zweiteiligen Formen, z.B. „de" oder „de_DE". Der erste Teil bestimmt die Sprache, in diesem Fall Deutsch. Der zweite Teil bestimmt das Land, in diesem Fall Deutschland. In der Schweiz wäre es de_CH. Die Buchstabenkürzel sind in ISO 3166-1 definiert.

Als dritter Teil kann noch das Codeset und als vierter ein weiterer Modifikator hinzugefügt werden.

Eclipse versucht, die gewünschte Locale so genau wie möglich auszuwählen. Nehmen wir an, eine Anwendung kennt die Localen en, en_UK und en_US. Wenn nun eine Anwendung die Locale en_UK verlangt, wird diese benutzt. Wenn die Anwendung jedoch en_AU anfragt, wird en benutzt, als „bester" Treffer. Es ist üblich, auf Englisch auszuweichen, falls die gewünschte Locale überhaupt nicht gefunden werden kann.

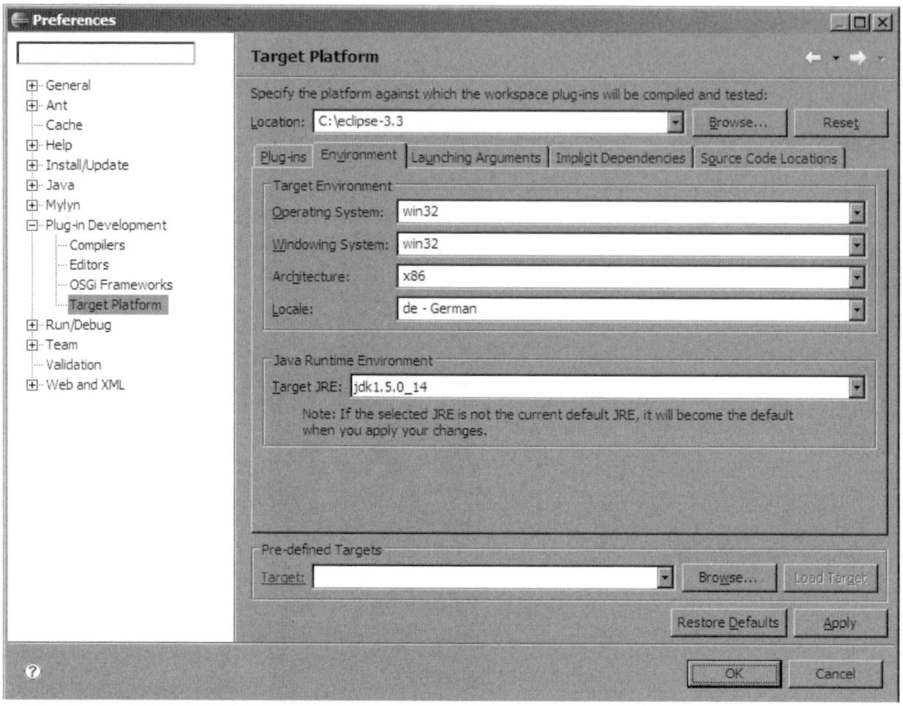

Abbildung 23.3: In den Preferences stellen wir die Locale auf German

Nach dem Start des Produkts werden die Texte aus der Datei plugin_de.properties aus dem Fragment ausgewertet.

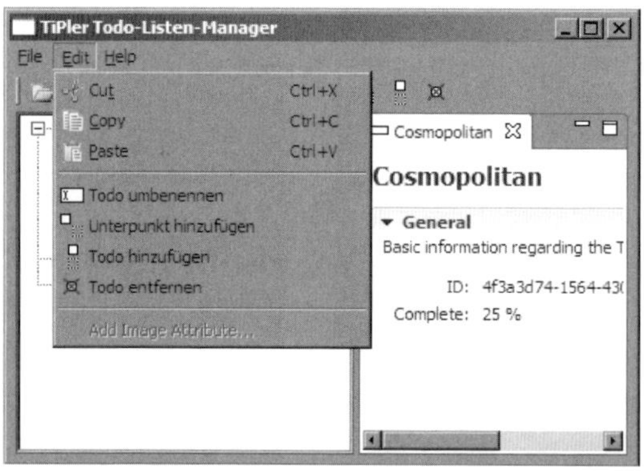

Abbildung 23.4: Unsere Anwendung spricht nun auch Deutsch

Wie wir sehen, sind unsere Menü-Einträge nun eingedeutscht; die Standard-Actions, die wir mit Hilfe der ActionFactory erzeugt haben, zeigen aber als Voreinstellung englische Texte. Dies müssen wir programmatisch lösen, indem wir in der Klasse ApplicationActionBarAdvisor die entsprechenden Actions mit anderen Texten versehen. Dazu dienen die Methoden setText() und optional setTooltipText() der Action-Klassen.

```
protected void makeActions(IWorkbenchWindow window) {
  this.window = window;
  quitAction = ActionFactory.QUIT.create(window);
  quitAction.setText(Messages.getString("ApplicationActionBarAdvisor.2"));
  register(quitAction);
  showHelpAction = ActionFactory.HELP_CONTENTS.create(window);
  showHelpAction.setText(Messages.getString("ApplicationActionBarAdvisor.3"));
  register(showHelpAction);
  searchHelpAction = ActionFactory.HELP_SEARCH.create(window);
  searchHelpAction.setText(Messages.getString("ApplicationActionBarAdvisor.4"));
  register(searchHelpAction);
...
```

Listing 23.2: Die Standard-Actions müssen von Hand angepasst werden

Am einfachsten trägt man dort jeweils sinnvolle Beschriftungen ein und extrahiert die Strings dann mit dem Eclipse-Assistenten. Wir erstellen eine neue Klasse Messages, die ihre Texte dann wieder aus den entsprechenden Dateien plugin_XX.properties des Fragments bezieht (**Listing 23.3**):

```
public class Messages {
    private static final String BUNDLE_NAME = "plugin"; //$NON-NLS-1$ ❶
    private static ResourceBundle resourceBundle;
    private Messages() {}
    private static ResourceBundle getResourceBundle() { ❷
        if (resourceBundle == null) {
            try {
                resourceBundle = ResourceBundle.getBundle(BUNDLE_NAME); ❸
            } catch (MissingResourceException e) {
                e.printStackTrace();
                resourceBundle = ResourceBundle.getBundle(BUNDLE_NAME, ❹
                        Locale.ENGLISH);
            }
        }
        return resourceBundle;
    }
    public static String getString(String key) { ❺
        try {
            return getResourceBundle().getString(key);
        } catch (MissingResourceException e) {
            return '!' + key + '!'; ❻
        }
```

Listing 23.3: Eine Hilfs-Klasse, um programmatisch zu internationalisieren

```
    }
}
```

Listing 23.3: Eine Hilfs-Klasse, um programmatisch zu internationalisieren (Forts.)

Der Externalizer hinterlässt Kommentare wie ❶ im Code. Damit werden Strings markiert, die nicht internationalisiert werden müssen (die 1 indiziert den ersten String, falls sich mehrere Strings auf einer Zeile befinden sollten). Wir ❷ holen das Bundle erst dann, wenn wir es brauchen. Falls wir es ❸ nicht in der systemspezifischen Locale finden, ❹ versuchen wir es auf Englisch. Die ❺ Methode getString() nimmt nun das Bundle, um die Resource-Strings zu übersetzten. Werden diese nicht gefunden, so ❻ wird der Bezeichner benutzt und zur Hervorhebung noch mit Ausrufezeichen markiert.

Die deutschen Menüs sind in **Abbildung 23.5** zu sehen.

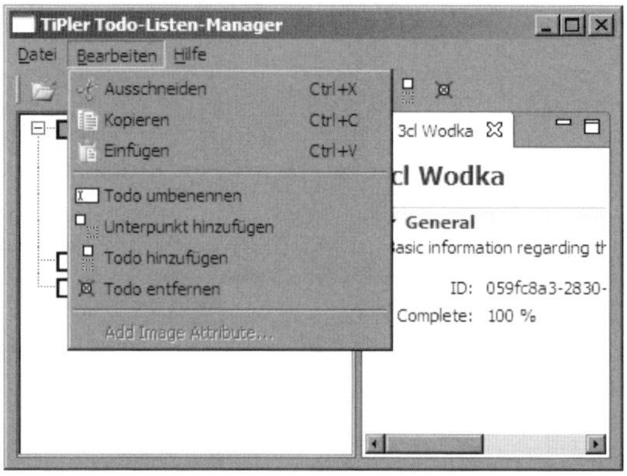

Abbildung 23.5: Auch die Standard-Actions sind nun eingedeutscht

Für die anderen Ressourcen legen wir wieder einzelne Unterverzeichnisse

```
nl/
   |--- de/
   |--- en/
```

an und legen dort die lokalisierten Inhalte ab, also alle Icons, HTML- und XML-Dateien.

23.4 Zusammenfassung

Internationalisierung ist auch bei kleinen Projekten meist ein wichtiges Thema und erhöht die Akzeptanz des Programms beim Benutzer. Die PDE erweitert die bereits vorhandenen Java-Tools zur Internationalisierung um die Aspekte der RCP-Entwicklung. Mit Hilfe der PDE-Tools lassen sich leicht die zu übersetzenden Texte extrahieren und in Properties-Dateien verwalten. Am besten liefert man die internationalisierten Ressourcen in einzelnen Sprachpaketen in Form von Fragmenten aus.

24 Fragmente

Fragmente haben wir eben im Kapitel über die Internationalisierung kennen gelernt. Ihre Bedeutung liegt in der Möglichkeit, Quellcode und Ressourcen aus dem eigentlichen Plug-in auszulagern und in einem gesonderten Fragment-Projekt zu gruppieren. Dies bietet sich bei der Lokalisierung an; wir könnten sogar für jede einzelne Sprache ein eigenes Fragment anlegen.

Mit Hilfe von Fragmenten können aber auch konkrete Implementierungen von Schnittstellen je nach Bedarf mit dem Plug-in verbunden werden. Dies erleichtert die Organisation großer Projekte und verringert den Umfang ausgelieferter Programme. Die konkreten Implementierungen des SWT z.B. liegen in Fragmenten für die jeweilige Plattform vor; im Fall von Windows auf einem x86-Prozessor ist dies das Fragment org.eclipse.swt.win32.win32.x86. Wenn wir später das Release für verschiedene Plattformen erstellen, werden wir einfach die Fragmente für die verschiedenen Plattformen beim Deployment hinzufügen.

Man muss sich nur so viel merken: Host und Fragment verschmelzen zur Laufzeit, als wären sie ein einziges Plug-in. Es wird derselbe Klassenpfad verwendet. Ein Fragment ist alleine nicht zu verwenden, sondern ergänzt ein Plug-in. Ein Fragment ist kein Patch – im Host-Plug-in wird nichts überschrieben, es werden nur Dateien hinzugefügt. Umgekehrt ist die Anwendung ohne Fragmente unvollständig. Evtl. fehlen die Hilfe-Texte oder die ausgelagerten Textbausteine. Oder die Anwendung ist gar nicht erst lauffähig, weil die eigentlichen Implementierungen wichtiger Funktionalitäten nicht vorhanden sind.

In den Editoren unterscheidet sich die grafische Darstellung von Fragmenten subtil in Farbe und Form von der von vollständigen Plug-ins (**Abbildung 24.1**)

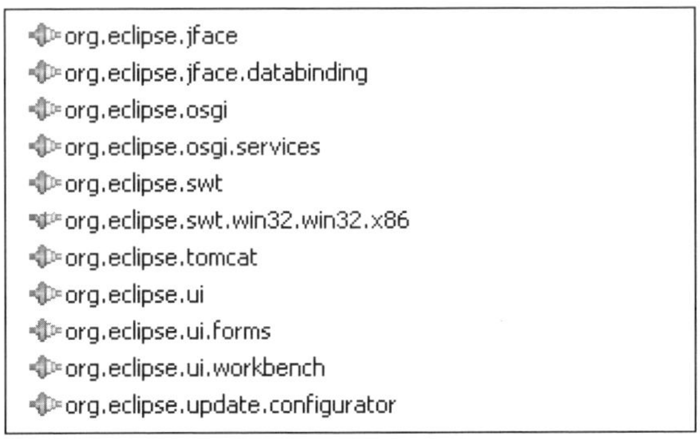

Abbildung 24.1: Das SWT-Fragment für Windows

25 Branding

Das Produkt ist fertig getestet, die Hilfefunktion integriert, notwendige Lokalisierungen sind erstellt und als Fragmente gebündelt. Ein runde Sache, aber es fehlt noch etwas: unser persönliches Markenzeichen, an dem man das Programm sofort als Produkt unserer Softwareschmiede erkennen kann.

Der Vorgang, eine bestehende Anwendung mit herstellereigenen Attributen zu versehen, wird als „Branding" bezeichnet. Damit drücken wir der Anwendung unser Brandzeichen auf. Dies geschieht in den Karten „Splash" und „Branding" des Produkt-Editors.

Tipp

Ein beispielhaftes Branding wird bei einem neuen Projekt automatisch erzeugt, sobald man im letzten Dialog des Projekt-Assistenten die Checkbox „Add branding" aktiviert. Danach kann man die erzeugten Ressourcen gegen eigene austauschen, was etwas Zeit spart.

25.1 Der Splash-Screen

Der Splash-Screen erscheint beim Start der Anwendung. Dabei wird standardmäßig die Datei „splash.bmp" im Plug-in der Applikation gesucht; sie kann aber auch in einem anderen Plug-in liegen. Die Grafik muss tatsächlich im Windows-BMP-Format vorliegen, auch auf den anderen Plattformen!

Der Projekt-Editor bietet aber noch mehr Möglichkeiten: Es kann ein Fortschrittsbalken (ProgressBar) angezeigt oder (seit Eclipse 3.3) ein Template ausgewählt werden. Hier stehen drei Vorlagen bereit:

- Ein Log-in-Screen
- Ein eingebetteter Web-Browser
- Ein Splash-Screen mit einer erweiterbaren Liste von Icons

Bei Auswahl eines der Templates werden entsprechende Extensions und Template-Klassen in das Projekt eingefügt. Die Klassen können nun entsprechend modifiziert werden; so kann etwa beim Log-in ein Username und Passwort verifiziert werden, durch Anpassen der Methode handleButtonOKWidgetSelected() in der Klasse InteractiveSplashHandler.

Hat man eine Weile mit den Splash-Screens herumgespielt, so bemerkt man wahrscheinlich, dass einmal hinzugefügte SplashHandler nicht wieder entfernt werden (weder aus den Quellen noch aus der plugin.xml), auch wenn man im Produkt-Editor wieder alles „zurückgedreht“ hat. Dies ist ein grundsätzliches Problem: Da Änderungen an der plugin.xml auch über den Plug-in-Editor oder sogar manuell vorgenommen werden können, wird durch den Produkt-Editor nichts entfernt, was auch auf anderem Weg in die plugin.xml gelangen kann. Diese Folge der redundanten Editoren macht sich gerade im Bereich Branding bemerkbar, da diese Aktionen direkt auf die Applikation zugreifen. Sollen Änderungen durch den Produkt-Editor rückgängig gemacht werden, so muss dies mit Hilfe des Plug-in-Editors oder manuell geschehen.

25.2 Der About-Dialog

Neben dem Splash-Screen bietet der About-Dialog eine weitere gute Gelegenheit, ein Firmen-Logo sowie Informationen zum Produkt, wie etwa Copyright-Informationen und Versions-Nummer, anzuzeigen. Wir haben ihn im ActionBarAdvisor mit Hilfe der ActionFactory erzeugt und in das Hilfe-Menü eingetragen:

```
IAction aboutAction = ActionFactory.ABOUT.create(window);
```

In diesen Dialog kann man nun ein ansprechendes Logo und einen Text einfügen, wobei die Grafik auf der linken Seite und der Text rechts daneben erscheint. Das Bild sollte im GIF-Format vorliegen und nicht größer als 500x330 Pixel sein, sonst wird eine Warnung ausgegeben (obwohl anscheinend auch größere Bilder angezeigt werden…). Ist es größer als 250x330 Pixel, so wird kein Text angezeigt, da es den Textbereich überlappt. Wie die anderen in der Applikation verwendeten Grafiken legen wir diese Grafik im Ordner `icons` ab. In der Karte „Branding“ des Produkt-Editors wählen wir in der Drop-Down-Liste die Grafik aus (falls die Extension nicht „.gif“ lautet, muss der Dateiname manuell eingegeben werden).

Im Textbereich darunter können wir unseren Text eingeben. Hier stehen beliebig viele Zeilen zur Verfügung; man sollte aber die Länge des Textes mit der Höhe der Grafik abstimmen. Zur Übernahme der Änderungen müssen wir hier häufiger synchronisieren.

Wie bereits im Abschnitt über die Internationalisierung bemerkt, können anstelle von Texten auch Platzhalter verwendet werden. Wer also plant, sein Produkt mehrsprachig zu vertreiben, kann hier z.B. mit %about.text eine Referenz auf einen entsprechenden Eintrag in den plugin.properties eintragen.

Weiterhin können im Branding-Dialog Icons verschiedener Größe angegeben werden, die das Windows-System für verschiedene Zwecke einsetzen soll, z.B. wenn die Anwendung minimiert ist.

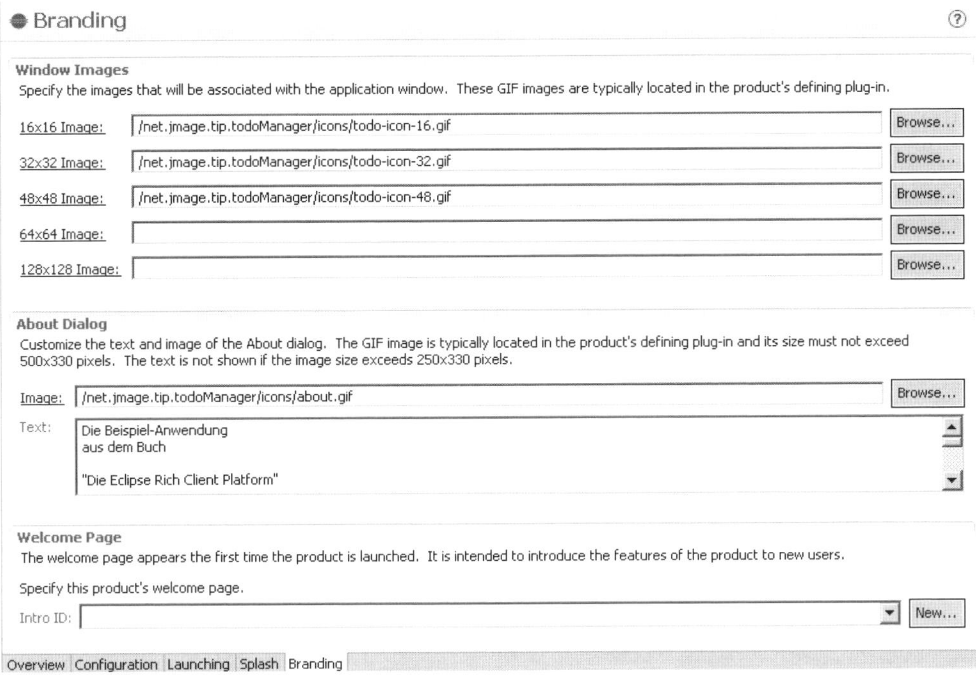

Abbildung 25.1: Der Dialog „Branding" des Produkt-Editors

Wenn alle Einstellungen gespeichert sind, startet man die Applikation am besten aus dem Produkt-Editor, damit die neuen Werte auch in die Datei plugin.xml geschrieben werden (Synchronisation). Der About-Dialog sollte nun wie in **Abbildung 25.2** aussehen

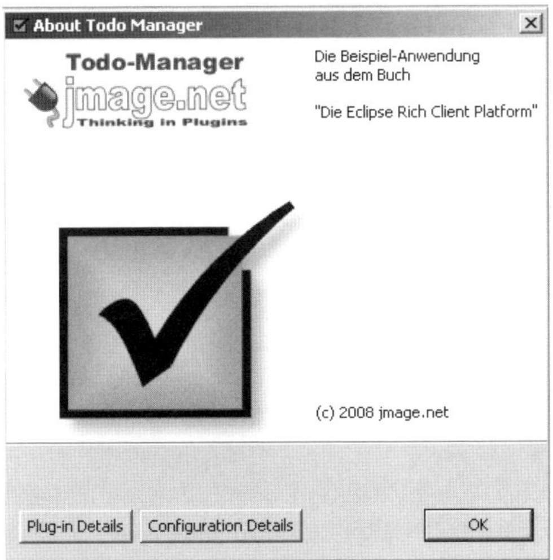

Abbildung 25.2: Unser About-Dialog

Es ist möglich, Platzhalter für bestimmte Werte einzugeben. Das vereinfacht die Anzeige z.B. von Versionsnummern, insbesondere wenn wir mehrere Versionen für verschiedene Sprachen erstellen.

Wir wollen im About-Dialog eine Zeile einfügen, die die Versionsnummer und das Build-Datum anzeigt. Dies wollen wir aber flexibel gestalten, um die Versionsnummer einfacher hochzählen zu können, und auch das Datum kann ja verschieden formatiert werden.

Im Branding-Dialog fügen wir die Zeile „Version {0}, {1}“ im Text-Bereich von „About Dialog“ ein. Dann erzeugen wir eine Datei namens about.mappings und tragen dort die folgenden Zeilen ein:

```
0=1.0.0
1=01.01.2008
```

Hinweis

Bei der Ersetzung wird MessageFormat aus dem Paket java.text verwendet. Für die korrekte Formatierung, insbesondere bei Sonderzeichen wie Anführungszeichen, sollte man die Dokumentation dieser Klasse konsultieren.

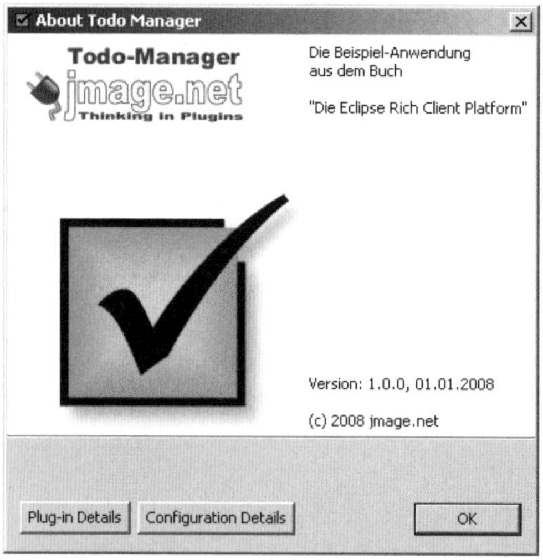

Abbildung 25.3: Die Versions-Informationen

25.3 Plug-in-Details

Unser About-Dialog ist jetzt fertig. Es ist aber noch möglich, weitere Informationen zu den einzelnen Plug-ins auszugeben. Lässt man sich im About-Dialog die „Plug-in-Details" anzeigen, so kann man ein Plug-in auswählen und „Legal Info" (Lizenzbestimmungen) anklicken. Falls vorhanden, wird dann eine HTML-Datei in einem Browser geöffnet. Diese Datei muss den Namen „about.html" tragen. Die HTML-Darstellung bietet genügend Raum für die Anzeige von Lizenzbestimmungen etc.

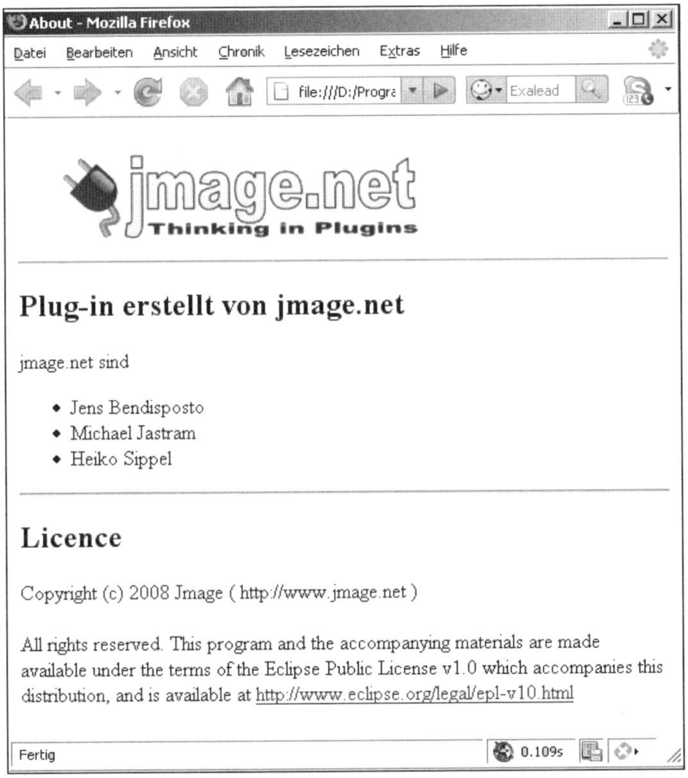
About - Mozilla Firefox
Datei
Bearbeiten
Ansicht
Chronik
Lesezeichen
Extras
Hilfe
file:///D:/Progra
Exalead
jmage.net
Thinking in Plugins
Plug-in erstellt von jmage.net
jmage.net sind
Jens Bendisposto
Michael Jastram
Heiko Sippel
Licence
Copyright (c) 2008 Jmage (http://www.jmage.net)
All rights reserved. This program and the accompanying materials are made available under the terms of the Eclipse Public License v1.0 which accompanies this distribution, and is available at http://www.eclipse.org/legal/epl-v10.html
Fertig
0.109s

Abbildung 25.4: Die Lizenzbestimmungen (Legal Info)

25.4 Zusammenfassung

Mit dem Branding setzt der Entwickler seinem Produkt seinen persönlichen Stempel auf: Splash-Screen, About-Dialog, Icons etc. Der Produkt-Editor unterstützt ihn dabei, indem die relevanten Daten in einer externen Produkt-Datei abgelegt werden können, die für andere Produkte verwendet werden kann.

26 Features

Bislang noch nicht verwendet haben wir die Features. Wozu nun noch eine neue Einheit neben Plug-in, Fragment, Applikation und Produkt? Wir haben gesehen, wie wir aus Plug-ins und Fragmenten mit Hilfe des Produkt-Editors einen außerhalb von Eclipse lauffähigen Rich Client erstellen und mit unserem Branding versehen können. Darüber hinaus können wir das Produkt für verschiedene Plattformen bereitstellen.

Wenn es um das Deployment und Update von Produkten geht, werden Features benötigt. Wenn das Produkt automatisch beim Kunden ausgerollt werden und vielleicht sogar mit automatischer Update-Funktionalität versehen sein soll, muss man ein Feature erstellen. Darüber hinaus können Applikationen bei Bedarf auch signiert werden. Es ist zu empfehlen, Produkte grundsätzlich auf Features basieren zu lassen, und nicht auf Plug-ins.

Um ein Feature zu erstellen, müssen nur die benötigten Plug-ins (und evtl. weitere Features) aufgelistet und das Paket mit den notwendigen Informationen versehen werden. Das erstellte Produkt basiert dann nicht mehr auf Plug-ins, sondern auf Features.

Ein neues Feature-Projekt kann mit „File | New | Project | Feature Project“ erzeugt werden oder direkt aus dem Produkt-Editor heraus:

1. Wir öffnen den Produkt-Editor.
2. In der Karte "Overview" wählen wir „The product configuration is based on: features“ aus.
3. In der Karte „Configuration“ klicken wir auf „New Feature“. Der „New-Feature“-Dialog erscheint.
4. Als „Project name“ wählen wir net.jmage.tip.todo.feature, und wir tragen unseren Provider-Namen ein.
5. Auf der nächsten Seite können die Plug-ins und Fragmente angegeben werden. Wir benutzen unsere Laufzeit-Konfiguration todo.product, die bereits alle Informationen enthält.
6. Nach einem Klick auf Finish wird das Feature-Projekt erzeugt.

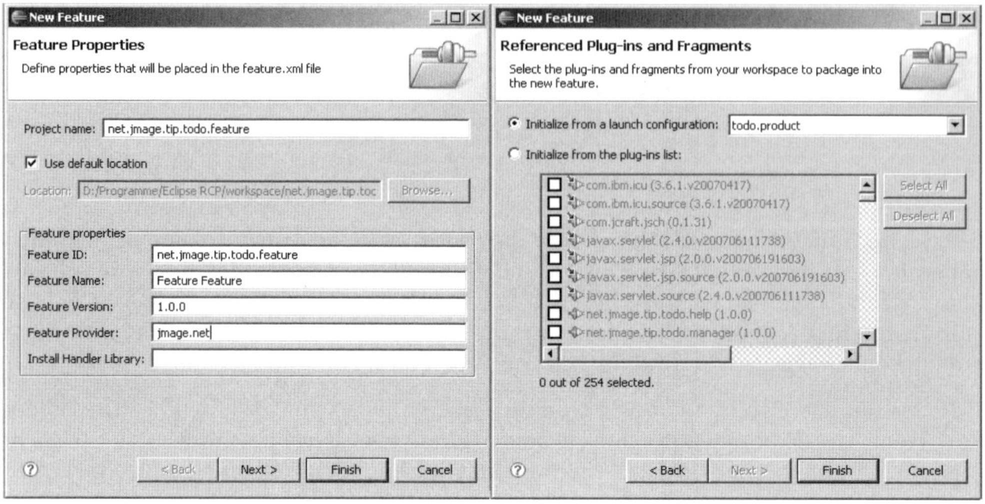

Abbildung 26.1: Der Feature-Projekt-Assistent

Unser Projekt basiert nun auf dem neu erzeugten Feature net.jmage.tip.todo.feature.

Das Feature-Projekt besteht aus den beiden Dateien build.properties und feature.xml, die sich mit dem Feature-Editor bearbeiten lassen (**Abbildung 26.2**). Er besteht aus insgesamt neun Karten:

- Overview: Allgemeine Informationen über das Feature. Hier kann eine Update-Site angegeben und erzeugt werden. Weiterhin kann man die unterstützten Laufzeitumgebungen angeben.
- Information: Der Bereich für Copyright- und Lizenzbestimmungen.
- Plug-ins: Listet die enthaltenen Plug-ins auf.
- Included Features: Listet die enthaltenen Features auf.
- Dependencies: Dies sind Abhängigkeiten zu Features und Plug-ins, die auf der Ziel-Plattform vorhanden sein müssen, damit das Feature installiert werden kann.
- Installation: Optionale Informationen für die Installation des Clients.
- Build: Dateien für das Build-Management.
- feature.xml: Text-Editor für die Datei feature.xml.
- build.properties: Text-Editor für die Datei build.properties.

In der Karte Overview kann eine Update-Site angegeben werden, von der aus der Rich Client ausgeliefert und Updates eingespielt werden können. Dazu kann das Feature auf einen Webserver exportiert werden. Dies werden wir in Kapitel 27 beschreiben. Zunächst werden wir uns noch mit dem Branding des Features beschäftigen.

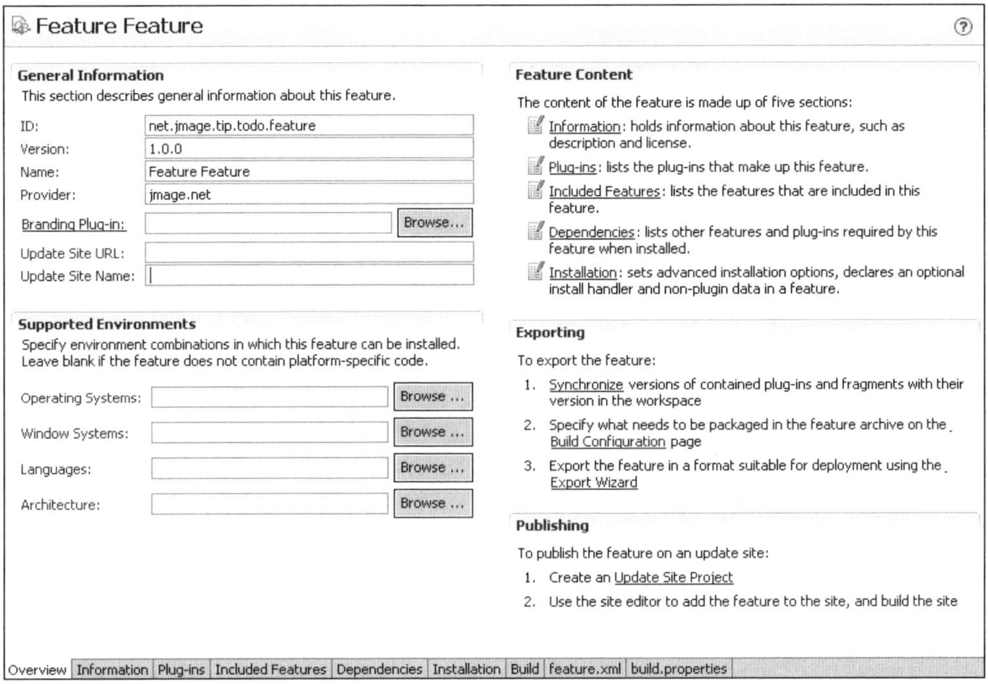

Abbildung 26.2: Der Feature-Editor

Damit das Feature lauffähig ist, muss es noch mit dem RCP-Feature verbunden werden. Dies geschieht auf der Karte „Included Features“, wo wir das RCP-Feature org.eclipse.rcp hinzufügen.

Achtung

Von nun an ist das Feature für die Aufzählung der verwendeten Plug-ins zuständig. Sollte das Produkt weiterentwickelt werden, so dass neue Plug-ins hinzukommen, so müssen diese im Feature eingetragen werden.

Starten wir nun die Anwendung erneut, so hat sich das Aussehen des About-Screens etwas verändert. Es zeigt nun zusätzlich das Eclipse-Icon, das auf das RCP-Basis-Feature hinweist, sowie den neuen Button Feature Details. Dahinter werden die enthaltenen Features mitsamt Lizenz- und Copyright-Informationen angezeigt.

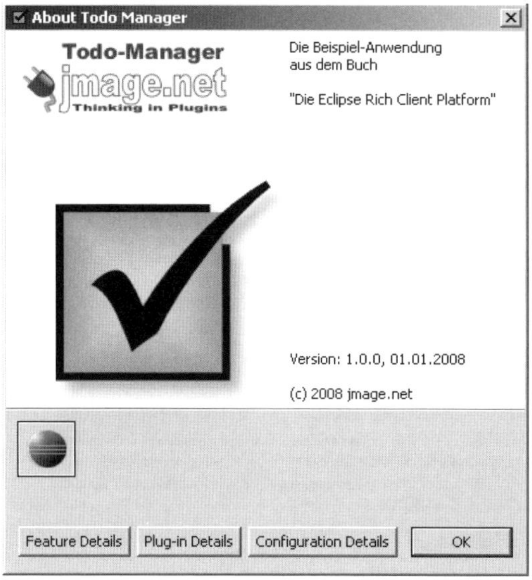

Abbildung 26.3: Der About-Dialog mit Informationen zu den Features

Damit unser Feature ebenfalls in dieser Liste aufgeführt wird, müssen wir ein Branding dafür erstellen. In der Karte Overview des Feature-Editors wählen wir dazu als Branding-Plug-in unsere Applikation net.jmage.tip.todo aus. (Voreingestellt ist als Branding-Plug-in das Plug-in mit der ID des Features.) Im Projekt net.jmage.tip.todo erzeugen wir eine Datei about.ini mit den Einträgen aboutText und featureImage. Wie im Kapitel zur Internationalisierung erläutert, können wir dabei Inhalte durch Platzhalter ersetzen, die in der Datei about.properties beschrieben werden.

```
aboutText=Todo-Manager (c)2008 www.jmage.net
featureImage=icons/plug.gif
```

Listing 26.1: Die Datei about.ini wird beim Branding von Features verwendet

Wenn wir die Applikation exportieren und laufen lassen, bekommen wir den in **Abbildung 26.4** gezeigten About-Dialog.

Achtung

Unser Feature wird allerdings erst im About-Dialog aufgelistet, wenn die Anwendung außerhalb der Entwicklungsumgebung gestartet wird, also nach einem Export.

Nun können auch Informationen über unser Feature angezeigt werden. Im Dialog „Information" des Feature-Editors können dabei zahlreiche Texte im HTML-Format zu Lizenzbestimmungen und anderen Themen eingetragen werden. Dabei besteht die Möglichkeit, URLs anzugeben, so dass diese Informationen jeweils aktuell aus dem Internet von einer Website gezogen werden können.

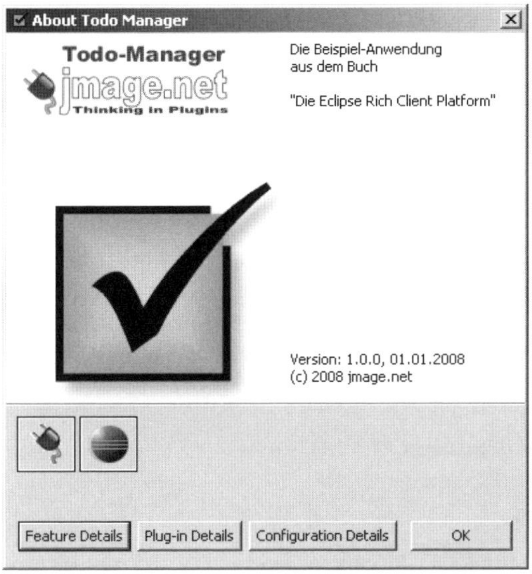

Abbildung 26.4: Unsere Anwendung basiert auf zwei Features

Achtung

Fehlen Texte? Icons? Läuft etwas nicht? Viele Ressourcen werden standardmäßig nicht in ein Binär-Build aufgenommen. Wir sollten in allen Plug-in-Projekten auf dem Reiter „Build" prüfen, ob alle relevanten Ressourcen ins Binary Build aufgenommen werden – das trifft besonders auf die Ressourcen der Sprachfragmente zu.

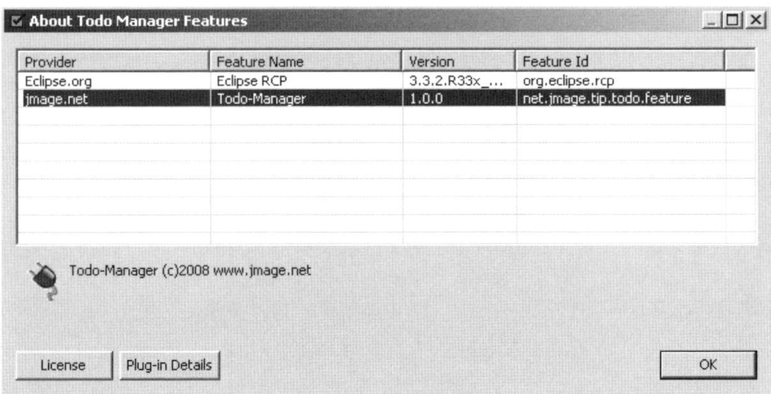

Abbildung 26.5: Copyright-Informationen unseres Features im Bereich „Feature Details"

Tipp

Mittlerweile haben wir ja eine Menge verschiedener Dateien, die für das Branding zuständig sind, so dass man den Überblick verlieren kann. Während wir die Datei about.html für die Lizenzbestimmungen des Plug-ins verwendet haben, wird die Datei about.ini für das Feature verwendet. Text und Grafik des Dialogs „About" sind dagegen in der plugin.xml festgelegt.

Man kann das Branding des Features natürlich komplett im Feature-Plug-in belassen. Wenn wir aber ebenfalls Versionsnummern und Build-Datum als Variablen eintragen wollen, so können wir dieselbe Datei about.mappings verwenden, die auch im About-Dialog benutzt wird, so dass diese Werte nur an einer Stelle eingetragen werden müssen.

26.1 Zusammenfassung

Mit Features ist der Entwickler in der Lage, für RCP-Applikationen eine Update-Seite zu erstellen, über die das Produkt verteilt und aktualisiert werden kann. Dabei erstellt man ein neues Feature-Projekt, in dem die Plug-ins der Produkte verwaltet (und versioniert) werden. Das Produkt basiert nun auf diesem Feature. Will man seine Software auch verteilen, so ist ein Feature unabdingbar, denn ohne ist kein Update möglich.

27 Installation und Update über das Internet

Der letzte Schritt besteht in der Installation unseres Feature-basierten Produkts auf den Rechnern der Anwender. Natürlich besteht die Möglichkeit, das exportierte Verzeichnis mit den Plug-ins einfach als ZIP-Datei zum Download anzubieten, wie dies mit der Eclipse-IDE selbst ja auch praktiziert wird. Doch mit der erstmaligen Installation ist es noch nicht getan; wir wollen dafür sorgen, dass notwendige Updates, sei es wegen Fehlerbehebung oder Erweiterung der Funktionalitäten, auf den Arbeitsplätzen installiert werden, ohne dass die komplette Anwendung neu verteilt werden muss.

27.1 Update Site

Wenn wir die Applikation nicht über Webstart installiert haben, so müssen wir uns selbst um die Verteilung von Updates kümmern. Dasselbe gilt auch, wenn wir planen, für unsere Anwendungen Erweiterungen zu entwickeln, die erst später auf die Rechner der Benutzer geladen werden sollen.

Für diese Zwecke richtet man eine „Update Site" ein. Auch dafür gibt es im PDE-Bereich einen Assistenten. Wir öffnen den Feature-Editor und tragen dort die URL und den Namen unserer Update Site ein.

Danach betätigen wir den Link „Create an Update Site Project" und gelangen in den Update-Site-Assistenten. Wir nennen das Projekt net.jmage.tip.todo.update und lassen uns auch eine Website dazu erzeugen.

Das generierte Projekt besteht lediglich aus den Dateien index.html und site.xml sowie einem Stylesheet. Für die Datei site.xml existiert ein Editor, in den wir nun das Feature unseres Todo-Managers eintragen.

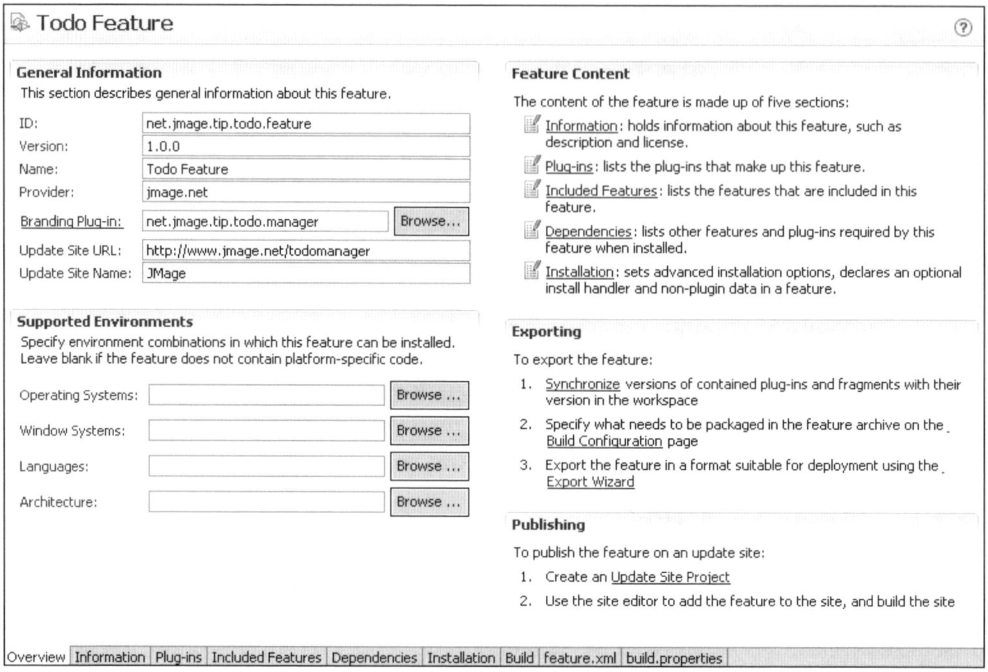

Abbildung 27.1: Im Feature-Editor tragen wir unsere Update Site ein.

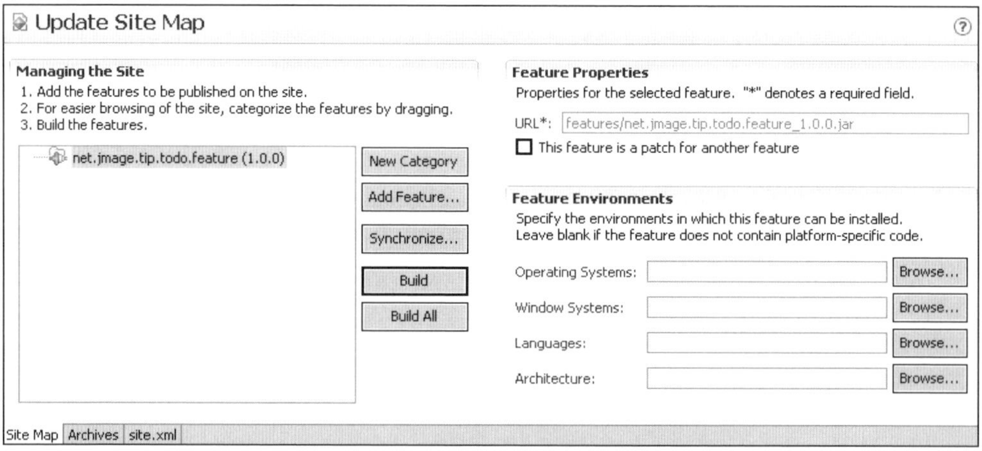

Abbildung 27.2: Das Feature des Todo-Managers wird in die Datei site.xml eingetragen

Nach einem Klick auf den „Build"-Knopf werden die Ordner „features" und „plugins" der RCP-Anwendung erzeugt und die index.html angepasst.

27.2 Update Actions

Um die Applikation über die Update Site zu aktualisieren und/oder zu erweitern, müssen wir die Anwendung um Update-Aktionen erweitern. Jeder Entwickler, der mit Eclipse arbeitet, hat sicher schon einmal eine Aktualisierung von Eclipse vorgenommen oder eine Erweiterung heruntergeladen.

Wir wollen unsere Anwendung um die Möglichkeit erweitern, Updates zu installieren, und fügen daher eine neue Aktion hinzu. Die Update-API befindet sich in den Plug-ins

- org.eclipse.update.ui
- org.eclipse.update.configurator
- org.eclipse.update.core

(und zusätzlich das plattformabhängige Core-Fragment, das wir in unsere Zielplattform kopieren müssen.) org.eclipse.update.ui nehmen wir in die Dependencies unseres Todo-Managers auf. Nicht vergessen: Im Feature müssen wir ebenfalls die Plug-ins eintragen.

Da ein Update über das Netzwerk natürlich Zeit kostet, steht für diese Aktion ein Job bereit. Jobs werden in Kapitel 33 behandelt.

```
public class UpdateAction extends Action {
  private IWorkbenchWindow window;
  public UpdateAction(IWorkbenchWindow window) {
    this.window = window;
    setId("net.jmage.tip.todo.updateaction");
    setImageDescriptor(AbstractUIPlugin.imageDescriptorFromPlugin(
      Application.PLUGIN_ID, "icons/updateicon.gif")
    );
    setText("&Update");
    setToolTipText("Search for updates");
  }
  public void run() {
    BusyIndicator.showWhile(window.getShell().getDisplay(), new Runnable() {
      public void run() {
        UpdateJob updateJob = new UpdateJob("Searching updates",false,false);
        UpdateManagerUI.openInstaller(window.getShell(), updateJob);
      }
    });
  }
}
```

Listing 27.1: Unsere Update-Aktion erledigt das Update in einem Job

Wir tragen die Aktion im ActionBarAdvisor unserer Anwendung im Hilfe-Menü ein. Den Update-Mechanismus können wir nicht innerhalb der IDE testen, sondern nur nach einem Export. Betätigen wir danach den Menü-Eintrag „Update“, so verbindet sich die Anwendung mit unsere Update Site.

27.3 Java Webstart

Eine weitere Möglichkeit des Deployments bietet Java Webstart. Seit Java Version 1.4 ist es möglich, Anwendungen über das Internet auszuliefern und auf einem Zielrechner zu installieren. Dazu ist es notwendig, alle von uns erstellten Jar-Dateien zu signieren, damit sie auf dem Zielrechner laufen können. Weiterhin muss eine JNLP-Datei erzeugt werden (JNLP steht für Java Network Launching Protocol). Diese Aufgaben erledigt der Export-Assistent für uns, den wir mit File | Export | Plug-in Development | Deployable features öffnen.

1. Wir wählen unser Feature net.jmage.tip.todo.feature aus.
2. In der Karte „Destination“ geben wir ein Export-Verzeichnis an.
3. In der Karte Options wählen wir „Package as individual JAR archives aus“.
4. In der Karte „Jar Signing“ geben wir Keystore, Alias und Passwort an (s. Kasten).
5. In der Karte „Java Web Start“ markieren wir „Create JNLP manifests for the JAR archives“ und geben die URL unserer Download-Site sowie die Java-Version an, damit eine JNLP-Datei erzeugt wird.

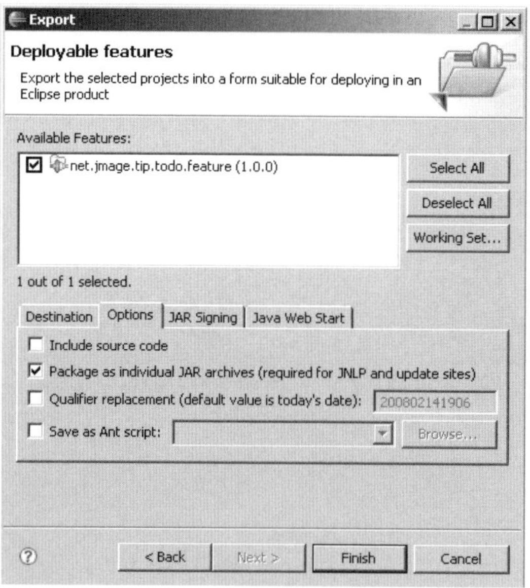

Abbildung 27.3: Der Export-Assistent

Danach werden im Export-Verzeichnis die Ordner features und Plug-ins erzeugt. Die JNLP-Datei liegt im Verzeichnis features.

Im nächsten Schritt werden die beiden Ordner dann auf den Webserver kopiert. Zum Test geben wir in einem Webbrowser die URL der JNLP-Datei unseres Features an. Daraufhin sollte Webstart gestartet werden (wenn es korrekt installiert wurde), das die Features und Plug-ins herunterlädt und das Starter-Plug-in startet.

Hinweis

Um eine Jar-Datei signieren zu können, benötigt man einen Keystore. Bei einem produktiven Deployment sollte ein Keystore mit zertifizierten Schlüsseln vorhanden sein. Ein Entwickler kann auf seinem Entwicklungsrechner einen eigenen Keystore mit Hilfe des Kommandozeilen-Tools „keytool" aus dem Verzeichnis „bin" des JDK erzeugen. Die mit diesen Schlüsseln signierten Jar-Archive erzeugen beim Start wegen der fehlenden Zertifizierung zwar eine Warnung, die man aber nur bestätigen muss, damit das Programm starten kann.

Einen neuen Keystore legt man wie folgt an:

```
keytool -genkey -alias <alias> -keypass <keypass>
```

Danach fragt das Programm noch einige Daten wie Organisationsname und URL ab. Die erzeugte Datei .keystore befindet sich am Ende im Heimatverzeichnis des Users.

Wird die Anwendung über Webstart verteilt, so ist auch das Thema Updates abgehandelt, da Webstart bei jedem Neustart der Applikation überprüft, ob neue Plug-in-Versionen verfügbar sind.

Webstart ist natürlich nicht speziell für RCP-Applikationen entwickelt worden. Da es über einen eigenen Update-Mechanismus verfügt, steht es im Konflikt mit den eben beschriebenen RCP-Update-Actions. Es spricht ja nichts dagegen, eine RCP-Anwendung erstmalig als ZIP-Datei auszuliefern und dann automatisiert zu aktualisieren. Trotzdem bietet Webstart eine interessante Alternative für die Software-Installation, besonders wenn keine Erweiterungen geplant sind.

27.4 Zusammenfassung

Die Auslieferung der RCP-Applikation stellt den Abschluss der Software-Entwicklung dar. RCP-Anwendungen lassen sich einfach als komprimierte Datei vertreiben, die auf dem Rechner nur noch entpackt werden muss. Zukünftige Updates lassen sich dann aus der Applikation heraus installieren.

Eine weitere Methode der Verteilung besteht in Java Webstart, mit der allgemein Java-Applikationen ausgeliefert werden können. Webstart bietet einen eigenen Update-Mechanismus.

27.5 Verweise

[1] Suns Seiten zu Java Webstart
http://java.sun.com/products/javawebstart/

Teil 4

Mehr Details

In den beiden vorangegangenen Teilen haben wir eine komplette RCP-Anwendung erstellt, mit allen Eigenschaften eines professionellen Produkts – Internationalisierung, einer Online-Hilfe und Update-Möglichkeiten über das Internet. Wir haben versucht, auch einen Blick unter die Haube zu werfen und die Prinzipien der Entwicklung mit der Eclipse RCP zu erklären. Dabei stand der Begriff des Plug-ins im Vordergrund, durch den wesentlich stärker als durch das einfache Package-Prinzip von Java eine Modularisierung der Software erzeugt werden soll.

In diesem Teil wollen wir nun weitere Aspekte und Möglichkeiten der RCP-Entwicklung vorstellen. Dabei wird vor allem ein Verständnis des 2. Teils des Buches vorausgesetzt, d.h. die eigentliche RCP-Anwendungsentwicklung. Um den Leser nicht mit zu vielen Einzelheiten zu konfrontieren, haben wir dabei an einigen Stellen Details ausgelassen, die bei einer ernsthaften Arbeit mit der RCP unerlässlich sind. So haben wir etwa mit java.io. gearbeitet, um auf Dateien zuzugreifen, anstatt das Eclipse FileSystem zu verwenden. Diese wichtigen Themen wollen wir an dieser Stelle nachreichen.

Die einzelnen Kapitel können unabhängig voneinander durchgearbeitet werden, und auch unabhängig von der entwickelten Beispielanwendung. Dabei kommen auch Themen vor, die eigentlich mehr mit SWT/JFace zu tun haben. Wir gehen aber davon aus, dass viele Leser über die RCP-Entwicklung zum ersten Mal mit diesem Thema in Berührung gekommen sind. Natürlich ist dies kein Buch über SWT, aber wir möchten dem Leser einige der Möglichkeiten aufzeigen, die sich dadurch für RCP-Entwickler – vor allem unter Windows – bieten.

Will man die Beispiele in den folgenden Kapiteln nachvollziehen, so benötigt man dazu nicht unsere Beispielanwendung, sondern kann bei Bedarf ganz einfach ein neues RCP-Projekt, basierend auf einem der Templates, erstellen.

28 Das Eclipse FileSystem

Eclipse führt mit seinem FileSystem ein neues abstraktes Dateisystem ein, das URIs (Uniform Resource Identifiers) verwendet, um Ressourcen zu adressieren. Die Idee ist, auf möglichst generische Weise auf Ressourcen zuzugreifen, zu denen über eine baumartige Struktur navigiert werden kann. Denkbar sind Dateisysteme, die auf CVS, WebDAV oder sogar auf SQL-Datenbanken basieren.

Natürlich existiert für das „normale" Dateisystem bereits eine konkrete Implementierung, und die Verwendung ist dank einer übersichtlichen API denkbar einfach. Sie besteht aus vier Interfaces und zwei Klassen:

IFileInfo – Info-Struktur einer einzelnen Datei. Enthält Informationen wie Name, Größe und Typ (Datei oder Verzeichnis).

IFileSystem – stellt ein einzelnes Dateisystem dar, unabhängig von der eigentlichen Implementierung. Hiermit erhält man allgemeine Informationen über das Dateisystem, z.B. ob bei Dateinamen Groß/Kleinschreibung berücksichtigt wird. Außerdem kann mit Hilfe einer Pfadangabe auf einzelne Dateien (IFileStore) zugegriffen werden.

IFileStore – repräsentiert eine einzelne Datei oder ein Verzeichnis im Dateisystem. Hiermit können Dateien manipuliert werden. Diese Klasse entspricht im Wesentlichen der Klasse java.io.File. Über IFileStore kommt man auch an den Inhalt einer Datei.

IFileTree – Stellt einen Verzeichnisbaum von Dateien (IFileStore) dar, durch den navigiert werden kann.

EFS – Diese Klasse stellt statische Fabrikmethoden für den Zugriff auf Dateisysteme und Dateien bereit. Außerdem sind hier alle Konstanten der API zu finden.

URIUtil – Utility-Klasse zur Manipulation von URIs.

Wie gesagt: Die Verwendung ist äußerst einfach. Wir wollen daher nur einige ausgewählte kleine Beispiele zeigen. Um diese nachzuvollziehen, erstellt man am besten eine neue RCP-Anwendung, basierend auf dem „Hello World"-Template. Das Eclipse-FileSystem befindet sich im Plug-in org.eclipse.core.filesytem; sobald wir es den Dependencies hinzugefügt haben, steht uns die API zur Verfügung.

Allerdings: Wenn wir – wie empfohlen – auf dem RCP-SDK als Target aufsetzen, so fehlen diese Plug-ins, und wir müssen sie zuerst einmal hinzufügen:

1. Wir kopieren die EFS-Plug-ins in das Plug-in-Verzeichnis unserer Zielinstallation; z.B. org.eclipse.core.filesystem.jar und org.eclipse.core.filesystem.win32.x86.jar unter Windows. Linux- und MacOS-Entwickler finden entsprechende Dateien in ihrer Distribution vor.

2. Nicht vergessen: Wir aktualisieren in Windows | Preferences | Plug-in Development | Target Platform mit dem Reload-Knopf die Liste der Plug-ins.
3. In den Dependencies fügen wir die EFS-Plug-ins hinzu.

Warum zwei Plug-ins? Da beim Zugriff auf das Dateisystem das zugrunde liegende Betriebssystem eine große Rolle spielt, sind OS-spezifische und –unspezifische Funktionalitäten in zwei verschiedene Plug-ins aufgeteilt worden. Für alle Betriebssysteme wird das Plug-in org.eclipse.core.filesystem benötigt, das die Schnittstellendefinitionen enthält. Unter Windows wird zusätzlich das Plug-in org.eclipse.core.filesystem.win32.x86 benötigt, unter MacOS das Plug-in org.eclipse.core.filesystem.macosx; diese enthalten die Implementierung. Auf diese Art der Aufteilung (Stichwort: „Fragmente“) haben wir schon im Kapitel 21.2 hingewiesen.

28.1 Ein einfacher Datei-Browser

Mit dem Eclipse FileSystem steht eine übersichtliche, aber sehr mächtige API zur Manipulation von Dateien zur Verfügung; ihr sollte daher in der RCP-Entwicklung der Vorzug gegeben werden. Dafür gibt es noch einen weiteren Grund: IFileStore und IFileSystem erweitern das für die Anbindung an die GUI so bequeme Interface IAdaptable. Damit lässt sich mit wenigen Programmzeilen ein Datei-Browser realisieren. Dies wollen wir gleich einmal ausprobieren.

Wir legen mit Hilfe des Templates „RCP application with a view“ ein neues Plug-in-Projekt namens net.jmage.tip.browser an. In der erzeugten View wollen wir in einer Baumansicht das Dateisystem anzeigen. Dazu verwenden wir einen TreeViewer, den wir an die Baumstruktur des Dateisystems anbinden. (Dies haben wir bereits im ersten Teil genauer beschrieben, als es um unsere Beispielanwendung ging).

Wir ändern den Code in View.java wie in **Listing 28.1** zu sehen:

```
public class View extends ViewPart {
  public static final String ID = "net.jmage.tip.browser.view";
  private TreeViewer viewer;
  public void createPartControl(Composite parent) {
    viewer = new TreeViewer(parent, SWT.V_SCROLL | SWT.MULTI | SWT.BORDER);
    getSite().setSelectionProvider(viewer);
    viewer.setLabelProvider(new WorkbenchLabelProvider()); ❶
    viewer.setContentProvider(new BaseWorkbenchContentProvider()); ❷
    viewer.setInput(EFS.getLocalFileSystem().getStore(new Path("/"))); ❸
  }
  public void setFocus() {
    viewer.getControl().setFocus();
  }
}
```

Listing 28.1: Für die Ansicht des Dateibaums verwenden wir den TreeViewer von JFace

In ❶ und ❷ setzen wir als Provider die Standard-Provider fest. Wir werden sie mit einem Adapter für die EFS-Klassen verknüpfen. In ❸ wird schließlich die Wurzel des Dateisystems als Ausgangspunkt eingetragen. Dazu benutzen wir die Fabrikmethoden der Klasse EFS; mehr dazu in Abschnitt 28.2.

Es folgt die benötigte Adapterfabrik:

```
public class EfsAdapterFactory implements IAdapterFactory {
  private IWorkbenchAdapter fileAdapter = new IWorkbenchAdapter() { ❶
    public Object[] getChildren(Object object) {
      IFileStore store = (IFileStore) object;
      if (store.fetchInfo().isDirectory())
      try {
        return store.childStores(EFS.NONE, null);
      } catch (CoreException e) {
      }
      return new IFileStore[0];
    }
    public ImageDescriptor getImageDescriptor(Object object) { ❷
      if(! (object instanceof IFileStore) ) return null;
      IFileStore file = (IFileStore)object;
      if (file.fetchInfo().isDirectory())
        return AbstractUIPlugin.imageDescriptorFromPlugin(
                "net.jmage.tip.browser", "icons/folder.png"); ❸
      int dot = file.getName().indexOf('.');
      if (dot > 0) {
        String extension = file.getName().substring(dot);
        Program program = Program.findProgram(extension); ❹
        ImageData imgData = (program == null ? null : program.getImageData());
        if (imgData!= null) return ImageDescriptor.createFromImageData (imgData);
      }
        return AbstractUIPlugin.imageDescriptorFromPlugin("net.jmage.tip.browser",
            "icons/file.png");  ❺
    }
    public String getLabel(Object o) { ❻
      return ((IFileStore) o).getName();
    }
    public Object getParent(Object o) {
      return ((IFileStore) o).getParent();
    }
  };
   public Object getAdapter(Object adaptableObject, Class adapterType) {
```

Listing 28.2: Die Adapterfabrik für die Verbindung des Dateisystems mit dem TreeViewer

```
    if (adaptableObject instanceof IFileStore
      && adapterType == IWorkbenchAdapter.class) {
      return fileAdapter;
    }
    return null;
  }
  public Class[] getAdapterList() {
    return new Class[] { IWorkbenchAdapter.class };
  }
}
```

Listing 28.2: Die Adapterfabrik für die Verbindung des Dateisystems mit dem TreeViewer (Forts.)

Die EfsAdapterFactory liefert auf Anfrage den intern definierten IWorkbenchAdapter ❶, der uns die benötigten Informationen zur Darstellung des Dateisystems liefert, nämlich eine Grafik ❷ und ein Label ❻. Der komplizierteste Teil daran ist die Funktion getImageDescriptor(), die für beim Betriebssystem registrierte Programme und Dokumente ❹ ein Icon zurückliefert, je nach Datei-Endung. Für Ordner und nicht-registrierte Daten liefern wir hier zwei Icons „folder.gif" ❸ und „file.gif" ❺ zurück, die wir im Ordner icons abgelegt haben.

Dann müssen wir noch die EfsAdapterFactory als für IFileStore-Objekte zuständig registrieren. Dies geht mit Hilfe des Plug-in-Editors; wir zeigen hier nur den Ausschnitt aus der plugin.xml:

```
...
<extension point="org.eclipse.core.runtime.adapters">
  <factory adaptableType="org.eclipse.core.filesystem.IFileStore"
          class="net.jmage.tip.browser.EfsAdapterFactory">
    <adapter type="org.eclipse.ui.model.IWorkbenchAdapter">
    </adapter>
  </factory>
</extension>
...
```

Listing 28.3: Die Extension wird in der plugin.xml angemeldet

Als Letztes fügen wir in der Manifest-Datei der Anwendung den Eintrag Eclipse-LazyStart: true hinzu:

```
Manifest-Version: 1.0
Bundle-ManifestVersion: 2
Bundle-Name: Browser Plug-in
Bundle-SymbolicName: net.jmage.tip.browser; singleton:=true
Bundle-Version: 1.0.0
```

Listing 28.4: Manifest.mf

```
Bundle-Vendor: jmage.net
Eclipse-LazyStart: true
Require-Bundle: org.eclipse.core.runtime,
 org.eclipse.ui,
 org.eclipse.core.filesystem
```

Listing 28.4: Manifest.mf (Forts.)

Nach dem Start erhalten wir eine Ansicht des Verzeichnisses, das wir in View.java als Root-Verzeichnis angegeben haben. Wir können nun durch den Verzeichnisbaum navigieren.

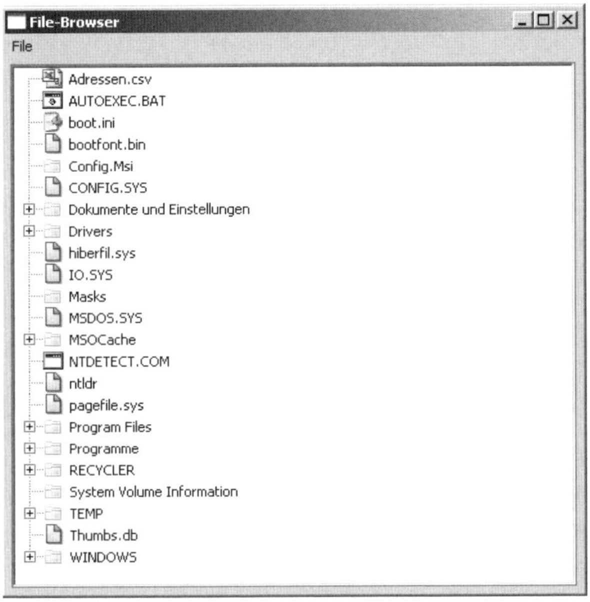

Abbildung 28.1: Ein simpler Datei-Browser

All dies wäre natürlich auch mit den Klassen des Pakets java.io möglich gewesen. Allerdings hätte für die Klasse java.io.File ein eigener Adapter geschrieben werden müssen. Außerdem haben wir schon eine der komfortablen Methoden des EFS benutzen können, als wir uns die Icons registrierter Anwendungen und Dokumente besorgt haben. Im folgenden Abschnitt stellen wir noch einige weitere Methoden des Plug-ins vor.

28.2 Die wichtigsten Funktionen der API

Die folgenden Code-Fragmente demonstrieren weitere Funktionen der API. Allgemeine Methoden über das Dateisystem liefert IFileSystem:

```
IFileSystem fileSystem = EFS.getLocalFileSystem();
// Linux -> true, Windows -> false
System.out.println(fileSystem.isCaseSensitive());
// Kann das Datei-System modifiziert werden?
System.out.println(fileSystem.canWrite());
```

Wichtiger ist aber der Zugriff auf einzelne Dateien mittels

```
IFileStore file = fileSystem.getStore(URI.create("c:/myFile.txt"));
```

oder kürzer

```
IFileStore file = EFS.getStore(URI.create("c:/myFile.txt"));
```

Mit IFileStore können einzelne Dateien oder Verzeichnisse manipuliert werden. Die Klasse bietet wesentlich mehr Komfort als java.io.File, z.B. rekursives Löschen oder Kopieren von ganzen Verzeichnissen:

```
IFileStore dataDir = fileSystem.getStore(URI.create("c:/dataDir"));
IFileStore backupDir = fileSystem.getStore(URI.create("c:/backupDir"));
dataDir.copy(backupDir,EFS.OVERWRITE,null); ❶
```

Die Copy-Methode in ❶ enthält neben dem Zielverzeichnis noch zwei weitere Parameter. Mit dem zweiten Parameter setzt man mit Hilfe von Konstanten der Klasse EFS einige Flags, während der dritte Parameter vom Typ IProgressMonitor ist. Dies ist nur interessant, wenn die Implementierung von IFileStore evtl. mit zeitaufwändigen Zugriffen – z.B. über ein Netzwerk – verbunden ist. Eine derartige Synchronisierung ist aber bei unserem lokalen Dateisystem nicht notwendig, daher können wir hier null übergeben. Die beiden Parameter findet man in sehr vielen Methoden der API wieder.

An den Inhalt einer Datei kommt man ebenfalls sehr leicht:

```
IFileStore inFile  = EFS.getStore(URI.create("c:/input.txt"));
IFileStore outFile = EFS.getStore(URI.create("c:/output.txt"));
InputStream in     = inFile.openInputStream(EFS.NONE, null);
OutputStream out   = outFile.openOutputStream(EFS.NONE, null);
```

IFileStore enthält nicht alle Informationen über eine Datei, da damit Dateien nur manipuliert werden sollen. Mehr Informationen bietet das Interface IFileInfo, das man durch

```
IFileInfo fileInfo = file.fetchFileInfo()
```

erhält. fileInfo enthält nun Informationen wie den Namen der Datei, Länge und Datum der letzten Änderung.

Das Interface IFileTree schließlich enthält den kompletten Verzeichnisbaum unterhalb eines gegebenen Verzeichnisses:

```
IFileTree fileTree = fileSystem.fetchFileTree(rootDir,null);
```

Zu beachten ist, dass IFileTree lediglich die Struktur zum Zeitpunkt der Erzeugung – also einen Schnappschuss – beschreibt; nachträgliche Änderungen werden nicht registriert. Die komplette API der Interfaces entnimmt man am besten der Online-Hilfe der Eclipse-IDE.

28.3 Weitere Implementierungen

Interessante Implementierungen wie z.B. Zugriff auf ZIP- und JAR-Dateien sind in Arbeit, was die zukünftige Arbeit mit diesen Datei-Typen noch erleichtern dürfte.

Zur Entwicklung einer eigenen Implementierung entwickelt man ein eigenes Schema und implementiert die nötigen vier Interfaces. Dazu existiert bereits zu jedem Interface eine Implementierung, von der aus man ableiten kann. Weiterhin muss noch die Klasse EFS erweitert werden, damit unter dem neuen Schema auch die entsprechenden Implementierungen gefunden werden. Die Entwicklung von Implementierungen geht aber weit über unsere RCP-Einführung hinaus; der interessierte Leser findet im Internet etliche Projekte zu diesem Thema. Als Startpunkt der Suche sei die Eclipsepedia [1] oder der Artikel von Blewitt [2] empfohlen.

28.4 Zusammenfassung

Das Eclipse FileSystem stellt eine komfortable Alternative zum Paket java.io dar, der in der RCP-Entwicklung der Vorzug gegeben werden sollte. Es bietet sehr mächtige Funktionen zur Datei-Manipulation und ist auf Erweiterbarkeit ausgelegt. Dabei ist die API sehr übersichtlich und leicht zu erlernen.

28.5 Verweise

[1] Das Eclipse-Wiki zum Thema EFS
http://wiki.eclipse.org/index.php/EFS

[2] Blewitt: Eclipse File System
http://www.eclipsezone.com/articles/efs/?source=archives

29 Das Eclipse Data Binding

In der GUI einer Anwendung werden Daten angezeigt, die dort in der Regel verändert werden können. Daher müssen Daten und GUI miteinander verknüpft werden. Wie das traditionell gemacht wird, haben wir in Teil 2 anhand von TiPler gesehen. Hier stellen wir das Eclipse Data Binding vor, das einen Großteil dieser Arbeit automatisiert.

29.1 Das Model View Controller Pattern

Eines der wichtigsten und bekanntesten Entwurfsmuster ist das Model-View-Controller-Muster, das die Entkopplung des Datenmodells von der Präsentationslogik (View) vorschreibt. Jeder Entwickler ist gut beraten, dies in allen Anwendungen zu beherzigen, wenn er keine Probleme bekommen möchte. Die wesentliche Konsequenz dieses Entwurfsmusters ist die vollständige Trennung der Daten und der Geschäftslogik (Modell) von der Darstellung und dem Programmablauf. Dadurch lässt sich das Modell unabhängig von der Umgebung entwickeln und testen. Andererseits ergibt sich dadurch die Aufgabe, Daten- und Präsentationsschicht miteinander zu verbinden, so dass Änderungen auf einer Seite der anderen Seite auch mitgeteilt werden, also: die beiden Schichten synchron zu halten. Meist ist auch noch eine Validierung der in der Oberfläche eingegebenen Daten notwendig. Im MVC-Modell übernimmt der Controller die Aufgabe, Änderungen in der View dem Modell mitzuteilen (nach vorheriger Validierung), während die View selbst auf Änderungen im Modell reagiert, wobei Daten evtl. formatiert werden müssen (**Abbildung 29.1**).

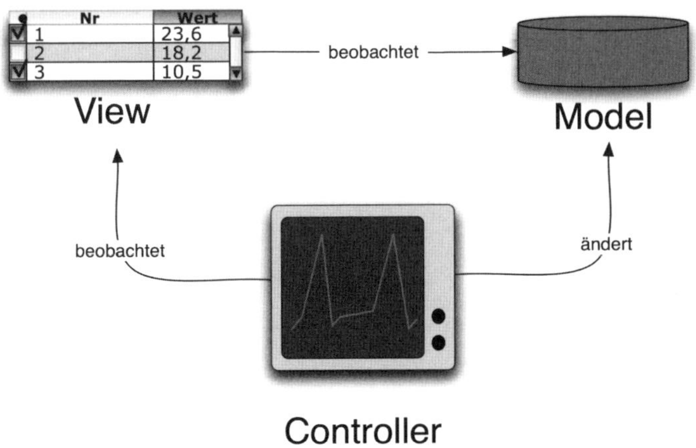

Abbildung 29.1: Das MVC-Entwurfsmuster trennt die Daten von der Darstellungsschicht

Dies ist sicher eine der wichtigsten, aber auch eine der langweiligsten Aufgaben der Software-Entwicklung. Ein ähnliches Problem ergibt sich bei der Persistierung von Daten, wenn der Zustand der Objekte in (relationalen) Datenbanken gespeichert werden soll. Dies von Hand zu erledigen, ist mühsam und fehlerträchtig, weshalb man objekt-relationale Mapper wie Hibernate oder TopLink entwickelt hat.

29.2 Data Binding in der RCP

Um Änderungen in der GUI oder im Datenmodell nach außen mitzuteilen, benutzt man normalerweise entsprechende Listener. Interessierte Objekte registrieren sich dann als Listener bei den zu beobachtenden Objekten und werden bei Veränderungen informiert („Beobachter"-Muster).

Die Verbindung zwischen Daten und Präsentationsschicht lässt sich mit Hilfe des sogenannten Data Bindings automatisieren. Hierbei werden Elemente der View auf Eigenschaften der Datenobjekte gemappt. Der Controller lauscht in beiden Richtungen auf Änderungen und propagiert diese anhand des Mappings. Dadurch entfällt die umständliche Implementierung der Listener-Klassen.

In der Eclipse RCP ist das Eclipse Data Binding Teil des JFace-Pakets, weshalb es früher auch als JFace Data Binding bezeichnet wurde. Dabei wird auf der Datenseite die JavaBeans-API verwendet, in der angemeldeten Listenern Änderungen von Eigenschaften mitgeteilt werden. Auf Seite der View werden dann Observable definiert und in einem DataBindingContext angemeldet. Dies ist eine Modifikation des üblichen MVC-Musters, da die View nun nicht mehr direkt auf Änderungen der Daten reagiert (**Abbildung 29.2**).

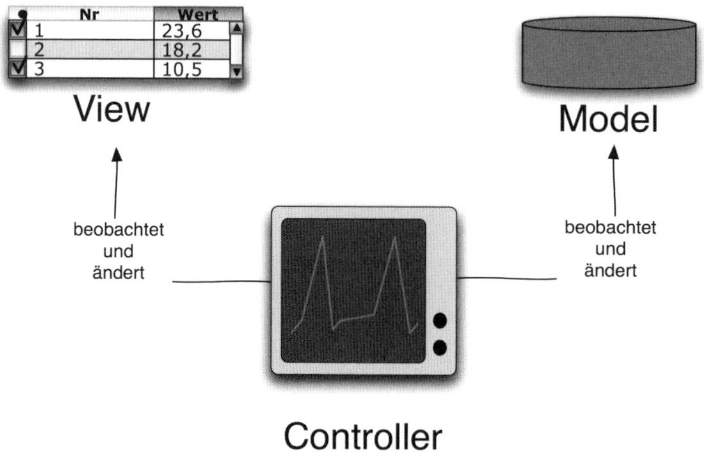

Abbildung 29.2: Das Eclipse Data Binding modifiziert das übliche MVC-Muster

Wir wollen das an einem simplen Beispiel demonstrieren und dazu eine Anwendung schreiben, die Temperaturen von Celsius in Fahrenheit umrechnet.

1. Mit dem Projekt-Assistenten erzeugen wir ein neues RCP-Projekt namens net.jmage.tip.conversion, basierend auf dem Template „Hello RCP“.
2. Mit dem Plug-in-Editor erstellen wir als Extension eine neue View namens ThermometerView, mit der ID net.jmage.tip.conversion.view und der dazu gehörenden Klasse net.jmage.rcp.conversion.ThermometerView (**Listing 29.1**). Das verwendete GridLayout wurde bereits in Kapitel 4.4 beschrieben.
3. Wir bauen die grafische Oberfläche der View.
4. In der Perspektive fügen wir die View ein (**Listing 29.2**)
5. Im ApplicationWorkbenchWindowAdvisor passen wir die Größe des Anwendungsfensters an mit der Anweisung configurer.setInitialSize(new Point(500, 170)).

```
public class ThermometerView extends ViewPart {
  public static String ID = "net.jmage.tip.conversion.ThermometerView";
  private Text celsius;
  private Text fahrenheit;
  private Scale celsiusScale;
  private Scale fahrenheitScale;

  public void setFocus() { }
  public void createPartControl(Composite parent) {
    GridLayout layout = new GridLayout();
    layout.numColumns = 3;
    parent.setLayout(layout);
    celsiusScale = new Scale(parent, SWT.HORIZONTAL);
    celsiusScale.setMaximum(200);
    GridData gridData1 = new GridData();
    gridData1.horizontalAlignment = GridData.HORIZONTAL_ALIGN_CENTER;
    gridData1.widthHint = 200;
    celsiusScale.setLayoutData(gridData1);
    celsius = new Text(parent, SWT.BORDER);
    new Label(parent, SWT.NONE).setText(" C");
    GridData gridData2 = new GridData();
    gridData2.horizontalAlignment = GridData.HORIZONTAL_ALIGN_BEGINNING;
    gridData2.widthHint = 40;
    celsius.setLayoutData(gridData2);
    fahrenheitScale = new Scale(parent, SWT.HORIZONTAL);
    fahrenheitScale.setMaximum(400);
    GridData gridData3 = new GridData();
    gridData3.horizontalAlignment = GridData.HORIZONTAL_ALIGN_CENTER;
    gridData3.widthHint = 400;
    fahrenheitScale.setLayoutData(gridData3);
```

Listing 29.1: Die Thermometer-View zeigt zwei Slider und zwei Input-Boxen

```
      fahrenheit = new Text(parent, SWT.BORDER);
      new Label(parent, SWT.NONE).setText(" F");
      fahrenheit.setLayoutData(gridData2);
      parent.pack();
   }
}
```

Listing 29.1: Die Thermometer-View zeigt zwei Slider und zwei Input-Boxen (Forts.)

```
public class Perspective implements IPerspectiveFactory {
  public void createInitialLayout(IPageLayout layout) {
    String editorArea = layout.getEditorArea();
    layout.setEditorAreaVisible(false);
    layout.addStandaloneView(ThermometerView.ID, false, IPageLayout.LEFT,
                                            1.f, editorArea);
    layout.getViewLayout(ThermometerView.ID).setCloseable(false);
  }
}
```

Listing 29.2: Die angepasste Perspektive

Hat man alles richtig gemacht, so sieht die Applikation jetzt so aus:

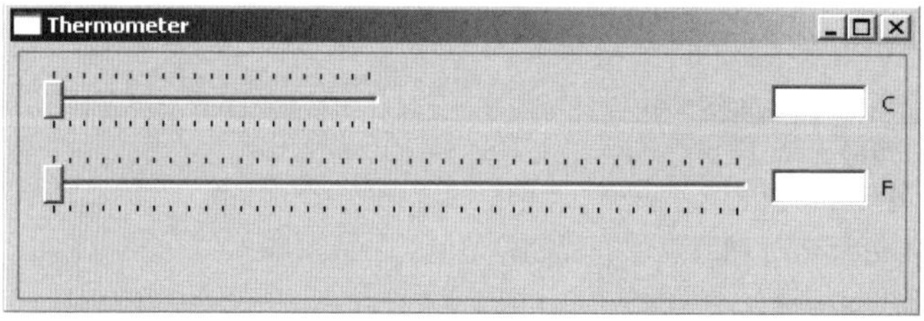

Abbildung 29.3: Die Oberfläche der Anwendung

Das Modell der Anwendung implementieren wir als JavaBean (**Listing 29.3**)

```
class Thermometer {
  static final double ABSOLUTE_ZERO = -273.15;
  private double kelvin = - ABSOLUTE_ZERO; ❶
  private PropertyChangeSupport changeSupport = new PropertyChangeSupport(this);
  private void setKelvin(double kelvin) {
    double oldCelsius = Converter.convertKelvinToCelsius(this.kelvin);
    double oldFahrenheit = Converter.convertKelvinToFahrenheit(this.kelvin);
    this.kelvin = kelvin;
    changeSupport.firePropertyChange("celsius", oldCelsius, getCelsius());❸
    changeSupport.firePropertyChange("fahrenheit", oldFahrenheit, getFahrenheit()
```

Listing 29.3: Thermometer.java

```
  }
  public double getCelsius() {
    return Converter.convertKelvinToCelsius(kelvin);
  }
  public void setCelsius(double celsius) {
    setKelvin(Converter.convertCelsiusToKelvin(celsius));
  }
  public double getFahrenheit() {
    return Converter.convertKelvinToFahrenheit(kelvin);
  }
  public void setFahrenheit(double fahrenheit) {
    setKelvin(Converter.convertFahrenheitToKelvin(fahrenheit));
  }
  public void addPropertyChangeListener(String propertyName,
         PropertyChangeListener listener) {
    changeSupport.addPropertyChangeListener(propertyName, listener); ❹
  }
  public void removePropertyChangeListener(String propertyName,
         PropertyChangeListener listener) {
    changeSupport.removePropertyChangeListener(propertyName, listener);
  }
}
class Converter{
  static double convertKelvinToFahrenheit(double kelvin){
    return convertKelvinToCelsius(kelvin) * ( 180. / 100. ) + 32;
  }
  static double convertKelvinToCelsius(double kelvin){
    return kelvin + Thermometer.ABSOLUTE_ZERO;
  }
  static double convertFahrenheitToKelvin(double fahrenheit){
    return convertCelsiusToKelvin( (fahrenheit - 32.) * (100./180.) );
   }
  static double convertCelsiusToKelvin(double celsius){
    return celsius - Thermometer.ABSOLUTE_ZERO;
  }
}
```

Listing 29.3: Thermometer.java (Forts.)

Die Klasse Thermometer speichert die Temperatur intern in der absoluten Kelvin-Skala ❶, stellt nach außen aber die Eigenschaften „Celsius" und „Fahrenheit" zur Verfügung. Zur eigentlichen Umrechnung dient die Klasse Converter. Um nun die GUI über Änderungen der Werte zu informieren, benutzen wir die Klasse PropertyChangeSupport aus dem Paket java.beans ❷. Ändert sich der interne Kelvin-Wert, so wird ein entsprechendes Event gefeuert ❸. Empfänger sind alle Beobachterklassen, die sich bei Thermometer angemeldet haben ❹.

Dies entspricht dem bekannten JavaBeans-Standard. Wann immer wir eine Datenquelle mit einigen Setter- und Getter-Methoden mit Hilfe von DataBinding mit der GUI verbinden wollen, müssen wir den PropertyChangeSupport hinzufügen:

1. Man fügt eine Objekt-Variable changeSupport vom Typ PropertyChangeSupport hinzu.
2. Man fügt zwei Methoden zum An- und Abmelden von Listenern hinzu.
3. In den Setter-Methoden wird das Event „Property Changed" ausgelöst.

Jetzt wollen wir die JavaBean „Thermometer" mit Hilfe von DataBinding an unsere GUI anbinden.

Um DataBinding zu verwenden, müssen drei Plug-ins in die Liste der Dependencies unseres Projekts aufgenommen werden (diese drei Plug-ins sind bereits Teil des RCP-SDK):

- org.eclipse.core.databinding
- org.eclipse.core.databinding.beans
- org.eclipse.jface.databinding

Wir fügen der Applikation einen DataBindingContext hinzu und registrieren auf Seiten des Modells die Beans-Observablen und auf Seiten der GUI die SWT-Observablen. Im DataBindingContext werden dann die entsprechenden Felder und Eigenschaften miteinander verbunden. Dies machen wir mit Hilfe der Klasse DataBinder (**Listing 29.4**)

```
public class DataBinder {
  private static Thermometer thermometer = new Thermometer();
  private static DataBindingContext dbc = new DataBindingContext();
  public static void bindData(ISWTObservableValue celsiusField,
      ISWTObservableValue fahrenheitField) ❶{
    IObservableValue celsius =
        BeansObservables.observeValue(thermometer, "celsius");
    IObservableValue fahrenheit =
        BeansObservables.observeValue(thermometer, "fahrenheit");
  }
}
```

Listing 29.4: DataBinder.java

In der statischen Funktion bindData() ❶ werden zwei SWT-Observablen der GUI an die entsprechenden Bean-Observablen von Thermometer mit Hilfe des DataBindingContext gebunden. Wir ergänzen die Methode createPartControl() in ThermometerView.java um zwei Zeilen.

```
public void createPartControl(Composite parent)
  // ...
  parent.pack();
  DataBinder.bindData(SWTObservables.observeSelection(celsiusScale),
    SWTObservables.observeSelection(fahrenheitScale));  ❶
  DataBinder.bindData(SWTObservables.observeText(celsius, SWT.Modify),
    SWTObservables.observeText(fahrenheit, SWT.Modify)); ❷
}
```

Listing 29.5: Änderungen in Temperatur.java

Aus den Eingabe-Widgets erzeugen wir mit Hilfe von statischen Methoden der Klasse SWTObservables neue SWT-Observablen (❶ und ❷) und rufen die bindData()-Methode von DataBinder auf. Für ein Text-Feld dient die Methode observeText, für unsere Slider ist observeSelection zuständig. Die Konstante SWT.Modify gibt an, dass wir an allen Änderungen interessiert sind.

Damit sind nun die Oberflächenelemente mit den Daten von Thermometer verbunden. Die Oberflächenelemente leiten Eingaben sofort an das Modell weiter, und diese Änderungen werden sofort an die anderen Oberfächenelemente gemeldet. Dabei müssen wir uns um den Typ der GUI-Elemente nicht kümmern.

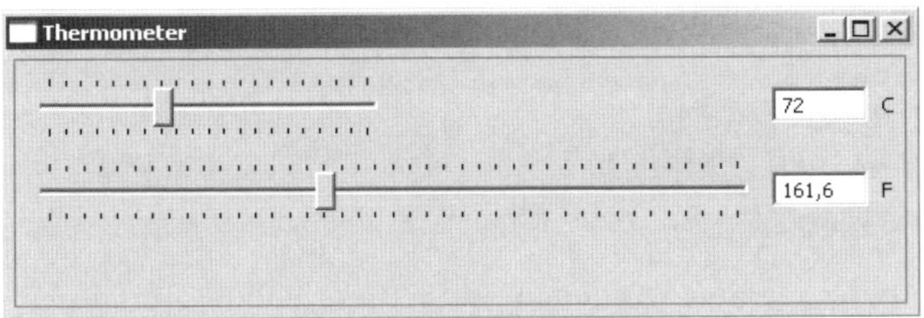

Abbildung 29.4: Die verknüpften Eingabeelemente

29.3 Validierung und Konvertierung

Bei der Bindung der Daten können zusätzlich mittels UpdateValueStrategy-Objekten Validierungen und Konvertierungen der Daten in beiden Richtungen (target-to-model / model-to-target) definiert werden. Der Übertragungsprozess der Daten zwischen Modell und Präsentation besteht in beiden Richtungen aus fünf Phasen; daher kann durch eine Update-Strategie vier Mal eingegriffen werden. Die Strategie wird dadurch bestimmt, dass für jeden Übergang zwischen zwei Phasen IValidator- bzw. IConverter-Objekte bestimmt werden können. Dazu besitzt die UpdateValueStrategy vier verschiedene Setter-Methoden:

1. Validierung nach Einlesen der Daten:
   UpdateValueStrategy.setAfterGetValidator(IValidator)
2. Konvertierung der Daten: UpdateValueStrategy.setConverter(IConverter)

3. Validierung nach Konvertierung der Daten: UpdateValueStrategy.setAfterConvertValidator(IValidator)
4. Validierung vor dem Schreiben der Daten: UpdateValueStrategy.setBeforeSetValidator(IValidator)
5. Schreiben der Daten ins Zielobjekt (alle Validierungen/Konvertierungen durchgeführt)

Der Rückgabewert der Setter-Methoden ist wieder das UpdateValueStrategy-Objekt selbst, so dass man einfach mehrere Aktionen in einer Zeile ausführen kann, also etwa

```
new UpdateValueStrategy().setAfterGetValidator(new MyValidator())
  .setConverter(new MyConverter())…
```

Eclipse liefert im Plug-in org.eclipse.core.internal.databinding.conversion bereits jede Menge nützlicher Converter mit, die man verwenden oder erweitern kann. Wesentlich häufiger wird man wohl Validatoren selbst schreiben müssen. Das Interface IValidator beschreibt lediglich die Methode

```
IStatus validate(Object value);
```

Der Rückgabewert vom Typ IStatus beschreibt den Zustand nach der Validierung. Es existiert eine einfache Implementierung namens ValidationStatus, die über statische Fabrikmethoden verfügt, mit der man einfach entsprechende Status-Objekte erzeugen kann, z.B.

- ValidationStatus.ok();
- ValidationStatus.info(„Werte wurden geprüft");
- ValidationStatus.error(„Eingabefehler: …");

Dadurch kann auf Validierungsfehler reagiert werden. Sind mehrere Validatoren hintereinander geschaltet, so werden einzelne Status-Objekte gesammelt. Man kann daraus z.B. ein neues Status-Objekt erzeugen und dieses mit einem Fehlerlabel in der Oberfläche verbinden.

Wir wollen einen einfachen Validator für unseren Temperatur-Umrechner erstellen, der die Eingaben auf eine Minimal- und Maximaltemperatur überprüft. Wird ein ungültiger Wert eingegeben, so wird ein Fehlerstatus mit einer entsprechendesn Fehlermeldung erzeugt.

```
class TemperatureValidator implements IValidator{
  private int minimumValue;
  private int maximumValue;

   public TemperatureValidator(int minimumValue,int maximumValue){
    this.minimumValue = minimumValue;
    this.maximumValue = maximumValue;
  }
```

Listing 29.6: Die Validator-Klasse

```
  public IStatus validate(Object value) {
    if(value == null || value.toString().trim().length() == 0)return null;
    double temperature = 0.;
    try{
      temperature = Double.parseDouble(value.toString());
    }
    catch(NumberFormatException e){
      return  ValidationStatus.error("Falsches Zahlenformat");
    }
    if(temperature < minimumValue) return ValidationStatus.error("
        Fehler: Wert < " + minimumValue);
    if(temperature > maximumValue)return  ValidationStatus.error("
        Fehler: Wert > " + maximumValue);
    return ValidationStatus.info("");
  }
}
```

Listing 29.6: Die Validator-Klasse (Forts.)

Nun fügen wir diesen Validator zum DatabindingContext hinzu.

1. Wir ergänzen die Methode bindData() im DataBinder um die entsprechenden Anweisungen.
2. Um die Fehlermeldungen in unserer View anzuzeigen, ergänzen wir die Temperatur-View um ein Label (**Listing 29.7**).
3. Das Fehlerlabel wird im DataBinder an den Fehlerstatus gebunden (**Listing 29.8**).

```
  public void createPartControl(Composite parent) {
    GridLayout layout = new GridLayout();
    ...
    fahrenheit.setLayoutData(gridData2);
    Label errorLabel = new Label(parent, SWT.NONE); //Neu
    errorLabel.setForeground(new Color(parent.getDisplay(), 255, 0, 0));  //Neu
    GridDataFactory.swtDefaults().hint(150, SWT.DEFAULT).applyTo(errorLabel); //Neu
    parent.pack();
    DataBinder.bindData(SWTObservables.observeSelection(celsiusScale),
               SWTObservables.observeSelection(fahrenheitScale));
    DataBinder.bindData(SWTObservables.observeText(celsius, SWT.Modify),
               SWTObservables.observeText(fahrenheit, SWT.Modify));
    DataBinder.bindErrorLabel(SWTObservables.observeText(errorLabel)); //Neu
  }
```

Listing 29.7: Eine Fehlerausgabe wird zur View hinzugefügt

```
DataBinder.java
  public static void bindData(ISWTObservableValue celsiusField,
         ISWTObservableValue fahrenheitField) {
   IObservableValue celsius = BeansObservables.observeValue(thermometer,"celsius");
   IObservableValue fahrenheit =
         BeansObservables.observeValue(thermometer,"fahrenheit");
    dbc.bindValue(celsiusField,celsius,new UpdateValueStrategy().
         setAfterGetValidator (new TemperatureValidator(0,200)), null);
    dbc.bindValue(fahrenheitField, fahrenheit, new UpdateValueStrategy().
         setAfterGetValidator(new TemperatureValidator(0,400)),null );
  }
  public static void bindErrorLabel(ISWTObservableValue errorLabel){
    dbc.bindValue(errorLabel,new AggregateValidationStatus  (dbc.getBindings(),
         AggregateValidationStatus.MAX_SEVERITY),null,null);
  }
```

Listing 29.8: Ein Validator wird eingebaut

Nun sind nur noch Werte zwischen 0 und 200 Grad Celsius erlaubt. Falsche Eingaben führen zu einer Fehlermeldung auf der Oberfläche.

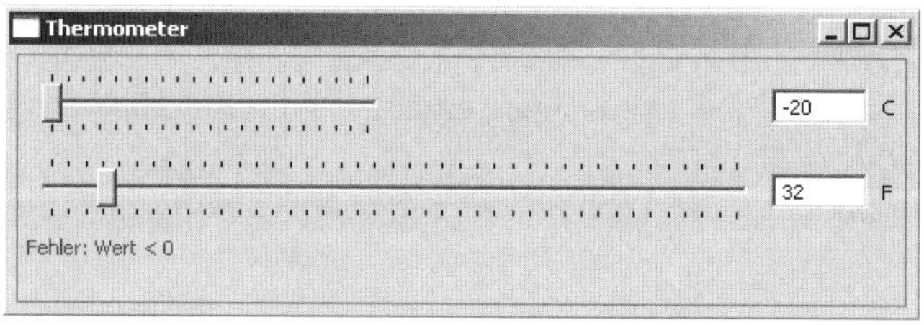

Abbildung 29.5: Die Validierung sorgt für die Fehlermeldungen

29.4 Zusammenfassung

Das Data Binding nimmt dem Entwickler die mühsame Verknüpfung des Datenmodells mit der Oberfläche ab. Vorausgesetzt wird dabei die Einhaltung des JavaBeans-Standards. Zusätzlich sind flexible Validierungen und Konvertierungen der Daten möglich

29.5 Verweise

[1] Eclipsepedia zum Thema DataBinding (incl. Tutorial)
http://wiki.eclipse.org/index.php/JFace_Data_Binding

[2] Orme: Introducing Eclipse Data Binding (Webinar)
https://admin.adobe.acrobat.com/_a300965365/p77464314/

[3] Quellcodes:
http://www.eclipse.org/projects/slides/DataBinding%20Examples.zip

30 Rich Clients und OLE

Eine RCP-Applikation unter Windows mag schnell und übersichtlich sein sowie hervorragenden Benutzerkomfort bieten – oft genug kommt der Wunsch des Benutzers nach einer Anbindung an das Microsoft-Office-Paket. Diese Programme sind weit verbreitet, und viele Anwender kennen sich damit aus. Natürlich gibt es unter Windows noch etliche andere Programme, die in den Rich Cient eingebunden werden könnten. Damit ist nicht etwa ein Export der Daten in ein kompatibles Dateiformat gemeint oder der Start der Anwendung aus dem Rich Client heraus, sondern eine Integration der Anwendung in den Rich Client selbst.

Das Zauberwort heißt OLE (Object Linking and Embedding). OLE wurde von Microsoft entwickelt und ermöglicht es, Objekte in verschiedenen Programmen entweder miteinander zu verlinken oder ineinander einzubetten. So lässt sich ein Paintbrush-Bild einfach in ein Word-Dokument einfügen, z.B. per Drag & Drop. Viele Anwendungen – nicht nur die von Microsoft – sind OLE-fähig, und auch SWT bietet eine API für OLE an, so dass Rich Clients dieses Verfahren nutzen können[1].

30.1 Excel in einer RCP-Anwendung

Bleiben wir zunächst beim Beispiel MS Office. Eine Excel-View in einer RCP-Anwendung anzuzeigen, ist mit SWT ein Kinderspiel. Erstellen wir ein neues Plug-in-Projekt mit dem Namen net.jmage.tip.ole, wobei wir als Template „RCP application with a view“ auswählen. Die generierte View ersetzen wir mit dem Code aus **Listing 30.1**:

```
public class View extends ViewPart {
    public static final String ID = "net.jmage.tip.ole.view";
    private OleFrame frame;
    private OleClientSite site;
    public void createPartControl(Composite parent) {
    try {
        frame = new OleFrame(parent, SWT.NONE);                       ❶
        site = new OleClientSite(frame, SWT.NONE, "Excel.Sheet"); ❷
    }catch (SWTError e) {
        System.out.println("Fehler beim Öffnen von Excel: " + e.getMessage());
```

Listing 30.1: Eine Excel-View in der RCP-Anwendung

1. Wie man sicher schon bemerkt hat, geht es in diesem Kapitel um ein reines Windows-Thema; Linux- und MacOS-Entwickler können es getrost überblättern.

```
            }
        }
        public void setFocus() {
            site.setFocus() ;
        }
        public void dispose() {
            site.dispose();  ❸
            frame.dispose(); ❹
        }
}
```

Listing 30.1: Eine Excel-View in der RCP-Anwendung (Forts.)

Nach dem Start erscheint in unserem Rich Client ein Excel-Sheet.

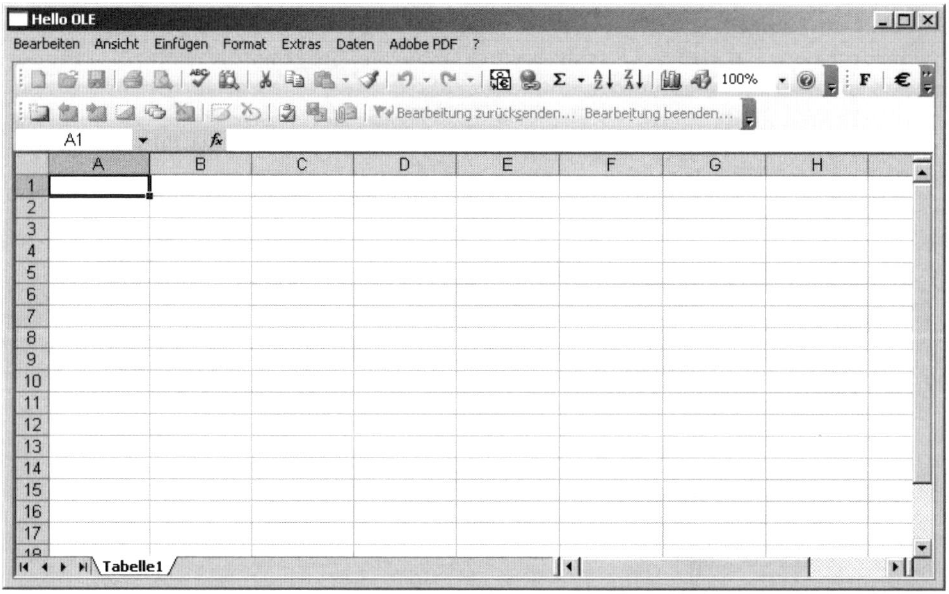

Abbildung 30.1: Ein Excel-Sheet als View

Notwendig für die Darstellung in unserem Client sind die Strukturen OleFrame und OleClientSite, die wir in ❶ und ❷ erzeugen. Diese Klassen befinden sich im Plug-in org.eclipse.swt.ole.win32, welches sich im Plug-in org.eclipse.swt.win32.win32 des RCP-SDK für Windows befindet. Man beachte, dass in der dispose()-Methode in ❸ und ❹ die COM-Objekte abgeräumt werden, da sonst nach einigen Programmstarts mehrere Excel-Prozesse im Hintergrund weiterlaufen, die das System nach und nach zum Stillstand bringen.

Das Plug-in org.eclipse.swt.ole.win32 stellt die Schnittstellen zu Windows' COM bereit, das zugrunde liegende "Component Object Model". Das gewünschte COM-Objekt wird über die Class-ID angegeben, in diesem Fall "Excel.Sheet". Die IDs findet man in der Windows Registry unter HKEY_CLASSES_ROOT. Eine kleine Auswahl häufig benutzter Programme haben wir in einer Tabelle aufgeführt.

Registry-ID	OLE-Objekt
Excel.Sheet, Excel.Chart	Excel-Tabellen und Charts
Word.Document	Ein Word-Dokument
PowerPoint.Show	Eine Powerpoint-Präsentation
PDF.PdfCtrl.5	Ein PDF-Reader
MediaPlayer.MediaPlayer	Windows Media-Player
Shell.Explorer	Der Internet-Explorer
Visio.Drawing	Ein Visio-Dokument
InternetShortcut	Ein Internet-Link

Natürlich können wir hier keinen Steilkurs in COM-Programmierung bieten. Außerdem ist OLE-Anbindung ein Thema, das zum Bereich SWT gehört und nicht speziell mit RCP zu tun hat. Wir wollen nur noch ein kleines Beispiel zu diesem Thema vorführen und verweisen ansonsten auf:

- die einschlägige Literatur zu SWT und OLE
- VisualBasic-Programmierer in Ihrem Bekanntenkreis, für die OLE das tägliche Brot ist
- unsere Linkliste am Ende des Kapitels

30.2 Das Automation-Objekt

Um mit COM-Objekten arbeiten zu können, ist ein „Automation"-Objekt notwendig, das alle Aufrufe kapselt. SWT stellt dazu die Klasse OleAutomation bereit, die im Konstruktor ein OleClientSite-Objekt (für Dokumente) oder ein OleControlSite-Objekt (für ActiveX-Controls) erhält. Wir wandeln unsere View aus dem Beispielprogramm wie folgt ab, um eine Website in einem Browser anzuzeigen:

```
public class View extends ViewPart {
  public static final String ID = "net.jmage.tip.ole.view";
  private OleFrame frame;
  private OleControlSite site;
  private OleAutomation automation;
  public void createPartControl(Composite parent) {
```

Listing 30.2: Ein Browser-Fenster in unserem Client

```
    try {
      frame = new OleFrame(parent, SWT.NONE);
      site = new OleControlSite(frame, SWT.NONE, "Shell.Explorer");  ❶
      automation = new OleAutomation(site);  ❷
      site.doVerb(OLE.OLEIVERB_INPLACEACTIVATE); ❸
      int[] rgDispId = automation.getIDsOfNames(new String[] {"Navigate","URL"}); ❹
      int dispIdMember = rgDispId[0];
      Variant[]rgvarg = new Variant[1]; ❺
      rgvarg [0] = new Variant("http://www.rheinjug.de");
      int[] rgDispIdNamesArgs = new int[1];
      rgDispIdNamesArgs[0] = rgDispId[1];
      automation.invoke(dispIdMember,rgvarg,rgDispIdNamesArgs); ❻
    }catch (SWTError e) {
      System.out.println("Fehler beim Öffnen des ActiveX-Controls: ");
    }
  }
  public void setFocus() {
      site.setFocus() ;
    }
  public void dispose() {
    automation.dispose();
    site.dispose();
    frame.dispose();
  }
}
```

Listing 30.2: Ein Browser-Fenster in unserem Client (Forts.)

In ❶ erzeugen wir das ActiveX-Control des Internet Explorers und dazu in ❷ das Automation-Objekt. Das Control muss explizit sichtbar gemacht werden. Das OleControlSite-Objekt erledigt dies in ❸ mit Hilfe seiner Methode doVerb(). Die benötigten Konstanten stellt die Klasse OLE zur Verfügung. Nun können wir Methoden des ActiveX-Controls des Browsers mit unserem OleAutomation-Objekt aufrufen. Dazu brauchen wir die IDs der gewünschten Methoden und Parameter; in diesem Fall lauten die Methode „Navigate“ und der Parameter „URL“. Diese Informationen muss man der Dokumentation des Controls entnehmen. (In 30.3 zeigen wir, wie man eine Schnittstelle um diese Informationen bitten kann.) Wir besorgen uns diese Dispatch-Identifiers in ❹. Parameter-Namen und -Werte werden in Objekte vom Typ „Variant“ verpackt ❺. Mit der invoke()-Methode von OleAutomation wird schließlich das Control-Objekt aufgerufen ❻. Danach ist die Website in einem Browser-Fenster zu sehen. Im Gegensatz zu unserem Excel-Sheet sieht man bei unserem Browser-Beispiel keine Menüleiste. Dies hängt vom jeweiligen Control ab. Grundsätzlich ist unsere RCP-Applikation für die Menüleiste zuständig; in diesem Fall haben wir hier nur das File-Menü aus dem RCP-Template zur Verfügung.

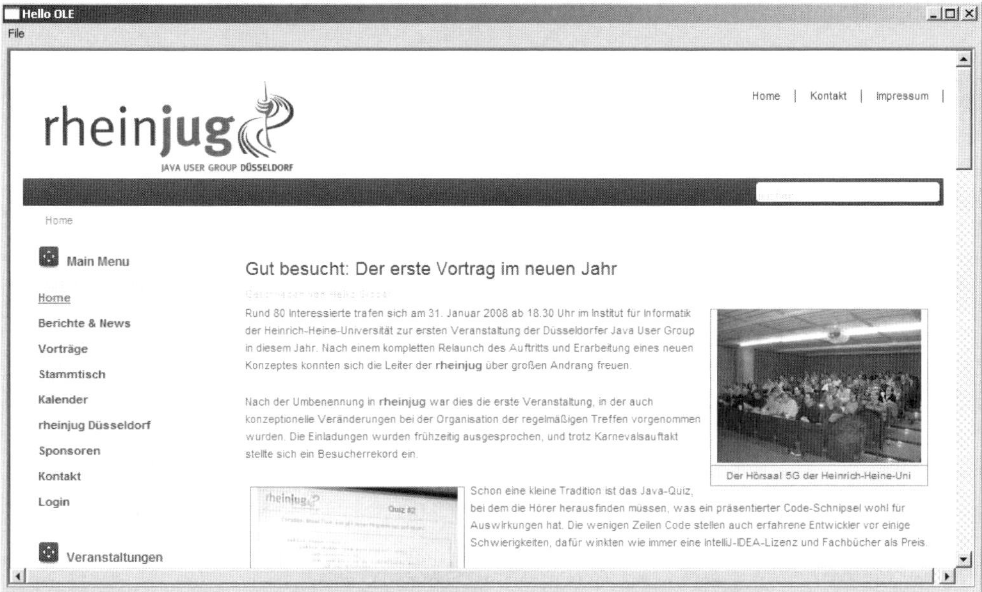
Hello OLE
File
rheinjug
JAVA USER GROUP DÜSSELDORF
Home | Kontakt | Impressum |
Home
Main Menu
Home
Berichte & News
Vorträge
Stammtisch
Kalender
rheinjug Düsseldorf
Sponsoren
Kontakt
Login
Veranstaltungen
Gut besucht: Der erste Vortrag im neuen Jahr
Rund 80 Interessierte trafen sich am 31. Januar 2008 ab 18.30 Uhr im Institut für Informatik der Heinrich-Heine-Universität zur ersten Veranstaltung der Düsseldorfer Java User Group in diesem Jahr. Nach einem kompletten Relaunch des Auftritts und Erarbeitung eines neuen Konzeptes konnten sich die Leiter der rheinjug über großen Andrang freuen.
Nach der Umbenennung in rheinjug war dies die erste Veranstaltung, in der auch konzeptionelle Veränderungen bei der Organisation der regelmäßigen Treffen vorgenommen wurden. Die Einladungen wurden frühzeitig ausgesprochen, und trotz Karnevalsauftakt stellte sich ein Besucherrekord ein.
Der Hörsaal 5G der Heinrich-Heine-Uni
Schon eine kleine Tradition ist das Java-Quiz, bei dem die Hörer herausfinden müssen, was ein präsentierter Code-Schnipsel wohl für Auswirkungen hat. Die wenigen Zeilen Code stellen auch erfahrene Entwickler vor einige Schwierigkeiten, dafür winkten wie immer eine IntelliJ-IDEA-Lizenz und Fachbücher als Preis.

Abbildung 30.2: Die Homepage unserer Java User Group Düsseldorf im Browser-Control

30.3 Abfragen der COM-Schnittstellen

Das Geheimnis der OLE-Programmierung besteht im Abfragen (oder der Kenntnis) der Schnittstellen der COM-Objekte, Erzeugen der Parameter-Objekte (Variants) und Aufrufen der entsprechenden Methoden mit Hilfe des Automation-Objekts. Daduch stehen RCP-Anwendungen sämtliche angebotenen Funktionalitäten installierter ActiveX-Controls zur Verfügung. Mit Hilfe des folgenden Code-Fragments lässt sich eine Schnittstelle abfragen:

```
private void queryInterface() {
  for(int dispId = 0;dispId < 255; dispId++){
    String name = automation.getName(dispId);
    if(name == null)continue;
    StringBuffer info = new StringBuffer();
    info.append(name).append("(").append(dispId).append("): ");
    info.append(automation.getDocumentation(dispId));
    System.out.println(info);
  }
}
```

Listing 30.3: Abfrage einer COM-Schnittstelle

Für unser Browser-Control Shell.Explorer ergibt sich etwa folgendes Ergebnis:

Name(dispatchId)	Beschreibung
Name(0)	Returns name of the application.
GoBack(100)	Navigates to the previous item in the history list.
GoForward(101)	Navigates to the next item in the history list.
GoHome(102)	Go home/start page.
GoSearch(103)	Go Search Page.
Navigate(104)	Navigates to a URL or file.
Refresh2(105)	Refreshes the currently viewed page.
Stop(106)	Stops opening a file.
Application(200)	Returns the application automation object if accessible, this automation object otherwise.
Parent(201)	Returns the automation object of the container/parent if one exists or this automation object.
Container(202)	Returns the container/parent automation object, if any.
Document(203)	Returns the active Document automation object, if any.
TopLevelContainer(204)	Returns True if this is the top level object.
Type(205)	Returns the type of the contained document object.
Left(206)	The horizontal position (pixels) of the frame window relative to the screen/container.
Top(207)	The vertical position (pixels) of the frame window relative to the screen/container.
Width(208)	The horizontal dimension (pixels) of the frame window/object.
Height(209)	The vertical dimension (pixels) of the frame window/object.
LocationName(210)	Gets the short (UI-friendly) name of the URL/file currently viewed.
LocationURL(211)	Gets the full URL/path currently viewed.
Busy(212)	Query to see if something is still in progress.

30.4 Zusammenfassung

Die Einbindung von OLE-fähigen Windows-Programmen erweitert die Möglichkeiten von RCP-Programmen. Die OLE-API unterstützt die OLE-Automatisierung vollständig.

Zum Thema OLE findet man natürlich viel Literatur und Internetartikel, allerdings meist auf Basis von VB, C++ und C#. Die API ist aber recht überschaubar, und die Übertragung auf Java/SWT nicht schwer. Wer im Internet stöbern will, sucht am besten nach den Begriffen „OLE" und „Automatisierung/Automation". Insbesondere die Seiten von Microsoft sind ergiebig, hier sollte man aber nichts zum Thema Java erwarten.

30.5 Verweise

[1] Die SWT-OLE-API-Dokumentation
http://download.eclipse.org/eclipse/downloads/documentation/2.0/html/plugins/org.eclipse.platform.doc.isv/reference/api/org/eclipse/swt/ole/win32/package-summary.html

[2] Vogel: Integrate Eclipse RCP with Microsoft Applications – Tutorial (Outlook Integration)
http://www.vogella.de/articles/EclipseMicrosoftIntegration/article.html

[3] Microsoft Excel mit Microsoft Visual C# .NET automatisieren
http://support.microsoft.com/kb/302084/de

31 Integration in die Taskleiste

Oft ist für Desktop-Anwendungen eine Verknüpfung mit dem System-Tray eine interessante zusätzliche Option. Das System-Tray ist ein Bereich der Taskleiste, in dem Applikationen als Icons minimiert dargestellt werden können und auf die der User einen vereinfachten Zugriff hat.

Seit Java 6 besteht die Möglichkeit, Applikationen auf diese Weise in die Taskleiste einzubinden. Auch im SWT ist dies vorgesehen, so dass wir RCP-Anwendungen dort ablegen können.

Dazu erstellen wir ein neues Projekt, z.B. basierend auf dem „RCP Mail"-Template. Dieses Template wird komplett mit einfachem Branding und Icons geliefert, die wir verwenden wollen. Natürlich können wir dies auch mit unserer Beispielanwendung aus dem 2. Teil nachvollziehen.

Um auf das System-Tray zugreifen zu können, brauchen wir eine Verbindung zu den grafischen Komponenten des Betriebssystems. Diese Verbindung wird über die Klasse Display des SWT hergestellt. Sobald das Fenster der Anwendung erzeugt wurde, können wir darüber auf das Display zugreifen. Wir erweitern daher die Klasse ApplicationWorkbenchWindowAdvisor wie in **Listing 31.1**

```
public class ApplicationWorkbenchWindowAdvisor extends WorkbenchWindowAdvisor {
  private Image trayIcon;
  private TrayItem trayItem;

  public ActionBarAdvisor createActionBarAdvisor(IActionBarConfigurer configurer) {
    return new ApplicationActionBarAdvisor(configurer);
  }
  public void preWindowOpen() {
    IWorkbenchWindowConfigurer configurer = getWindowConfigurer();
    configurer.setInitialSize(new Point(600, 400));
    configurer.setShowCoolBar(true);
    configurer.setShowStatusLine(false);
  }
  public void postWindowOpen() {                                          ❶
    IWorkbenchWindow window = getWindowConfigurer().getWindow();          ❷
    Tray tray = window.getShell().getDisplay().getSystemTray();           ❸
    trayItem = createTrayItem(tray);                                      ❹
```

Listing 31.1: ApplicationWorkbenchWindowAdvisor.java

```
  }
  private TrayItem createTrayItem(Tray tray){
    if(tray == null) return null;
    TrayItem trayItem = new TrayItem(tray,SWT.NONE);
    Image trayIcon =AbstractUIPlugin.imageDescriptorFromPlugin(
"net.jmage.tip.mail", "icons/mail.ico").createImage();  ❺
    trayItem.setImage(trayIcon);                          ❻
    trayItem.setToolTipText("TiP Mail");                  ❼
    return trayItem;
  }
  public void dispose(){
    if(trayIcon != null)
      trayIcon.dispose();
    if(trayItem != null)
      trayItem.dispose();
    }
}
```

Listing 31.1: ApplicationWorkbenchWindowAdvisor.java (Forts.)

Die Methode postWindowOpen() ❶ ist die geeignete Stelle, unsere Anwendung in das System-Tray einzubinden, da diese nach der Erzeugung des Fensters aufgerufen wird. Wir besorgen uns das Anwendungsfenster ❷ und erhalten darüber und über das Display das Tray-Objekt ❸. Darin erzeugen wir das neue TrayItem ❹ mit Hilfe der Methode createTrayItem(). Darin holen wir uns das Mail-Icon aus der Anwendung ❺ und verbinden es mit dem Tray-Item ❻. Schließlich setzen wir noch den Text, der erscheinen soll, wenn wir mit der Maus über das Icon fahren ❼. Wir vergessen nicht, die verwendeten Systemressourcen in der Methode dispose() wieder freizugeben.

Wenn wir die Applikation starten, erscheint nun im System-Tray das Icon der Mail-Anwendung, das nach dem Schließen der Anwendung wieder verschwindet. Ansonsten hat es noch keine Funktion.

Als Erstes möchten wir die Unterstützung für das Minimieren und Wieder-Öffnen der Anwendung hinzufügen. Wenn die Anwendung minimiert wird, soll nur noch das Icon übrig bleiben, und bei einem Doppelklick darauf soll sich das Anwendungsfenster wieder öffnen. Wir fügen folgenden Code hinzu (**Listing 31.2**)

```
public void postWindowOpen() {
  IWorkbenchWindow window = getWindowConfigurer().getWindow();
  Tray tray = window.getShell().getDisplay().getSystemTray();
  trayItem = createTrayItem(tray);
  if(trayItem != null){
    addMinimization(window.getShell());          //NEU
```

Listing 31.2: Listener für das Öffnen und Schließen des Anwendungsfensters

```
    }
  }
  private void addMinimization(final Shell shell) {
    shell.addShellListener(new ShellAdapter(){                    ❶
      public void shellIconified(ShellEvent e) {
        shell.setVisible(false);
      }
    });
    trayItem.addListener(SWT.DefaultSelection, new Listener(){  ❷
      public void handleEvent(Event event) {
        if(!shell.isVisible()){
          shell.setVisible(true);
          shell.setMinimized(false);
        }
      }
    });
  }
```

Listing 31.2: Listener für das Öffnen und Schließen des Anwendungsfensters (Forts.)

Hier geht es nun etwas tiefer in die Interna des SWT, von denen uns die RCP bisher verschont hat. Die Shell beschreibt das Fenster, in dem eine RCP- bzw. SWT-Anwendung abläuft. In ❶ fügen wir einen neuen Eventhandler hinzu. Wird das Fenster minimiert, so soll es ganz von der Oberfläche verschwinden, so dass nur noch das Icon im Tray übrig bleibt. In ❷ fügen wir unserem Tray-Item ebenfalls einen Eventhandler hinzu, der das Fenster wieder vergrößert und sichtbar macht.

Schließlich wollen wir noch ein Menü in unser Tray-Item einbauen. Dazu ist neben einer kleinen Ergänzung im ApplicationWorkbenchAdvisor **Listing 31.3** auch eine Erweiterung des ApplicationActionBarAdvisors notwendig, der ja für den Aufbau der Menüs zuständig ist.

```
private ApplicationActionBarAdvisor actionBarAdvisor;    ❶
...
  public ActionBarAdvisor createActionBarAdvisor(IActionBarConfigurer configurer) {
    actionBarAdvisor = new ApplicationActionBarAdvisor(configurer);
    return actionBarAdvisor;
  }
  public void postWindowOpen() {
    IWorkbenchWindow window = getWindowConfigurer().getWindow();
    Tray tray = window.getShell().getDisplay().getSystemTray();
    trayItem = createTrayItem(tray);
    if(trayItem != null){
```

Listing 31.3: ApplicationWorkbenchWindowAdvisor: Ein Tray-Item mit Menü wird hinzugefügt

```
      createTrayMenu(windows);    //NEU
      addMinimization(window.getShell());
    }
  }
  private void createTrayMenu(final IWorkbenchWindow window) {
    trayItem.addListener(SWT.MenuDetect, new Listener(){
      public void handleEvent(Event event) {
        MenuManager menuManager = new MenuManager();
        Menu menu = menuManager.createContextMenu(window.getShell());     ❷
        actionBarAdvisor.createTrayItemMenu(menuManager);                 ❸
        menu.setVisible(true);
      }
    });
  }
...
}
```

Listing 31.3: ApplicationWorkbenchWindowAdvisor: Ein Tray-Item mit Menü wird hinzugefügt (Forts.)

Wir merken uns den erzeugten ApplicationActionBarAdvisor in einer lokalen Variablen ❶. In ❷ erzeugen wir das Menü und füllen es in ❸ mit dem ActionBarAdvisor, der Zugriff auf die Aktionen hat.

In unserem Beispiel fügen wir einfach die Programmende-Aktion hinzu, so dass wir das Programm nun über das Tray-Item beenden können.

```
public void createTrayItemMenu(MenuManager menuManager) {
  menuManager.add(exitAction);
}
```

Listing 31.4: Im ApplicationActionBarAdvisor füllen wir das Menü des Tray-Items

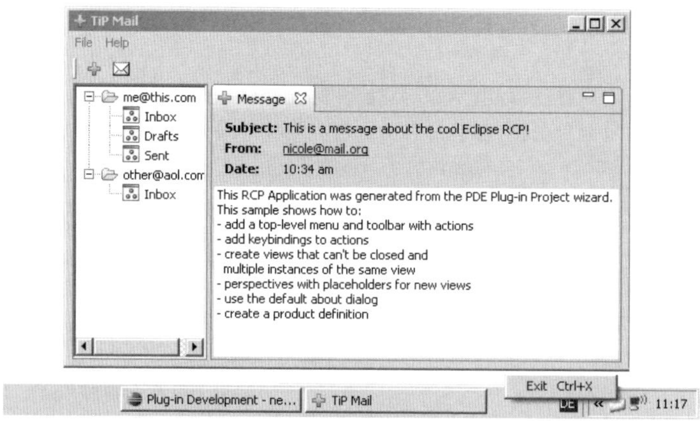

Abbildung 31.1: Die Mailanwendung mit Icon und Menü in der Taskleiste

31.1 Zusammenfassung

Das System-Tray ist ein Feature, das man nicht in jedem Programm verwenden wird. Ein Programm lässt sich aber bei Bedarf sehr leicht erweitern, so dass es das System-Tray unterstützt. Mit wenigen Zeilen Code lässt sich ein Menü erstellen. Die Steuerung des Programms selbst erfordert allerdings etwas Erfahrung in der SWT-Programmierung.

32 Eclipse Resources Plug-in

Ein nützliches Plug-in, das aus der Eclipse IDE stammt, ist das Resources Plug-in. Es ist nicht in der normalen RCP-Distribution, kann jedoch sehr einfach nachinstalliert werden. Im Wesentlichen stellt das Resources Plug-in eine Abstraktionsschicht für den Umgang mit dem Filesystem zur Verfügung.

Prinzipiell kann man zwar auch das Eclipse FileSystem verwenden; das Resources Plug-in bietet aber viel zusätzliche Funktionalität an. Zum Beispiel können Ressourcen mit Markern versehen werden; das sind Informationshappen, die separat gespeichert werden. In der Eclipse IDE werden Warnungen und Fehlermeldungen mit Markern realisiert. Außerdem bietet das Plug-in die Möglichkeit, bei Änderungen einer Ressource automatisch bestimmte Methoden zu starten. Änderungen in einer Datei können verfolgt und rückgängig gemacht werden. Außerdem lassen sich dauerhafte oder sitzungsbezogene Metainformationen (Properties) einfach speichern.

Man erkennt der Art und Weise, wie das Plug-in arbeitet, zwar an, dass es für die typischen Bedürfnisse einer Entwicklungsumgebung konzipiert wurde, aber auch andere Domänen als IDEs können von den Funktionen profitieren.

Das Resources Plug-in ist nicht Teil von RCP; wenn wir nicht die normale Eclipse-Installation als Zielplattform benutzen, müssen wir das Plug-in zum SDK hinzufügen. Wir kopieren aus dem Plug-in-Verzeichnis der Eclipse-Entwicklungsumgebung die jar-Dateien der Plug-ins org.eclipse.core.resources und org.eclipse.core.filesystem in das Plug-in-Verzeichnis der RCP-Zielplattform. Wenn wir ein „unbehandeltes" Eclipse verwenden, (d.h. wenn wir die Zielplattform nicht geändert haben), so brauchen wir nichts zu tun.

Nun steht uns das Resources Plug-in zur Verfügung. Es gibt eine weitere Jar-Datei resources.compatibility, die üblicherweise nicht benötigt wird. Sie spielt nur dann eine Rolle, wenn alte Dateisysteme (vor Version 3.1) benutzt werden sollen.

Wie wir es schon aus der gewöhnlichen Arbeit mit Eclipse als Entwicklungsumgebung kennen, arbeitet das Resources Plug-in mit genau einem Workspace, der im Prinzip eine Baumstruktur (siehe **Abbildung 32.1**) von Ressourcen ist. Alle Klassen, die wir im Folgenden betrachten werden, sind Abstraktionen von Knoten in diesem Baum, und alle diese Knoten haben den gemeinsamen Supertyp IResource. Die einzige Ausnahme ist die Klasse IWorkspace, die wir aber nur benötigen, um uns eine Referenz auf den Wurzelknoten zu beschaffen. Wir können über die statische Methode getWorkspace() der Klasse Resource-Plug-in ein Objekt vom Typ IWorkspace zurückerhalten, das uns mit getRoot() die Wurzel des Baums, eine Instanz der Klasse IWorkspaceRoot, liefert. IWorkspace wird außerdem noch benötigt, um Ressourcen-Listener zu definieren; dadurch können Plug-ins auf Modifikationen von Ressourcen reagieren. Wir erläutern das Vorgehen in Abschnitt 32.3.

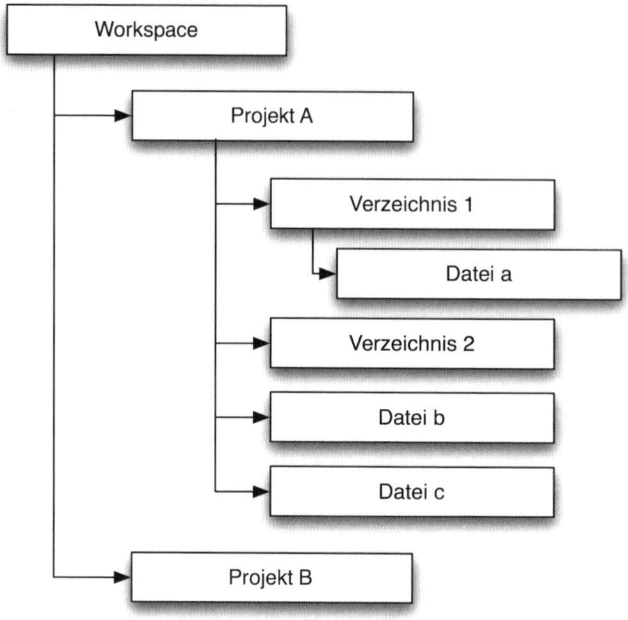

Abbildung 32.1: Ressourcenbaum

Wenn wir das Resources Plug-in benutzen, gibt es immer genau einen Workspace und auch genau einen Wurzelknoten. **Tabelle 32.1** zeigt, welche Knotentypen welche Kinder haben können.

Knotentyp	Mögliche Kinder
IWorkspaceRoot	IProject
IProject	IFolder, IFile
IFolder	IFolder, IFile
IFile	Keine

Tabelle 32.1: Kinder von Ressourcen-Typen

Abbildung 32.2 zeigt einen Ausschnitt aus dem UML Klassendiagramm.

Alle Interfaces sind von IResource abgeleitet; das Interface ISchedulingRule wird in Kapitel 33 genauer behandelt. Auf der nächsten Ebene der Vererbungshierarchie stehen IFile und IContainer. IFile ist die Schnittstelle zur Manipulation von Dateien, zum Beispiel zum Lesen oder Schreiben des Dateiinhalts. IContainer definiert Methoden, die innere Knoten des Ressourcenbaums besitzen. Hier werden Methoden zum Finden von Kinderknoten definiert. Von IContainer abgeleitet sind alle Knoten, die Kinder haben, wie zum Beipiel der Wurzelknoten vom Typ IWorkspaceRoot oder die Projekte und Ordner.

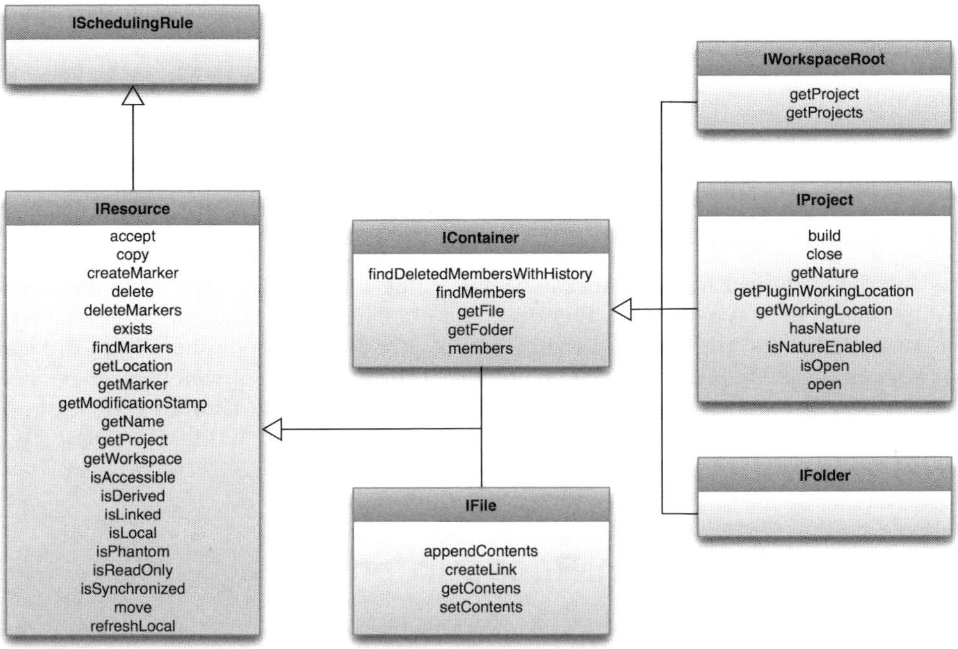

Abbildung 32.2: Ausschnitt aus dem Klassendiagramm des Resources Plug-in

Das Interface IResource definiert eine ganze Reihe von Operationen, die verschiedene Ressourcentypen gemeinsam haben; hier finden wir beispielsweise Methoden zum Kopieren, Verschieben und Löschen der Ressource. Beachtenswert ist, dass die create()-Methode nicht im Interface IResource definiert wurde, da der Wurzelknoten nicht erzeugt werden kann. Bereits beim Start muss der Knoten an ein real vorhandenes Verzeichnis im Dateisystem gebunden werden.

Zusätzlich existiert eine Reihe von Methoden, um Informationen über eine Ressource zu erhalten, wie zum Beispiel die Methoden isDerived(), isAccessible(), isLinked(), isPhantom(), getLocation(), getModificationStamp(), getParent() oder getProject().

Die Methoden getProject() und getParent() sind unserer Ansicht nach in IResource fehl am Platze, denn wie bei create() können beide Methoden im Fall von IWorkspaceRoot kein sinnvolles Ergebnis liefern. Die Implementierung bestätigt das, beide Methoden liefern null zurück.

Eine Reihe von Methoden, wie etwa findMarkers(), getMarker() und createMarker(), beschäftigen sich mit der Erzeugung und Zuordnung von zusätzlichen Daten. Im Abschnitt über Meta-Informationen (siehe Kapitel 32.2) werden wir auf diese Methoden genauer eingehen.

Die Methoden isSynchronized() und refreshLocal() dienen dazu, den Ressourcenbaum mit dem zugrunde liegenden Dateisystem zu synchronisieren.

Die exists()-Methode erscheint vielleicht auf den ersten Blick seltsam, sie hat aber durchaus ihre Daseinsberechtigung, denn Ressourcen-Objekte können tatsächlich vorhanden sein, ohne dass die zugehörige Ressource auch wirklich im Dateisystem existiert. Abschnitt 32.1 erklärt das Erstellen von neuen Ressourcen und zeigt, wie exists() benutzt wird.

Die weiteren Interfaces spezifizieren ressourcenspezifisches Verhalten. IFile beispielsweise hat Methoden, um den Dateiinhalt zu lesen und zu schreiben, die Containerobjekte besitzen Methoden, um die Kinderknoten zu bekommen.

Das Interface IProject besitzt außerdem eine Reihe von Methoden wie zum Beispiel build(), die für IDEs typisch sind, aber durchaus auch für andere Zwecke eingesetzt werden können. Eclipse verwendet diese Methoden für den automatischen Build-Prozess. Wir können diese Methoden einsetzen, um aus bestimmten Ressourcen neue abgeleitete Ressourcen zu erzeugen. Ein Beispiel dafür ist die automatische Thumbnail-Erzeugung für Bilddateien. Wir erläutern im Abschnitt 32.3, wie man solche Builder für eigene Zwecke nutzt.

32.1 Erstellen von Ressourcen

Wie bereits erwähnt wurde, ist ein Ressource-Objekt nur ein Handle, ein leichtgewichtiges Objekt, das als Zeiger auf eine tatsächliche Ressource, wie zum Beispiel eine Datei oder ein Verzeichnis, dient. Insbesondere muss die Ressource nicht existieren, um ein Handle zu erzeugen. Betrachten wir einmal das Erstellen einer neuen Datei, wie es in **Listing 32.1** gezeigt wird. Die dargestellte Methode erzeugt innerhalb eines Projekts eine neue Textdatei. Zuerst besorgen wir uns vom Vaterknoten mit ❶ ein Handle auf den Kinderknoten. Es wird an dieser Stelle noch nicht überprüft, ob der Vaterknoten tatsächlich existiert. Erst wenn wie in ❷ versucht wird, die neue Ressource zu erstellen, kann es dazu kommen, dass eine Exception geworfen wird. Die Methode create() wirft eine CoreException ❹, wenn zum Beispiel der Vaterknoten nicht existiert oder es bereits eine Ressource mit dem gleichen Namen gibt. Parameter für create() sind neben einem InputStream, über den der Inhalt in die Datei geschrieben wird, auch ein Progress-Monitor ❸, der dazu dient, den Fortschritt der Operation an die Plattform zu melden. Wir werden im Abschnitt zur Job-API (Kapitel 33) näher auf Monitore eingehen.

```
public IFile createFile(IProject parent, String name, String content,
IProgressMonitor monitor❸) throws  CoreException ❹  {
 IFile file = parent.getFile(name); ❶
 file.create (new ByteArrayInputStream(content.getBytes()), false, monitor) ❷;
 return file;
}
```

Listing 32.1: Erzeugen einer neuen Datei

Wir können das Werfen der Exception auch verhindern, indem wir prüfen, ob die Voraussetzungen erfüllt sind. **Listing 32.2** zeigt ein Beispiel, wie wir eine solche Prüfung durchführen können. Das Beispiel ist seiteneffektfrei geschrieben, wir könnten aber auch das Projekt automatisch erstellen, falls es noch nicht existiert.

```
public boolean canCreate(IProject parent, String name) {
  if (!parent.exists()) return false;
  IFile file = parent.getFile(name);
  if (file.exists()) return false;
  return true;
}
```

Listing 32.2: Existenz einer Ressource prüfen

> **Achtung**
>
> Wenn wir uns entscheiden, das Resources Plug-in zu nutzen, können wir nur Ressourcen nutzen, die im Dateisystem liegen. Wenn wir andere Quellen nutzen wollen oder müssen, können wir dazu nicht die Implementierung im Resources Plug-in benutzen. Stattdessen müssen wir dann unser eigenes Modell schreiben.

32.2 Meta-Informationen

Neben den eigentlichen Ressourcen wie Dateien und Ordnern existiert in einem Workspace auch ein besonderes Verzeichnis .metadata, in dem unter anderem auch zusätzliche Informationshappen gespeichert werden.

Diese Meta-Informationen gehören zu einer bestimmten Ressource, werden aber nicht in der Datei oder dem Verzeichnis selber gespeichert. Aus der Eclipse IDE sind uns diese Informationen gut bekannt. Wenn wir in einer Java-Datei einen Syntaxfehler gemacht haben, dann zeigt uns Eclipse das durch eine gewellte rote Linie, ein Kreuz und einen Eintrag in der Problemansicht an. Was wir da sehen, ist ein Marker, eine Meta-Information, die zur Datei gehört, aber nicht in der Datei selber gespeichert werden kann. Bevor wir uns den Markern zuwenden, wollen wir erst eine sehr einfache Methode ansehen, mit der wir Meta-Informationen an Ressourcen anhängen können: Properties.

Jede von IResource abgeleitete Klasse besitzt die beiden Methoden setSessionProperty() und setPersistentProperty(), um Properties zu speichern; sowie die Methoden getSessionProperty() und getPersistentProperty(), um die Properties zu lesen.

Session Properties sind nur für eine Sitzung, d.h. bis zum Schließen des Programms gültig, während Persistent Properties die Information dauerhaft speichern. Beide Methoden haben Vor- und Nachteile: Sitzungsinformationen gehen beim Schließen verloren, dafür können dort beliebige Java-Objekte gespeichert werden. Persistente Properties gehen zwar nicht verloren, dafür können nur Strings gespeichert werden, und der Zugriff ist deutlich langsamer.

Typischerweise eignen sich Properties, um Plug-in-spezifische Daten zu speichern. Wenn die Daten möglicherweise von verschiedenen Plug-ins geteilt werden sollen, sollte man besser Marker benutzen. Wir können sogar – wie wir im Abschnitt über das Verfolgen von Änderungen zeigen werden – einen Listener definieren, der ein Plug-in über Änderungen der Marker informiert.

Im Folgenden schauen wir uns an, wie wir einen eigenen Marker definieren können. Wir werden dazu ein Plug-in für Eclipse schreiben statt einer eigenen RCP-Anwendung. Der Grund ist, dass wir so sehr einfach zeigen können, wie Marker zwischen Plug-ins geteilt werden können. Es besteht aber kein Unterschied zur Verwendung in einer RCP Applikation.

Beginnen wir mit einem neuen Plug-in-Projekt mit dem Namen net.jmage.resourcedemo. Achtung: Dieses Mal erstellen wir keine RCP-Applikation. Als Template wählen wir das „Hello World"-Beispiel. Testen wir das Beispiel, indem wir auf der Übersichtsseite Launch an Eclipse application anklicken. Es öffnet sich jetzt eine neue Eclipse-Instanz mit einem leeren Workspace, die einen zusätzlichen Punkt Sample Menu in der Menu-Bar hat. Das Menü hat einen Punkt Sample Action, der einen Dialog öffnet. Wir werden diese Action so umschreiben, dass sie ein Projekt erzeugt und einen Marker setzt.

Der erste Schritt ist die Abhängigkeit zum Resources Plug-in einzutragen; wir wechseln also im Manifest-Editor auf den Reiter Dependencies und fügen org.eclipse.core.resources zu den Abhängigkeiten hinzu. Dannach definieren wir einen neuen Markertyp. Marker können wie Klassen in Hierarchien aufgebaut werden, dadurch kann man sehr präzise das Verhalten verschiedener Plug-ins kontrollieren. In unserem Beispiel werden wir einen Marker erzeugen, der von Eclipse wie ein Fehler angesehen und daher auch in einigen Views grafisch dargestellt wird. Wir wechseln auf den Reiter Extensions und fügen eine Erweiterung für den Extension Point org.eclipse.resources.markers hinzu. Als ID wählen wir myMarker und als Name JMage-Marker. Drei verschiedene Elemente können wir im Kontextmenü der Erweiterung wählen: persistent, super und attribute. Um die Hierarchie abzubilden, gibt es das Element super. Es können mehrere Supertypen angegeben werden, die bei der Suche nach Markern benutzt werden können. Wir können zum Beispiel von der Plattform alle vom Typ myMarker abgeleiteten Marker suchen lassen. Genau auf diese Art identifizieren die Eclipse Standardviews Marker, die sie darstellen können. Wir wählen als Supertyp org.eclipse.core.resources.problemmarker. Als Nächstes legen wir fest, dass unser Marker persistent gespeichert werden soll; dazu fügen wir das Element persistent hinzu.

Marker besitzen einige Standardattribute wie zum Beispiel Message und Severity; wir können aber auch eigene Attribute definieren. In unserem Fall werden wir die Anzahl der Aufrufe zählen. Wir definieren daher das Attribut counter.

Nach unseren Änderungen sollte die plugin.xml-Datei den Extension-Eintrag wie in **Listing 32.3** enthalten.

```
<extension id="myMarker" name="JMage-Marker"
  point="org.eclipse.core.resources.markers">
      <attribute name="counter"></attribute>
      <super type="org.eclipse.core.resources.problemmarker"></super>
      <persistent value="true"></persistent>
</extension>
```

Listing 32.3: Marker Definition in der plugin.xml

Jetzt sind wir soweit, dass wir die Action umschreiben können. Wir ändern die run()-Methode wie in **Listing 32.4** gezeigt wird.

```
public void run(IAction action) {
   try { createMarker(); } catch (CoreException e) { }
}
private void createMarker() throws CoreException {
 final String MARKERTYPE = "net.jmage.markerdemo.myMarker";
 IProject project =
    ResourcesPlugin.getWorkspace().getRoot().getProject("marker_demoproject");
 if (!project.exists()) project.create(null); ❶
 if (!project.isOpen()) project.open(null); ❷
 IMarker marker = null;
 IMarker[] markers = project.findMarkers(MARKERTYPE, false,IResource.DEPTH_ZERO); ❸
 if (markers.length == 0) {
   marker = project.createMarker(MARKERTYPE); ❹
   marker.setAttribute(IMarker.SEVERITY, IMarker.SEVERITY_ERROR); ❺
 } else { marker = markers[0];
 int c = marker.getAttribute("counter", 0); ❻
 marker.setAttribute("counter", ++c);
 marker.setAttribute(IMarker.MESSAGE, "JMage Testmarker: "+c);
}
```

Listing 32.4: Action Implementierung: Anlegen von Projekt und Marker

Aus Platzgründen verzichten wir auf die Behandlung eventuell auftretender Exceptions und übergeben auch keinen Progressmonitor (❶ und ❷). Die Methoden des Resources Plug-ins akzeptieren anstelle eines Progressmonitors auch null. Intern wird dann ein NullProgressMonitor benutzt.

Nachdem wir das Projekt mit ❷ geöffnet haben, suchen wir in ❸ einen Marker unseres neu definierten Typs . Fall kein entsprechender Marker gefunden wird, erzeugen wir in ❹ einen neuen Marker und setzen das Attribut SEVERITY, das als Konstante in IMarker definiert ist, auf den Wert SEVERITY_ERROR (❺). Das Attribut dient den Eclipse Views dazu, die passende Darstellung auszuwählen. In unserem Fall wird der Marker wie ein Syntaxfehler in Java dargestellt. Anschließend (❻) holen wir uns den Wert unseres neu definierten Attributs counter, erhöhen ihn und schreiben den neuen Wert zurück. Außerdem ändern wir den Message-Text. Dieser Text ist wie SEVERITY auch ein Standardattribut jedes Markers. Wichtige Attribute sind in **Tabelle 32.2** abgebildet.

Attribut	Zweck
SEVERITY	Dieses Integer-Attribut wird von Eclipse benutzt, um die visuelle Darstellung eines Problem-Markers festzulegen.
MESSAGE	Das Message-Attribut wird benutzt, um den Marker näher zu beschreiben. Bei Problemmarkern wird dieser Text in der Problem-View verwendet. Der Text ist ausschließlich für den Endnutzer gedacht.
LOCATION	Das Location-Attribut ist ein String, der benutzt werden kann, um dem Endnutzer eine Information über den Ort eines Problems zu geben.
CHAR_START CHAR_END LINE_NUMBER	Bei einem Marker für einen Text können wir diese Attribute benutzen, um die Stelle präzise zu beschreiben. Der Standard-Texteditor stellt solche Informationen grafisch dar, indem zum Beispiel der Bereich zwischen CHAR_START (inklusive) und CHAR_END (exklusive) bei einem Fehler (Problemmarker mit Severity Error) mit einer roten Schlangenlinie unterstrichen wird. Außerdem wird die Zeile am Rand mit einem Symbol markiert. Es ist zu beachten, dass im Fall von CHAR_START und CHAR_END bei Null begonnen wird zu zählen, während LINE_NUMBER bei Eins beginnt.

Tabelle 32.2: Marker-Attribute und ihre Bedeutung

Wenn wir unser Plug-in starten und unsere Action ausführen, wird ein Projekt erstellt, geöffnet und mit einem Marker versehen. Der Package Explorer zeigt das Fehlersymbol, und in der Problems View finden wir einen Error-Eintrag: „JMage Testmarker: 1". Jedes weitere Ausführen der Aktion erhöht die Zahl.

Mit Markern lassen sich elegant Meta-Informationen an Ressourcen binden, ohne die Ressourcen selber ändern zu müssen. Es lassen sich auf diese Art zwar nur Objekte der Klassen String, Boolean und Integer speichern, aber in vielen Fällen ist das völlig ausreichend.

32.3 Änderungen verfolgen

Das Resources Plug-in erlaubt es Plug-ins, sich als Beobachter zu registrieren, um so auf Änderungen des Workspaces zu reagieren. Dazu stellt das Interface IWorkspace die Methoden addResourceChangeListener() und removeResourceChangeListener() zur Verfügung. Als Beispiel werden wir jetzt ein kleines Plug-in schreiben, das auf Änderungen im Workspace reagiert. Der Einfachheit halber werden wir uns in das schon bestehende Plug-in aus Abschnitt 32.2 hängen; das erspart uns über Aktivierung etc. nachzudenken. Zunächst brauchen wir eine Implementierung des Interfaces IResourceChangeListener. Erzeugen wir also eine neue Klasse ResourceListener im net.jmage.resourcedemo-Package wie in **Listing 32.5** abgebildet.

```
public class ResourceListener implements IResourceChangeListener {
 public void resourceChanged(IResourceChangeEvent event) {❶
  IResourceDelta delta = event.getDelta();
  printRecursive(new IResourceDelta[] { delta });❷
  IMarkerDelta[] markerDeltas =
   event.findMarkerDeltas("net.jmage.resourcedemo.myMarker", true); ❸
  for (IMarkerDelta markerDelta : markerDeltas) {
   IMarker marker = markerDelta.getMarker();
   System.out.print("Marker changed: "+ marker.getResource().getLocation();
   System.out.print(" Counter was "+ markerDelta.getAttribute("counter", -1); ❹
   System.out.println(" and is now "+ marker.getAttribute("counter", -1));
  }
 }
 private void printRecursive(IResourceDelta[] resourceDeltas) {
  for (IResourceDelta resourceDelta : resourceDeltas) {
   IResource resource = resourceDelta.getResource();
   System.out.print("Modified Resource: " + resource.getLocation());
   System.out.print(" Kind of Change: " + resourceDelta.getKind());❺
   System.out.println(" ChangeFlags: " + resourceDelta.getFlags());❻
   printRecursive(resourceDelta.getAffectedChildren());❼
  }
 }
}
```

Listing 32.5: ResourceListener

Unser Listener wird bei Änderungen im Workspace informiert und soll eine kleine Information über die Änderung auf der Konsole ausgeben. Bei Änderungen ruft das Resources Plug-in die Methode resourceChanged() der registrierten Listener auf ❶, die als Parameter ein Objekt vom Typ IResourceChangeEvent übergeben bekommt, das alle Änderungen kapselt.

Das Event-Objekt stellt unter anderem eine Methode getDelta zur Verfügung, die ein IResourceDelta-Objekt zurückgibt. Dieses Objekt ist die Wurzel eines Baums von Änderungen.

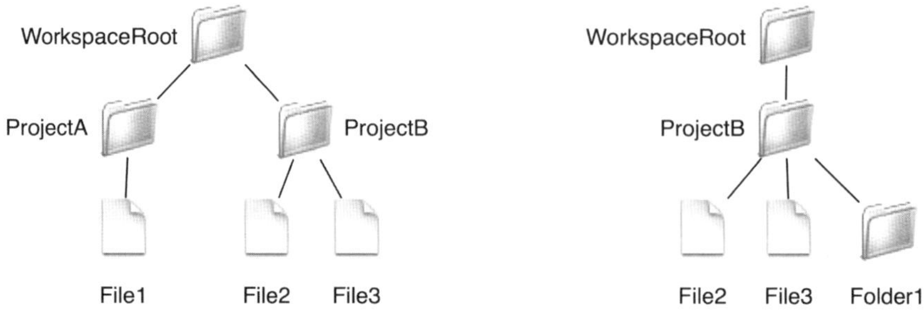

Abbildung 32.3: Aussehen des Workspaces vor und nach der Änderung

Stellen wir uns vor, wir hätten einen Workspace wie in **Abbildung 32.3** links. Nun löschen wir ProjectA, was automatisch die Löschung von File1 zur Folge hat; außerdem erzeugen wir einen neuen Ordner Folder1 in ProjectB und ändern den Inhalt von File2. Am Ende sieht unser Workspace wie in **Abbildung 32.3** rechts aus. Unser Listener erhält in Folge der Änderung einen Delta-Baum, der wie in **Abbildung 32.4** aussieht.

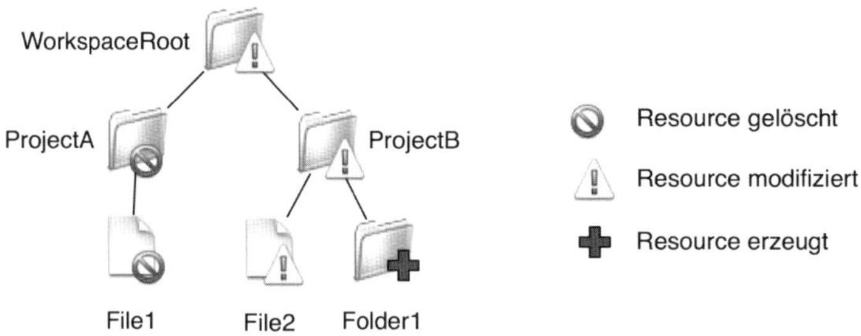

Abbildung 32.4: Der Delta-Baum für die Änderung

Unser Listener ruft die Methode printRecursive() auf ❷, die den Ressourcenbaum rekursiv durchläuft und Informationen über die Änderungen ausgibt. Jeder Delta-Eintrag beinhaltet Informationen darüber, wie die Ressource modifiziert wurde; dazu dienen die Methoden getKind() ❺ und getFlags() ❻. Beide Methoden liefern Integer-Werte, die Konstanten oder Konstantenkombinationen aus IResouceDelta repräsentieren. Die Methode getKind() liefert einen Wert, der aussagt, ob eine Ressource hinzugefügt, gelöscht oder geändert wurde. Mit getFlags() bekommen wir eine präzisere Information. Die Flags, mit denen wir üblicherweise zu tun haben, und ihre Bedeutungen sind in **Tabelle 32.3** aufgeführt.

Konstante	Bedeutung
CONTENT	Der Inhalt der Ressource wurde geändert.
MOVED_FROM	Die Ressource wurde von einer anderen Stelle hierher verschoben. Die ursprüngliche Stelle kann man mit getMovedFromPath finden.

Tabelle 32.3: Flags des IResourceDelta Interfaces

Konstante	Bedeutung
MOVED_TO	Die Ressource wurde von hier an eine andere Stelle verschoben. Die neue Stelle kann man mit getMovedToPath finden.
OPEN	Das Projekt wurde geöffnet oder geschlossen.
TYPE	Der Typ der Ressource wurde geändert.
MARKERS	Die Marker der Ressource haben sich geändert. Mit getMarkerDeltas können wir die geänderten Marker auslesen.
REPLACED	Die Ressource wurde ersetzt, z.B. gelöscht und neu hinzugefügt
DESCRIPTION	Die Projektbeschreibung wurde geändert

Tabelle 32.3: Flags des IResourceDelta Interfaces (Forts.)

Die Delta-Objekte stellen außerdem die Methode getAffectedChildren() zur Verfügung, mit der die Kinderknoten ermittelt werden können. In ❼ benutzen wir das, um unsere Ausgabemethode rekursiv für alle Kinder aufzurufen, dadurch geben wir den gesamten Baum in Tiefensuch-Reihenfolge aus.

Eine sehr bequeme Methode des Event-Objekts ist findMarkerDeltas(), mit der wir sehr einfach alle Änderungen für einen bestimmten Markertyp ermitteln können. Das ist besonders nützlich für Plug-ins, die an der Darstellung von Markern interessiert sind. Wir benutzen das, um Marker unseres in 32.2 definierten Typs zu ermitteln ❸.

Beachtenswert ist, dass wir bei Markern auch auf die alten Attributwerte ❹ zugreifen können, denn diese werden im Marker-Delta-Objekt gespeichert.

Nachdem unser Listener fertig ist, müssen wir ihn noch registrieren. Das erledigen wir einfach in der start()-Methode des Aktivators.

```
ResourcesPlugin.getWorkspace().addResourceChangeListener(new ResourceListener(),
IResourceChangeEvent.POST_CHANGE);
```

Der zweite Parameter registriert unseren Listener für Änderungen. Es gibt einige weitere Möglichkeiten, den Listener zu registrieren, auf die wir hier nicht näher eingehen wollen, weil sie für die meisten Anwendungen keine Rolle spielen.

Der Zyklus einer Operation auf dem Workspace lässt sich in vier Phasen gliedern:

- Alten Workspace-Zustand festhalten
- Operation ausführen
- Neuen Workspace-Zustand festhalten
- Delta zwischen altem und neuem Zustand berechnen und POST_CHANGE-Listener benachrichtigen

Probieren wir unseren Listener einmal aus. Wir stellen fest, dass der Listener ein seltsames Verhalten zeigt, wenn wir unsere Marker-Action ausführen. Wir erhalten zwei Änderungsevents. Nur das erste Event zeigt an, dass sich der Marker geändert hat. Die Ursache für das Verhalten sind die folgenden Zeilen aus unserer Action:

```
marker.setAttribute("counter", ++c);
marker.setAttribute(IMarker.MESSAGE, "JMage Testmarker: "+c);
```

Wir lösen mit jeder Modifikation eine Änderung aus. Das kann zu einem echten Performanceproblem führen. Es ist daher sehr wichtig, dass wir Operationen zusammenfassen.

Achtung

Wir sollten aus Performancegründen unsere Operationen im Workspace zusammenfassen (batching). Dazu stellt das Ressource Plug-in die Methode run() des Workspace zur Verfügung.

Unser Problem können wir durch ein kleines Refactoring beseitigen. Wir ersetzen die beiden problematischen Zeilen durch einen Aufruf der Methode updateMarker in **Listing 32.6**:

```
private void updateMarker(final IMarker marker, final int c) throws CoreException {
  IWorkspace workspace = ResourcesPlugin.getWorkspace();
  IWorkspaceRunnable runnable = new IWorkspaceRunnable() {
  public void run(IProgressMonitor monitor) throws CoreException {
      marker.setAttribute("counter", ++c);
      marker.setAttribute(IMarker.MESSAGE, "JMage Testmarker: "+c);
}
  };
  workspace.run(runnable, null);
}
```

Listing 32.6: Marker aktualisieren

Die beiden Zeilen werden in eine anonyme Implementierung von IWorkspaceRunnable verpackt und im Workspace ausgeführt. Jetzt erfolgt nur noch eine Änderungsmitteilung an die Listener; die gleiche Änderung sollten wir natürlich auch für das Erzeugen des Markers machen.

Es gibt noch einige weitere Dinge, auf die wir hinweisen wollen:

- Es gibt, bedingt durch die Art und Weise, wie Plug-ins initialisiert werden, einen blinden Fleck, nämlich dann, wenn zwischen der Initialisierung des Resources Plug-in und unserem Plug-in eine Änderung stattgefunden hat. Dieses Problem lässt sich lösen, indem das eigene Plug-in als Save Participant eingetragen wird. Ein Save Participant wird beim Speichern des Workspaces informiert und erhält die Gelegenheit, den eigenen Zustand ebenfalls zu speichern. Interessant ist, dass wir dadurch die Möglichkeit bekommen, alle Änderungen abzufragen, die seit der letzten Sicherung passiert sind. Damit ist unser blinder Fleck abgedeckt. Nähere Informationen sind in der Dokumentation über ISaveParticipant und ISavedState zu finden.

- Listener des POST_CHANGE dürfen den Workspace nicht modifizieren. Eine Änderung des Workspaces müsste den anderen Listenern mitgeteilt werden. Diese könnten mit einer Änderung reagieren und möglicherweise eine Endlosschleife verursachen.
- Listener sollten unbedingt leichtgewichtig sein. Es sollten auf keinen Fall lang laufende Operationen durchgeführt werden. Solche Operationen sollten unbedingt in einen Hintergrund-Thread verschoben werden. Dabei muss man beachten, dass die Plattform bei asynchroner Ausführung den Delta-Baum bereits gelöscht haben kann. Da Delta-Bäume sehr groß sein können, wurde der Plattform erlaubt, den Baum nach dem Informieren der Listener zu löschen.
- Es existiert ein Visitor-Mechanismus für den Delta-Baum. Dieser Mechanismus sollte aus Gründen der Performance sparsam genutzt werden. Oft sind wir nur an kleinen Änderungen in bestimmten Unterbäumen interessiert. Der Visitor würde in solchen Fällen unnötig viele Knoten durchlaufen. Es gibt eine Methode findMember() in IResourceDelta, mit der wir sehr einfach und schnell auf die Ressourcen, die uns interessieren, zugreifen können.
- Bei Markern sollte man nach Möglichkeit die bereits besprochene Methode findMarkerDeltas() verwenden, anstatt durch den Baum zu navigieren und getMarkers() zu verwenden.

Es gibt einen weiteren Eclipse-Mechanismus, der leichter zu handhaben ist und weniger Vorsicht benötigt: Inkrementelle Builder.

Ein Builder ist ein Programm, das aus Eingabedateien neue Dateien erzeugt. In Eclipse sind Builder inkrementell; das bedeutet, sie erhalten Informationen darüber, welche ihrer Eingaben sich seit dem letzten Lauf geändert haben und können so gezielt ihre Ausgabedateien erzeugen.

Es gibt drei weitere Begriffe, die im Zusammenhang mit Builds oft auftauchen: Auto Build, Full Build und Clean Build.

Ein Auto Build ist praktisch das Gleiche wie ein inkrementeller Build. Der Unterschied ist die Art, wie die Builds aktiviert werden. Der Auto Build wird nicht explizit gestartet, sondern ist das Resultat der Änderung einer Ressource. Hier wird der Zusammenhang mit den Listenern klar: Wir können Auto Building benutzen, um einen ähnlichen Effekt zu erzielen. Wir gewinnen allerdings sehr viele Funktionen dazu und brauchen uns weniger Gedanken um Dinge wie Nebeneffekte und Performance zu machen.

Der Java-Compiler in Eclipse wird üblicherweise automatisch gestartet, wenn wir eine Änderung in einer Klasse machen. Er recompiliert inkrementell die geänderten Ressourcen und die Ressourcen, die davon abhängen, nicht das gesamte Projekt.

Die Idee eines Full Builds ist, dass alle Zustandsinformationen entfernt werden und der Prozess von Anfang an laufen soll. Aus Eclipse ist uns der Full Build nur als Konsequenz eines Clean Builds bekannt. Der Clean Build entfernt alle generierten Artefakte und Marker, und der Build-Prozess startet von den ursprünglichen Quellen neu.

Es gibt einige wichtige Unterschiede zwischen Buildern und den bisher besprochenen Resource Change Listeners:

- Listeners reagieren auf den kompletten Workspace; Builder sind an Projekte gebunden.
- Builder dürfen komplexere Operationen ausführen; sie brauchen nicht leichtgewichtig zu sein. Außerdem bietet die Plattform bei Buildern Unterstützung für Fehlerbehandlung, Fortschrittsanzeigen und Abbruch durch den Nutzer.
- Ein Builder darf den Workspace modifizieren (und in der Regel tun Builder das auch).
- Es ist nicht möglich, Anforderungen an die Reihenfolge zu stellen, in der Listener informiert werden. Bei Buildern können Abhängigkeiten spezifiziert werden.
- Der Lifecycle eines Builders wird von der Plattform kontrolliert.

Wie ein Change Listener bekommt ein Builder einen Ressourcen-Delta-Baum. Allerdings trägt der Baum keine Informationen über Marker-Änderungen mehr, und der Delta-Baum kann null sein. Die Marker-Informationen sind nicht mehr im Baum vorhanden, weil typischerweise Builder kein Interesse an diesen Informationen haben. Es besteht natürlich immer die Möglichkeit, über die Ressourcen an die Marker heranzukommen. Der Wert null als Baum tritt auf, wenn der letzte Build-Lauf zu lange her ist. Der Grund ist, dass das Merken von Änderungen in Bezug auf den Speicherbedarf eine recht teure Angelegenheit ist. Wenn ein Builder null als Baum übergeben bekommt, soll der Builder einen Full Build durchführen.

Wir werden im Folgenden nur einen ganz einfachen Builder ohne eine wirkliche Funktion entwickeln, um das Prinzip deutlich zu machen. Im ersten Schritt werden wir den Builder manuell für ein Projekt eintragen und danach das Konzept einer Nature vorstellen, mit der sich Builder konfigurieren lassen. Auch diesmal verwenden wir das in den vorangehenden Abschnitten geschriebene Plug-in.

Ein Builder ist natürlich eine Erweiterung. Beginnen wir also im Plug-in-Editor auf der Extensions-Seite. Wir erstellen eine Erweiterung für org.eclipse.core.resources.builder und wählen myBuilder als ID. Eclipse erstellt automatisch ein Kind-Element mit Namen builder, das wir vorerst nicht ändern. Wir erstellen aber ein run-Element für builder und erstellen eine Klasse MyBuilder. Der Quelltext ist in **Listing 32.7** dargestellt. Wenn ein Build ausgelöst wird, dann ruft die Plattform die build()-Methoden ❶ der für ein Projekt eingetragenen Builder auf. Die Methode bekommt einen Integerwert, der angibt, um was für eine Art von Build (full, auto, incremental) es sich handelt. Im Falle eines Clean Builds wird die Methode clean() ❹ aufgerufen. Außerdem bekommt die Methoden eine Map von Parametern. Diese Parameter werden in der Extension-Definition festgelegt als Kinder des run-Elements. In unserem Fall ist die Map leer. Der letzte Parameter ist ein Progress Monitor, der zur Interaktion mit der Plattform dient. Mehr zu Monitoren erklären wir in Kapitel 33.4.

```
public class MyBuilder extends IncrementalProjectBuilder {
  @Override
  protected IProject[] build(int kind, Map args, IProgressMonitor monitor)
      throws CoreException {❶
    switch (kind) {❸
     case IncrementalProjectBuilder.FULL_BUILD:
       return fullBuild(args,monitor);
       case IncrementalProjectBuilder.INCREMENTAL_BUILD:
       return incrementalBuild(args,monitor);
     case IncrementalProjectBuilder.AUTO_BUILD:
       System.out.print("(Auto) ");
       return incrementalBuild(args,monitor);
    }
    return null;
  }

  private IProject[] incrementalBuild(Map args, IProgressMonitor monitor) {
    IResourceDelta delta = getDelta(getProject());❷
    System.out.println("Incremental Build");
    return null;
  }

  private IProject[] fullBuild(Map args, IProgressMonitor monitor) {
     System.out.println("Full Build");
     return null;
  }

  @Override
  protected void clean( IProgressMonitor monitor) throws CoreException {❹
   System.out.println("Cleaning ...");
   super.clean(monitor);
  }
}
```

Listing 32.7: Eine Builder-Implementierung

Wenn wir das Plug-in starten, so passiert noch nichts Weltbewegendes, denn wir haben das Projekt noch nicht mit dem Builder assoziiert. Dazu editieren wir in einem Projekt im Workspace die Datei .project. Bei der Datei handelt es sich um ein XML-File, in dem es das Element buildSpec gibt. In dieses Element fügen wir ein neues Kind ein, wie in **Listing 32.8** gezeigt ist.

```
<buildSpec>
   <buildCommand>
      <name>net.jmage.resourcedemo.myBuilder</name>
      <arguments> </arguments>
   </buildCommand>
</buildSpec>
```

Listing 32.8: Eintragen des Builders in die .project-Datei

Nachdem wir den Builder eingetragen haben, können wir schauen, was unsere Klasse bewirkt. Wenn wir unter „Project" den Punkt „Build Automatically" eingeschaltet haben, wird bei jeder Änderung im Projekt auf der Konsole (Auto) Incremental Build ausgegeben. Schalten wir das also einmal aus und ändern etwas im Projekt. Zunächst geschieht nichts. Erst wenn wir „Build All" anklicken, gibt der Builder auf der Konsole Incremental Build aus. Zuletzt probieren wir aus, was passiert, wenn wir Projekt | Clean wählen: Zuerst wird die Methode clean() aufgerufen und im Anschluss ein Full Build.

Zum Abschluss wollen wir noch das Konzept der Natures kurz erläutern, das zur Konfiguration von Buildern dient. Eine Nature markiert quasi ein Projekt für gewisse Builder. Wenn eine Nature das erste Mal zu einem Projekt zugefügt wird, wird die Methode configure() aufgerufen und wenn die Nature entfernt wird, wird die Methode deconfigure() aufgerufen. Die beiden Methoden können genutzt werden, um die Builder zu konfigurieren.

Beginnen wir in unserem Beispiel mit dem Erstellen einer Nature. Natürlich ist das wieder eine Extension. Wir erweitern org.eclipse.core.resources.natures und wählen die ID myNature. Eclipse erstellt automatisch eine Kind-runtime und für dieses Kind ein weiteres Kind run. In dem run-Kind wird eine Klasse erwartet, die wir erstellen. Der Quelltext dieser Klasse MyNature ist in **Listing 32.9** dargestellt.

```
public class MyNature implements IProjectNature {
  private IProject project;
  public void configure() throws CoreException {
    String id = "net.jmage.resourcedemo.myBuilder";
    IProject project = getProject();
    IProjectDescription description = project.getDescription();
    ICommand[] buildSpec = description.getBuildSpec();❶
    for (int i = 0; i < buildSpec.length; ++i) {
      if (buildSpec[i].getBuilderName().equals(id)) return; ❷
    }
    ICommand command = description.newCommand(); ❸
    command.setBuilderName(id);
    ICommand[] nc = new ICommand[buildSpec.length + 1];
    System.arraycopy(buildSpec, 0, nc, 1, buildSpec.length);
    nc[0] = command;
    description.setBuildSpec(nc); ❹
```

Listing 32.9: Nature für unser Beispiel

```
    project.setDescription(description, null);
  }
  public void deconfigure() throws CoreException {
  }
  public IProject getProject() {
    return project;
  }
  public void setProject(IProject project) {
    this.project = project;
  }
}
```

Listing 32.9: Nature für unser Beispiel (Forts.)

In ❶ besorgen wir uns aus der Projektbeschreibung die bisher konfigurierten Builder und prüfen in ❷, ob unser Builder bereits konfiguriert wurde. Wenn das nicht der Fall ist, erzeugen wir einen neuen Eintrag in der Beschreibung ❸ und setzen unsere Builder-ID. Zum Schluss ❹ fügen wir den neuen Builder in die Liste der Builder ein und schreiben die Beschreibung zurück.

Jetzt müssen wir uns nur noch darum kümmern, dass unsere Nature auch für unser Projekt gesetzt wird. Das erledigen wir in der Action in der createMarker()-Methode (siehe **Listing 32.10**).

```
if (!project.isOpen()) project.open(null);
// Der folgende Teil wird eingefügt
final String nature =  "net.jmage.resourcedemo.myNature";
 if (!project.hasNature(nature)) {
  IProjectDescription description = project.getDescription();
  String[] natureIds = description.getNatureIds();
  String[] nn = new String[natureIds.length + 1];
  System.arraycopy(natureIds, 0, nn, 1, natureIds.length);
  nn[0] = nature;
  description.setNatureIds(nn);
  project.setDescription(description, null);
}
// ... bis hierher
IMarker marker = null; // Das war schon in der Methode
```

Listing 32.10: Setzen der Nature für unser Beispielprojekt

Jetzt sind wir fertig: Unser Builder wird mit dem Projekt assoziiert und reagiert auf Änderungen.

32.4 Verweise

[1] Eclipse Help: Resources Overview
http://help.eclipse.org/help33/index.jsp?topic=/org.eclipse.platform.doc.isv/guide/resInt.htm

[2] Eclipse Help: Advanced resources concepts
http://help.eclipse.org/help33/index.jsp?topic=/org.eclipse.platform.doc.isv/guide/resAdv.htm

[3] Eclipse FAQ: Workspaces and Resources
http://wiki.eclipse.org/The_Official_Eclipse_FAQs#Workspace_and_Resources_API

[4] Krish-Sampath: Understanding Decorators in Eclipse
http://www.eclipse.org/articles/Article-Decorators/decorators.html

[5] Arthorne: How You've Changed! Responding to resource changes in the Eclipse workspace
http://www.eclipse.org/articles/Article-Resource-deltas/resource-deltas.html

[6] Glozic, McAffer: Mark My Words. Using markers to tell users about problems and tasks
http://www.eclipse.org/articles/Article-Mark%20My%20Words/mark-my-words.html

33 Die Job-API

33.1 Wozu überhaupt?

Jobs wurden in Eclipse 3.0 eingeführt, weil es in den Vorgängerversionen oft zu Situationen kam, bei denen der Nutzer keine Möglichkeit mehr hatte, mit der Plattform zu interagieren; zum Beispiel weil der Compiler gerade dabei war, den gesamten Workspace neu zu übersetzen. **Abbildung 33.1** zeigt Eclipse 2.3.1 während des Verschiebens eines ganzen Unterverzeichnisses mit Java-Dateien. Ein solches Verhalten kann bei einer Applikation schnell zur Frustration des Users führen. Die Antwortzeiten eines Systems sind ein wichtiger Faktor im Design einer Benutzerschnittstelle.

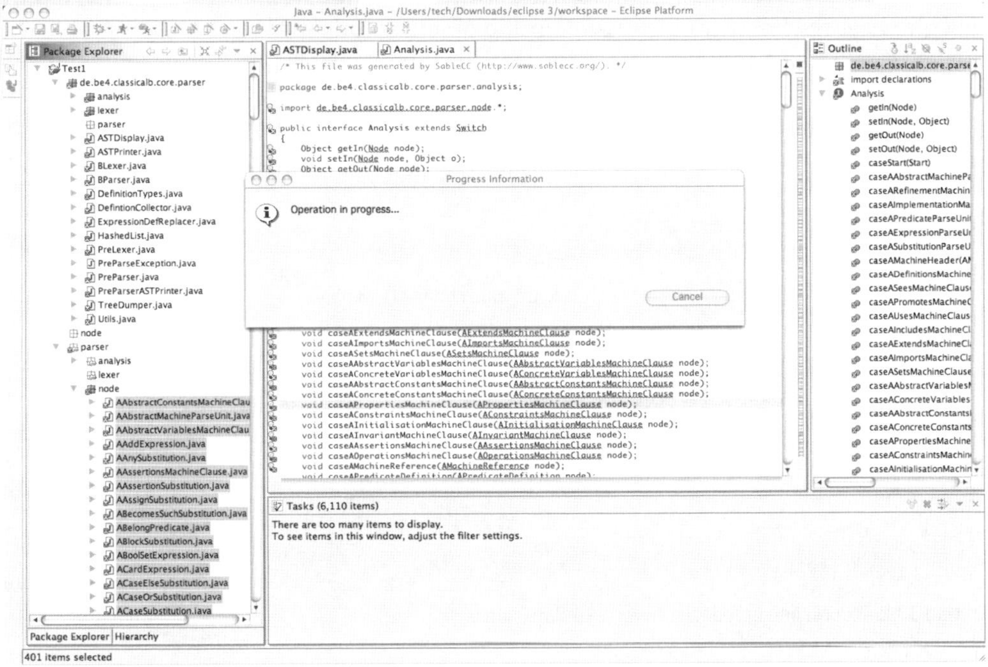

Abbildung 33.1: Eclipse 2.3.1 lässt uns warten

Leider ist es üblicherweise schwierig oder sogar unmöglich, die Antwortzeit eines Systems durch Erhöhung der Performance zu verbessern. Das gilt insbesondere bei Verwendung langsamer Ressourcen, wie zum Beispiel bei Netzwerkzugriffen.

Eine Möglichkeit ist die Verlagerung solch kostspieliger Berechnungen in den Hintergrund. Der Nutzer kann fast wie gewohnt weiterarbeiten, während im Hintergrund die Berechnung läuft. Es gibt hierbei natürlich gewisse Einschränkungen. Es ist beispielsweise selbstverständlich nicht möglich, eine Applikation zu starten bevor sie übersetzt wurde. Im Großen und Ganzen lassen sich aber durch Jobs viele Probleme leicht beseitigen.

Bleibt die Frage, warum wir nicht einfach Threads dazu verwenden? Prinzipiell ist das eine absolut legitime Lösung, allerdings vereinfachen Jobs die Interaktion mit der Plattform deutlich. Beispielsweise können wir mit Jobs sehr einfach die Benutzerschnittstelle über den Fortschritt informieren; mit Threads müssten wir viele solcher Funktionen selbst implementieren.

33.2 Der Job

Die Klasse, mit der wir es während der Programmierung mit der API zu tun haben, ist die abstrakte Klasse Job. Wir leiten unsere Klasse, die eine bestimmte Funktionalität liefern soll, von Job ab und überschreiben die abstrakte Methode run(). Das bedeutet natürlich gleichzeitig, dass wir einen Hintergrundjob nicht von einer eigenen Klasse ableiten können. Stattdessen müssen wir in solchen Fällen eine Instanzvariable unserer eigenen Klasse verwenden. Nach [1] ist die Komposition kein schlechtes Design, sondern tatsächlich sogar die zu favorisierende Methode.

Beginnen wir mit einem Beispiel für eine Hintergrundverarbeitung als anonyme Klasse

```
Job job = new Job("Simple Job") {
 @Override
  protected IStatus run(IProgressMonitor monitor) { ❶
   for (int i = 0; i < 1000000; i++) {
      System.out.print('.');
      if (i % 100 == 0) System.out.println();
   }
   return Status.OK_STATUS; ❷
  }
};
job.schedule(5000); ❸
```

Listing 33.1: Änderungen in TodoListView.createPartControl

Wie bei einem Thread schreiben wir unsere Logik in der run()-Methode ❶, jedoch mit dem Unterschied, dass wir einen IProgressMonitor als Parameter übergeben bekommen und die Methode einen Rückgabewert hat. Der Monitor dient zur Kommunikation zwischen der Plattform und dem Job. (In Kapitel 33.4 erläutern wir die Details zum Monitor und zeigen auch, wie man das Konzept konsistent verwendet.) Der Rückgabewert ist ein IStatus Objekt ❷, das durch die Methode getResult() abgefragt werden kann. Mit schedule() ❸ wird der Job der Plattform zur Ausführung übergeben. Zusätzlich kann man auch eine Verzögerung in Millisekunden angeben, bevor der Job frühestens gestartet wird. Die schedule()-Methode eines Jobs kann auch innerhalb der run()-Methode aufgerufen werden. Dadurch ist es möglich, regelmäßige Jobs zu erzeugen. Der Job meldet sich innerhalb der run()-Methode beim Scheduler zeitverzögert neu an. Regelmäßige Jobs sind geeignet, um Aufräumarbeiten oder die Synchronisierung von Daten vorzunehmen.

Die Job-Klasse bietet die Methode setPriority() an, um dem Scheduler mitzuteilen, welche Priorität der Prozess haben soll. Dazu stellt die Klasse die fünf Konstanten INTERACTIVE, SHORT, LONG, BUILD und DECORATE zur Verfügung.

Die Konstanten sind nach absteigender Priorität sortiert. Bei Jobs mit der Priorität INTERACTIVE sollte man unbedingt darauf achten, dass sie kurze Laufzeiten haben oder keine anderen Jobs, z.B. durch das Blockieren von Ressourcen, behindern.

Als grobe Faustregel für Jobs mit der Priorität SHORT gilt: Sie sollten innerhalb von einer Sekunde beendet sein.

Die letzten drei Konstanten sind für länger laufende Hintergrundprozesse gedacht; BUILD gibt es natürlich, weil RCP von einer Entwicklungsumgebung abstammt. In Eclipse wird diese Konstante für das Kompilieren im Hintergrund verwendet. Die Konstante DECORATE ist für Prozesse gedacht, die Berechnungen durchführen, auf deren Ergebnis der Nutzer in der Regel nicht wartet.

Wenn keine Priorität angegeben wird, verwendet das Framework automatisch LONG.

Ein anderer Aspekt eines Jobs ist die Darstellung für den Nutzer; dazu existieren die zwei Methoden setSystem() und setUser(). Beide Methoden beinflussen die Art, wie RCP den Job darstellt. Legen wir mit setUser(true) fest, dass es sich um einen Nutzer-Job handelt, präsentiert die Plattform ein Informationsfenster wie in **Abbildung 33.2**. Sind beide Bits false, dann zeigt die Plattform die Verarbeitung zwar an, allerdings wird nicht die Anzeige der Job-Liste geöffnet. Haben wir setSystem(true) gesetzt und das Nutzer-Bit ist false, so wird die Verarbeitung des Jobs bei Standardeinstellung dem Nutzer gar nicht gezeigt.

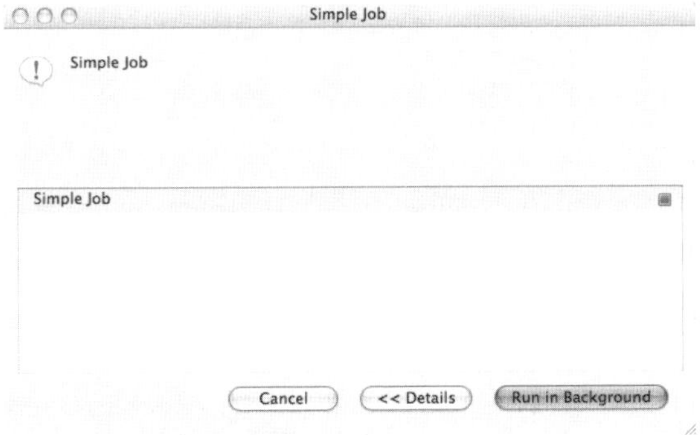

Abbildung 33.2: Informationsfenster für Jobs

Als Nächstes wollen wir uns anschauen, wie der Lebenszyklus eines Jobs abläuft. Bei seiner Erzeugung ist jeder Job im Zustand NONE. Wenn wir dem Scheduler den Job übergeben, wechselt er in den Zustand WAITING. Der Scheduler plant den Prozess ein. Dabei beachtet der Scheduler sowohl die Priorität als auch Blockierung durch andere Jobs, die die gleichen Ressourcen belegen. Die Nebenläufigkeit von Jobs erklären wir in

Kapitel 33.3. Wichtig ist es zu beachten, dass die Reihenfolge, in der die Jobs abgearbeitet werden, durch den Scheduler festgelegt wird. Es gibt keine Garantie, dass zwei Jobs, die hintereinander an den Scheduler gegeben werden, auch in dieser Reihenfolge starten. Auch die Priorität gewährleistet keine bestimmte Reihenfolge. Wenn zwei Jobs nacheinander gestartet werden sollen, so müssen wir das selber sicherstellen, zum Beispiel, indem einer der Jobs den anderen an den Scheduler übergibt.

Wenn der Scheduler einen Job zurückhalten muss, weil eine Ressource beispielsweise zur Zeit nicht zur Verfügung steht, dann versetzt er den Job in den Zustand SLEEPING. In dem Moment, in dem der Scheduler den Job startet, wird der Zustand auf RUNNING und am Ende der run()-Methode auf NONE gesetzt. Der Job wird auch in den Zustand NONE versetzt, wenn er aus den Zuständen SLEEPING oder WAITING durch Aufruf von cancel() oder vom Benutzer durch Klicken auf Cancel abgebrochen wird. **Abbildung 33.3** stellt den Lebenszyklus eines Jobs dar.

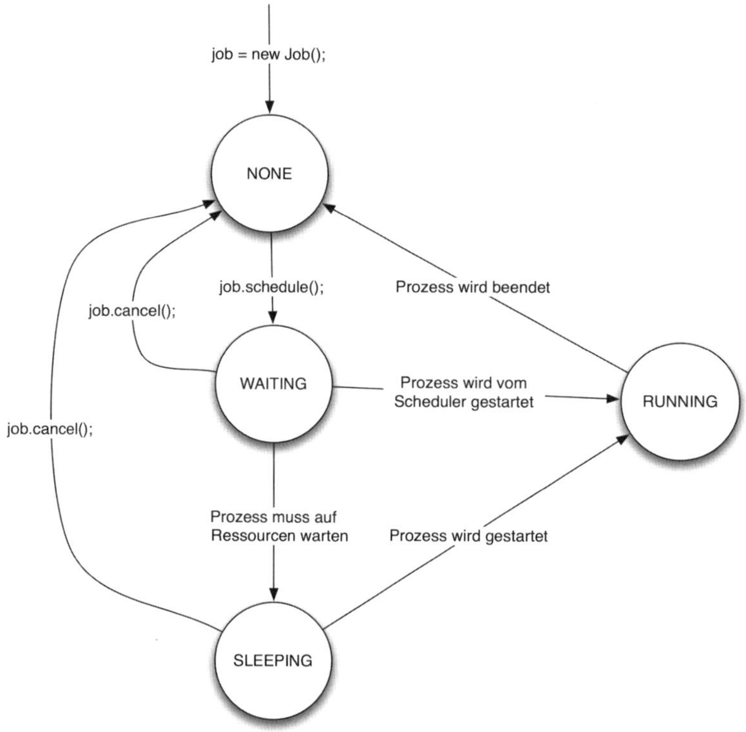

Abbildung 33.3: Lebenszyklus eines Jobs

Folgendes ist unbedingt zu beachten: Sobald die run()-Methode eines Prozesses gestartet wurde, kann die Plattform den Job nicht mehr selbständig anhalten. Stattdessen muss der Job das übernehmen, d.h. der Job muss innerhalb seiner run()-Methode mit Hilfe seines Monitors regelmäßig prüfen, ob ein Abbruch gewünscht wurde, und sich dann beenden.

Ein weiterer Aspekt bei der Arbeit mit Jobs ist, dass wir üblicherweise andere Teile des Programms informieren wollen, wenn ein Job beendet wurde. Im einfachsten Fall wollen wir einen Teil des Programms so lange blockieren, bis der Job beendet wurde. Diese synchrone Verarbeitung lässt sich mit der Methode join() der Job-Instanz bewerkstelligen. **Listing 33.2** zeigt, wie synchron auf das Ende eines Jobs gewartet werden kann.

```
Job job = new Job("Simple Job") {
 @Override
  protected IStatus run(IProgressMonitor monitor) {
        System.out.println("Job about to start");
   for (int i = 0; i < 100000000; i++) {
    if (i % 1000000 == 0) System.out.print('.');
   }
        System.out.println("Job about to finish");
   return Status.OK_STATUS;
  }
};
job.schedule();❶
System.out.println("Waiting for Job to finish");
job.join(); ❷
System.out.println("Continue to work");
```

Listing 33.2: Synchrones Ausführen eines Jobs

Die Ausgabe des Programms ist erwartungsgemäß:

```
Waiting for Job to finish
Job about to start
..........
Job about to finish
Continue to work
```

Die run()-Methode des Jobs ist recht offensichtlich. Nachdem der Job instanziiert wurde, wird er dem Scheduler übergeben ❶, und das Hauptprogramm fährt ganz normal mit der Abarbeitung fort. Die ersten Ausgabezeilen sind nebenläufig. Es wäre denkbar, dass der Job zuerst die Ausgabe erzeugt. Sobald der Aufrufer ❷ erreicht, blockiert er so lange, bis der Job abgearbeitet wurde. Die letzten zwei Zeilen können niemals in anderer Reihenfolge ausgegeben werden.

Es gibt einige kleine Subtilitäten, die wir unbedingt beachten müssen, wenn wir join() benutzen:

- Die Methode join() deklariert, dass eine Exception geworfen werden kann [1].

1. Wenn wir uns allerdings den betreffenden Quelltext von Eclipse ansehen, stellen wir fest, dass diese Exception niemals geworfen werden kann. Wir können den catch-Block also getrost leer lassen.

- Es gibt ein Risiko, durch join() eine Verklemmung (Deadlock) zu erzeugen. Wenn der Aufrufer eine Ressource blockiert, die der Job zur Ausführung benötigt, kommt es zu einem Deadlock.
- join() darf nicht innerhalb der run()-Methode des gleichen Objekts aufgerufen werden, denn das würde zwangsläufig zu einer Verklemmung führen.
- Wenn es sich um einen regelmäßigen Job handelt, dann blockiert join() nur bis zur nächsten Beendigung des Jobs.

Üblicherweise wollen wir aber nicht unbedingt mit join() den Aufrufer blockieren. Das gilt insbesondere, wenn wir einen Job aus dem UI-Thread starten, denn dann wäre die Benutzerschnittstelle blockiert, und es wäre nicht möglich, mit dem Programm zu interagieren.

Stattdessen können wir mit addJobChangeListener() Callback-Objekte bei unserem Job registrieren. Diese Objekte sind vom Typ IJobChangeListener und werden von einem Job immer dann informiert, wenn der Zustand geändert wurde. Üblicherweise verwenden wir aber nicht das Interface selbst – dann müssten wir alle Methoden implementieren. Stattdessen benutzen wir die Klasse JobChangeAdapter, die das Interface implementiert, und überschreiben nur die Methoden, die wir benötigen. **Listing 33.3** zeigt die Klasse JobChangeAdapter. Jede Methode des Interfaces wird von JobChangeAdapter leer implementiert. IJobChangeListener spezifiziert die folgenden Methoden:

- aboutToRun() wird aufgerufen, bevor der Scheduler den Job startet. Innerhalb dieser Methode ist es auch erlaubt, den Job abzubrechen, seine Priorität zu ändern oder ihn mit sleep() schlafenzulegen. Möglicherweise führt das auch dazu, dass der Job nicht gestartet wird.
- awake() wird ausgeführt, wenn ein schlafender Prozess für die Ausführung vorbereitet wird.
- Mit done() informiert der Job die Listener, dass die run()-Methode beendet wurde; entweder weil er regulär beendet oder abgebrochen wurde.
- Die Methode running() wird aufgerufen, wenn der Job gestartet wurde.
- Sobald der Prozess dem Scheduler übergeben wird, wird die Methode scheduled() aufgerufen.
- Wenn ein Job in der Warteschlange in den Zustand SLEEPING versetzt wird, werden die Listener durch die Methode sleeping() informiert.

```
public class JobChangeAdapter implements IJobChangeListener {
 public void aboutToRun(IJobChangeEvent event) { /*do nothing*/ }
 public void awake(IJobChangeEvent event) { /*do nothing*/ }
 public void done(IJobChangeEvent event) { /*do nothing*/ }
 public void running(IJobChangeEvent event) { /*do nothing*/ }
 public void scheduled(IJobChangeEvent event) { /*do nothing*/ }
 public void sleeping(IJobChangeEvent event) { /*do nothing*/ }
}
```

Listing 33.3: JobChangeAdapter

Mit Hilfe eines Listeners kann das Programm sehr präzise darüber informiert werden, in welchem Zustand sich ein Prozess befindet. Im Prinzip könnte man hier auch den Nutzer darüber informieren, allerdings gibt es dazu einen leichteren Weg.

Listing 33.4 zeigt ein Beispiel, in dem nach Beendigung des Jobs ein Informationsfenster geöffnet wird. Nachdem unsere run()-Methode ihre Berechnung beendet hat, prüfen wir, ob der Wert der Property IProgressConstants.PROPERTY_IN_DIALOG wahr ist ❶. Falls ja, ist der Dialog noch geöffnet und wir führen die run()-Methode einer Action aus. In unserem Fall öffnet diese run()-Methode ein Informationsfenster ❷. Sollte der Job im Hintergrund laufen, sorgen wir durch Setzen der Property IProgressConstants.KEEP_PROPERTY auf true dafür, dass der Eintrag des Jobs nach Beendigung nicht aus der Progress View entfernt wird. Außerdem soll der Nutzer die Möglichkeit haben, sich die Informationsbox anzuschauen, nachdem der Job abgeschlossen wurde. Dies geschieht wieder durch Setzen einer Property, in diesem Fall IProgressConstants.ACTION_PROPERTY ❸.

```
Job job = new Job("Simple Job") {
  @Override
   protected IStatus run(IProgressMonitor monitor) {
    monitor.beginTask("Count", 100);
    for (int i = 0; i < 100000000; i++) {// Job takes a while to complete ...
     if (i % 1000000 == 0) monitor.worked(1);
    }
    monitor.done();
    Boolean modal = (Boolean) getProperty(IProgressConstants.PROPERTY_IN_DIALOG); ❶
    if (modal != null && modal) { // The progress view is opened
     shell.getDisplay().asyncExec(new Runnable() {
      public void run() { getDoneAction().run(); }
     });
    } else { // The job has been sent to background
      setProperty(IProgressConstants.KEEP_PROPERTY, true);
      setProperty(IProgressConstants.ACTION_PROPERTY,getDoneAction());❷
    }
  return Status.OK_STATUS;
 }
 private Action getDoneAction() {
  return new Action("Job Status") {
   public void run() { MessageDialog.openInformation(shell, "Finished", ❸
       "Job completed.");}
   };
  }
};
job.setUser(true);
job.schedule();
```

Listing 33.4: Nach Beendigung eines Jobs ein Informationsfenster anzeigen

Eine Methode, die gelegentlich nützlich ist, ist belongsTo(). Die Standardimplementierung liefert für jede Eingabe den Wert false zurück. Wir überschreiben die Methode wie zum Beispiel in **Listing 33.5**.

```
@Override
public boolean belongsTo(Object family) {
  return "JMage".equals(family);
}
```

Listing 33.5: Nutzen der belongsTo()-Methode, um Jobs zu gruppieren

Jetzt können wir mit der Methode find() der Klasse JobManager alle Jobs suchen, die zu einer Familie gehören. In unserem Beispiel könnten wir mit Job.getJobManager().find("JMage") die Jobs sammeln, deren belongsTo()-Methode für "JMage" true liefert. Neben find() können auch die Methoden sleep(), wakeUp() und cancel() der JobManager-Klasse benutzt werden.

33.3 Nebenläufigkeit von Jobs

Hintergrundjobs laufen parallel ab, und damit müssen wir zwangsläufig auch über Nebenläufigkeit nachdenken:

- Benötigen wir exklusiven Zugriff auf eine Ressource? Typische Beispiele sind Änderungen an Dateien oder Datensätzen in einer Datenbank.
- Gibt es Teile im Programm oder Bibliotheken, die nicht multithreading-fähig sind?

Falls die Antwort „Ja" ist, müssen wir unseren Job davor schützen, parallel zu einem anderen Prozess zu laufen, der die gleichen Ressourcen oder Programmteile nutzt. Zu diesem Zweck stellt die Job-API zwei Mechanismen zur Verfügung: Locks und Scheduling-Rules.

Ein verhältnismäßig einfacher Weg ist die Verwendung von Locks. Der Job-Manager stellt eine Methode zur Verfügung, um Locks zu erzeugen. Der Manager stellt auch sicher, dass wenn ein Job einen Lock besitzt, kein anderer Prozess den Lock bekommt. Damit lassen sich recht einfach kritische Regionen verwirklichen, wie in **Listing 33.6** und **Listing 33.7** gezeigt wird.

```
final ILock lock = Job.getJobManager().newLock(); ❶
// final ILock lock = null;
SimpleJob job1 = new SimpleJob(".", lock);
SimpleJob job2 = new SimpleJob("#", lock);
job1.schedule();
job2.schedule();
```

Listing 33.6: Verwenden eines Locks

```
public class SimpleJob extends Job {
   private final ILock lock;
   private final String name;
   public SimpleJob(String name, ILock lock) {
      super(name);
      this.name = name;
      this.lock = lock;
   }
   @Override
   protected IStatus run(IProgressMonitor monitor) {
      for (int i = 0; i < 10; i++) {
         if (lock != null) lock.acquire();❷
         for (int j = 0; j < 100; j++) {
            System.out.print(name);
         }
         System.out.println();
         if (lock != null) lock.release();❸
      }
      return Status.OK_STATUS;
   }
}
```

Listing 33.7: Beispieljob zur Demonstration des Lockings

Das Beispiel zeigt einen einfachen exklusiven Zugriff auf eine Ressource, nämlich auf die Standardausgabe. In ❶ holen wir vom Job-Manager ein neues Lock. In älterer Literatur wird oft Platform.getJobManager() verwendet, um eine Referenz auf den JobManager zu bekommen. Seit Eclipse 3.3 ist diese Methode aber deprecated. In ❷ versucht der Prozess das Lock zu bekommen. Wenn ein anderer Prozess gerade in der kritischen Region arbeitet, blockiert der Aufruf lock.aquire so lange, bis der andere Prozess das Lock freigibt. Sobald der Prozess das Lock besitzt, arbeitet er exklusiv auf der Ressource. Anschließend wird das Lock in ❸ wieder freigegeben.

Achtung

Wir müssen unbedingt darauf achten, dass alle Prozesse, die die gleichen Ressourcen verwenden, auch identische Locks verwenden, ansonsten haben wir keinen garantiert exklusiven Zugriff. Wenn wir beispielsweise einen weiteren Job schreiben, der ohne das Lock zu verwenden auf der Standardausgabe schreibt, dann kann dieser Prozess das Ergebnis natürlich beeinflussen.

Abbildung 33.4 zeigt, wie die Ausgabe des Programms aussieht, wenn wir keinen Lock benutzen, d.h. wir übergeben null an den Konstruktor von SimpleJob.

```
........................................
........................................
........................................
........................................
............##............................
........................................
........................................
.....................#####################################...................
.......#
#########################.................................
........................................
###############
########################################
########################################
########################################
########################################
########################################
########################################
########################################
########################################
```

Abbildung 33.4: Ausgabe der Jobs ohne Verwendung eines Locks

Die beiden Jobs werden parallel ausgeführt. Der Scheduler kann jederzeit zwischen den beiden Jobs umschalten. Ganz anders sieht das Ergebnis aus, wenn wir einen Lock benutzen, wie **Abbildung 33.5** zeigt.

```
..........................................
..........................................
..........................................
..........................................
..........................................
..........................................
..........................................
..........................................
..........................................
##########################################
..........................................
##########################################
##########################################
##########################################
##########################################
##########################################
##########################################
##########################################
##########################################
##########################################
```

Abbildung 33.5: Ausgabe der Jobs mit Verwendung eines Locks

Die beiden Jobs werden zwar immer noch parallel ausgeführt und es wird auch noch innerhalb des Jobs umgeschaltet, wie man in der Mitte der Ausgabe sieht, aber die zwischen acquire() und release() liegende kritische Region wird vom Scheduler nicht unterbrochen.

Ein großes Problem bei der Verwendung von Locks ist, dass es zu sogenannten Deadlocks oder Verklemmungen kommen kann. Ein Deadlock tritt zum Beispiel auf, wenn zwei Prozesse mehrere Locks verwenden und diese in unterschiedlicher Reihenfolge akquirieren.

Stellen wir uns vor, zwei unterschiedliche Prozesse benötigen exklusiven Schreibzugriff auf zwei Dateien A und B. Der erste Prozess akquiriert Datei A, während der zweite Prozess Datei B blockiert. Hier kommt es zu einer Verklemmung: Keiner der Prozesse kann weiterarbeiten, da die benötigten Ressourcen belegt sind.

Die Job-API kann, sofern man keine anderen Lockingmechanismen als die von der API angebotenen verwendet, automatisch Verklemmungen auflösen. Dabei gibt einer der Prozesse seine Ressource wieder frei. Der Deadlock ist dadurch beseitigt; allerdings kann es passieren, dass die Prozesse nicht mehr korrekt arbeiten. Man sollte daher immer alle Locks zusammen akquirieren. Insbesondere darf man zwischen den einzelnen aquire()-Anweisungen keine Geschäftslogik schreiben.

Besser als die Verwendung von Locks eignen sich Scheduling-Regeln, um die Nebenläufigkeit zu steuern. Der Vorteil solcher Regeln ist, dass sie vorab bekannt sind. Der Scheduler kann daher die Jobs bereits vor der Ausführung so sortieren, dass sie sich nicht gegenseitig beeinflussen.

Scheduling-Regeln müssen das Interface ISchedulingRule der Job-API implementieren. Das Interface ist sehr einfach, wie **Listing 33.8** zeigt.

```
public interface ISchedulingRule {
  public boolean contains(ISchedulingRule rule);
  public boolean isConflicting(ISchedulingRule rule);
}
```

Listing 33.8: ISchedulingRule Interface

Die Methode isConflicting() vergleicht zwei Scheduling-Regeln miteinander und liefert true, wenn diese beiden Regeln im Konflikt zueinander stehen. Implementierungen müssen symmetrisch sein; wenn a.isConflicting(b) true ergibt, dann muss auch b.isConflicting(a) true liefern. Außerdem wird verlangt, dass isConflicting() reflexiv ist, d.h. a.isConflicting(a) soll true liefern. Wenn eine Regel über eine andere Regel nichts weiß, dann sollte isConflicting() standardmäßig false zurückliefern.

Die zweite Methode des Interfaces spiegelt wider, dass wir hierarchische Regeln aufbauen können. Eine Möglichkeit, das schnell und einfach zu realisieren, ist die Verwendung der Klasse MultiRule aus der API. MultiRule erlaubt es, Instanzen von ISchedulingRule durch die Methode combine() zu kombinieren. Auf diese Art können wir einfach sehr komplexe Regeln aufstellen.

Das Beispiel in **Listing 33.9** zeigt eine Regel, die wie ein Lock arbeitet. Wir erkennen, dass die wesentliche Eigenschaft der Regel ist, dass sie mit sich selber in Konflikt steht ❶. Wenn wir zwei Jobs die gleiche Instanz der MutexRule als Regel zuordnen, wird der Scheduler die beiden Jobs nicht nebenläufig, sondern hintereinander ausführen. **Listing 33.10** zeigt, wie man die Regel nutzt.

```
public class MutexRule implements ISchedulingRule {
  public boolean isConflicting(ISchedulingRule rule) { return rule == this; ❶ }
  public boolean contains(ISchedulingRule rule) { return rule == this; }
}
```

Listing 33.9: Einen Lock mit ISchedulingRule nachbauen

```
Job job1 = new MyJob1(); // irgendein beliebiger Job
Job job2 = new MyJob2(); // irgendein beliebiger Job
MutexRule rule = new MutexRule();
job1.setRule(rule);
job2.setRule(rule);
job1.schedule();
job2.schedule();
```

Listing 33.10: Verwenden der MutexRule

33.4 Monitor

Jeder Job besitzt einen Progress-Monitor, der zur Interaktion genutzt werden kann. Zum einen kann der Monitor von dem Job genutzt werden, um herauszufinden, ob der Nutzer den Job abbrechen will; zum anderen dient er dazu, der Plattform den Status des Jobs mitzuteilen.

Betrachten wir zunächst, wie ein Job den Monitor benutzt, um zu prüfen, ob eine Anfrage auf Abbruch vorliegt. Wir sollten immer darauf achten, dass wir während der Verarbeitung eines Jobs regelmäßig, wie zum Beispiel in ❶ überprüfen, ob die Methode isCanceled() des Monitors true liefert. In einem solchen Fall sollte die Berechnung abgebrochen werden. Eventuell ist es nötig, vor dem Beenden noch Aufräumarbeiten durchzuführen. Mit Status.CANCEL_STATUS steht ein default Rückgabeobjekt zur Verfügung, aber es besteht auch die Möglichkeit, ein eigenes Statusobjekt zu generieren.

```
Job job = new Job("Simple Job") {
 @Override
  protected IStatus run(IProgressMonitor monitor) {
        for (int i = 0; i < Integer.MAXINT; i++) {
         // Calculation step
         if (monitor.isCanceled()) { return Status.CANCEL_STATUS; } ❶
        }
   return Status.OK_STATUS;
  }
};
job.schedule();
```

Listing 33.11: Abbrechen eines Jobs

Man sollte Jobs, die zwingend erforderlich sind, als System-Jobs markieren, um den korrekten Betrieb des Programms zu gewährleisten. Solche Prozesse werden standardmäßig dem User nicht angezeigt.

Die zweite Funktion des Monitors ist es, der Plattform den Fortschritt des Jobs mitzuteilen, wie in **Listing 33.12** gezeigt wird. Zu Beginn wird die Methode beginTask() aufgerufen ❶. Die Parameter der Operation sind der Name des Tasks und eine Zahl, die die Anzahl der nötigen Schritte angibt. Bei jedem abgeschlossenen Verarbeitungsschritt gibt man dem Monitor die Information, dass ein Fortschritt erzielt wurde ❷. Der Prozentwert, den der Fortschrittsbalken anzeigt, ergibt sich aus der Summe der bisher abgeschlossenen Schritte, geteilt durch die Gesamtzahl der Schritte.

Zum Schluss teilen wir dem Monitor durch Aufruf der Methode done() in ❸ mit, dass der Job beendet wurde. Es hat sich bewährt, einen try-finally-Block zu verwenden, damit immer sichergestellt ist, dass done() aufgerufen wird.

```
Job job = new Job("Simple Job") {
  @Override
   protected IStatus run(IProgressMonitor monitor) {
         monitor.beginTask("Loop", 300); ❶
         try {
          for (int i = 0; i < 150; i++) {
      for (int j = 0; j < 1000000; j++) {
       // do some work
      }
      monitor.worked(2); ❷
     }
         }
         finally {
     monitor.done();❸
         }
    return Status.OK_STATUS;
   }
};
```

Listing 33.12: Fortschritt mit einem ProgressMonitor überwachen

Monitore können auch geschachtelt werden. Wenn wir einen Subtask abarbeiten wollen, können wir diesem Task einen eigenen, frischen Monitor geben. Ein solcher frischer Monitor ist eine Instanz von SubProgressMonitor. Der Konstruktor bekommt als Parameter einen übergeordneten Monitor und die Anzahl an Schritten, die von dem Subtask abgearbeitet wird.

Monitore werden übrigens nicht nur für Jobs benötigt. Im Zusammenhang mit der grafischen Nutzerschnittstelle gibt es verschiedene Stellen in der RCP, wo Monitore verwendet werden; zum Beispiel in Dialogen und Wizards, aber auch bei Save-Operationen von Editoren.

33.5 Verweise

[1] Bloch: Effective Java Programming Language Guide. Addison-Wesley, 2006

Es gibt noch eine Reihe weiterer Spezialartikel zum Thema Jobs:

[2] Valenta: On the Job: The Eclipse Jobs API
http://www.eclipse.org/articles/Article-Concurrency/jobs-api.html

[3] Ölwing: How to Correctly and Uniformly Use Progress Monitors
http://www.eclipse.org/articles/Article-Progress-Monitors/article.html

[4] Friese: Arbeit für alle, Eclipse Magazin Vol. 4, Software & Support Verlag, 2005

Teil 5

Anhang

Wir haben nun die wichtigsten Techniken bei der Entwicklung von Rich Clients mit der Eclipse Rich Client Platform vorgestellt und demonstriert, wie eine komplette Anwendung zu einem Produkt weiterentwickelt und über das Internet ausgerollt werden kann. Wir haben auch tiefergehende Dinge wie das Eclipse DataBinding und die Job-API behandelt.

In diesem letzten Teil wollen wir einige Themen behandeln, die nicht unmittelbar mit der RCP-Entwicklung zu tun haben.

Dabei möchten wir zum Beispiel zeigen, wie man Unit-Tests bei der RCP-Entwicklung einsetzt, aber auch etwas „Exotisches" wie die Rich Ajax Platform vorstellen.

34 Unit-Tests

Zur Qualitätssicherung der erstellten Software sind Tests unerlässlich, und zwar schon während der Entwicklung. Test-Automatisierung sorgt dafür, dass das Entwicklerteam zu jedem Zeitpunkt einen Überblick über die Funktionalität des bisher erstellten Codes hat, ganz im Sinne eines agilen Softwareentwicklungsprozesses. Zu diesem Zweck wurden zahlreiche Frameworks entwickelt. Eins der bekanntesten ist sicher das JUnit-Framework, mit dem auf einfache Weise für kleine Programmteile („Units") automatisierte Tests erstellt werden können.

Wir können hier keine Einführung in JUnit geben und setzen das Framework als bekannt voraus. Wem JUnit noch kein Begriff ist, der findet unter [1] einen leichten Einstieg, z.B. das JUnit Cookbook. Nachdem man dann etwas Erfahrung mit diesem Framework gesammelt hat, kann man mit diesem Kapitel fortfahren[1].

Mit Hilfe von Unit-Tests sollen kleine Code-Einheiten getestet werden, unabhängig vom gesamten Code-Paket. Im einfachsten Fall handelt es sich um eine oder wenige beteiligte Klassen, die lediglich eine virtuelle Maschine zum Ablauf brauchen. Dies betrifft bei unserer Beispielanwendung die Modell-Klassen, und so konnten wir unsere Software-Units dort recht einfach mit automatisierten Tests versehen, was durch Eclipse auch sehr gut unterstützt wird.

Leider ist die Sache nicht immer so einfach, denn oft ist für die Funktionalität des Codes eine bestimmte Laufzeitumgebung notwendig. So kann etwa ein Servlet nur in einem Servlet-Container ablaufen, oder eine Datenbankverbindung ist notwendig. Viele Entwickler haben sich Gedanken gemacht, um auch für solche Fälle automatisierte Tests zu ermöglichen. Auch hier ist die erste Adresse [1].

In Fall der RCP-Entwicklung ist ein großer Teil des Codes nur auf einer gestarteten Plattform lauffähig, z.B. die GUI-Komponenten, aber auch das Eclipse FileSystem. Daher kommen wir mit „einfachen" JUnit-Tests nicht weiter. Dies haben die Eclipse-Entwickler natürlich erkannt, und daher bietet die Eclipse-Umgebung eine Möglichkeit an, um JUnit-Tests auch für Klassen zu ermöglichen, die die Eclipse-Plattform benötigen – „PDE Junit".

Normalerweise laufen JUnit-Tests in einer Klasse TestRunner des JUnit-Pakets ab. Beim PDE-JUnit-Test wird eine komplette Eclipse-Instanz in einer eigenen VM gestartet, in der dann die Tests ablaufen. Der Entwickler erstellt wie gewohnt JUnit-Tests für seine Klassen und startet den Test über das Kontextmenü mit dem Eintrag „Run as | JUnit Plug-in Test", woraufhin eine spezielle Run-Konfiguration für den Test erzeugt wird.

---

1. Wer im Gegensatz zu uns meint, Software-Tests seien Sache des Users, kann dieses Kapitel auch komplett auslassen…

34.1 Im Schnellverfahren

Zuerst wollen wir möglichst schnell einen lauffähigen Test erzeugen. Versuchen wir es einmal mit einem neu angelegten RCP-Projekt. Wir erstellen mit dem Project-Wizard ein neues RCP-Projekt namens net.jmage.tip.singleview und wählen als Template „RCP application with a View". Wir wählen im Package-Explorer die Datei View.java aus und öffnen den Assistenten für die Erstellung eines neuen JUnit-Test-Case (im Kontextmenü der Klasse View.java). Im ersten Dialog werden wir aufgefordert, JUnit 3 (oder 4) zum Klassenpfad hinzuzufügen. Dies können wir natürlich machen, es wird aber nicht ausreichen, da die PDE lediglich die explizit aufgeführten Dependencies berücksichtigt. Im nächsten Dialog wählen wir als zu testende Methode getTitle() im Abschnitt WorkbenchPart aus, um zu sehen, ob unsere View den richtigen Titel hat. Nach einem Klick auf Finish haben wir in unserem Paket net.jmage.tip.singleview die neue Testklasse ViewTest.java.

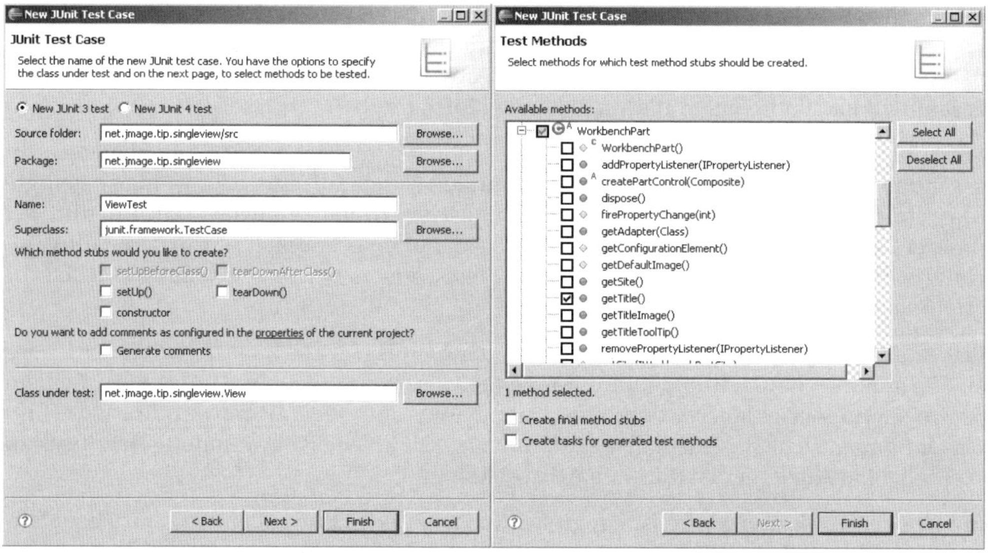

Abbildung 34.1: Ein neuer JUnit-Test wird erstellt

Als Nächstes müssen wir das JUnit-Plug-in in unsere Dependencies eintragen. Wir erinnern uns: Es nutzt nichts, Pakete einfach in den Build-Pfad aufzunehmen, da die RCP sich nicht dafür interessiert. Je nach Geschmack kann man JUnit in der Version 3 oder 4 verwenden. Und wahrscheinlich haben wir in unserer Zielplattform das JUnit-Plug-in noch gar nicht vorliegen, da dies hier unser erster Test ist. Wir gehen also wie folgt vor:

1. Wir kopieren das JUnit-Plug-in Version 3 oder 4 in unser Target-Plug-in-Verzeichnis (es handelt sich um die Ordner org.junit_3.8.2. oder org.junit4_4.3.1).
2. Nicht vergessen: Wir aktualisieren in Windows | Preferences | Plug-in Development | Target Platform mit dem Reload-Knopf die Liste der Plug-ins.
3. In den Dependencies fügen wir das JUnit-Plug-in hinzu.

Etwaige Compile-Fehler sollten nun verschwunden sein.

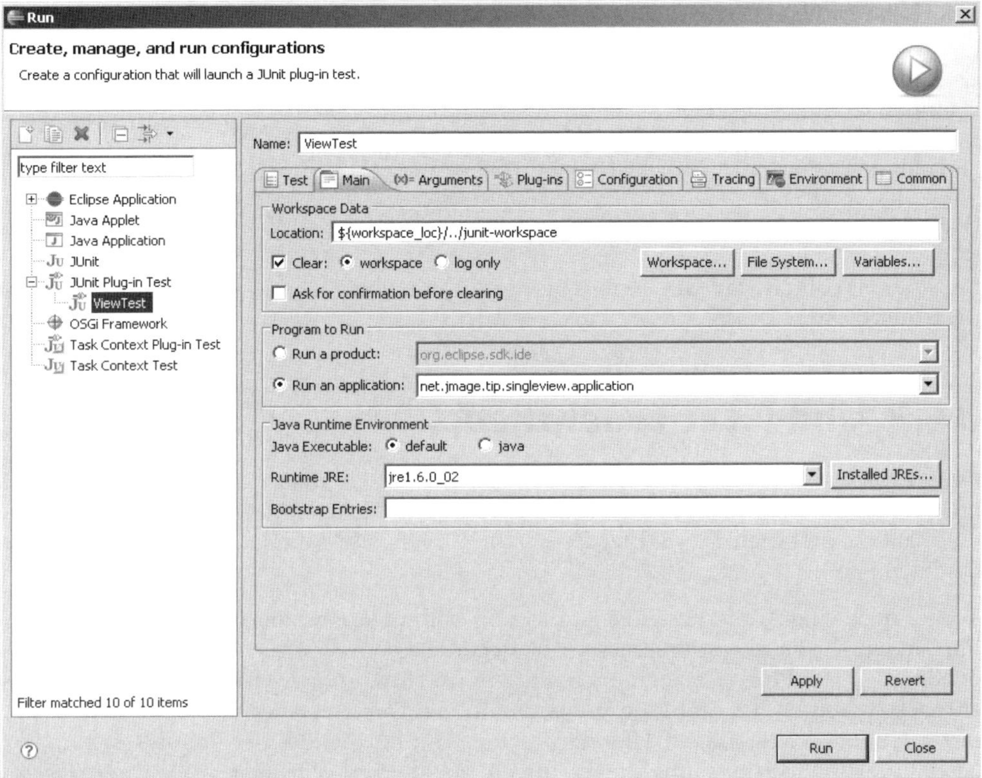

Abbildung 34.2: Anpassung der Testkonfiguration

Nun müssen wir nur noch den Test starten. Es existiert dazu im Kontextmenü von TestView.java der Punkt Run As | JUnit Plug-in Test, mit dem eine neue Runtime-Konfiguration erstellt wird. Wenn wir diese starten, wird es erst einmal einen Fehler geben; die ausgegebene Fehlermeldung hilft nicht wirklich weiter. Das Problem ist, dass zu unserem Plug-in-Test eine Applikation gestartet werden soll; die voreingestellte Konfiguration ist aber eine Eclipse Workbench (org.eclipse.ui.ide.workbench).

Wir müssen die Laufzeitkonfiguration ändern, so dass unsere Applikation gestartet wird. Wir öffnen den Run Dialog und wählen im Abschnitt Main des JUnit Plug-in Test View Test den Radio Button Run an application sowie in der Drop-down-Liste daneben unsere Anwendung net.jmage.tip.singleview.application.

Starten wir nun den Test, so dauert es eine ganze Weile, bis eine neue Eclipse-Instanz startet und der Test abläuft. Nachdem er mit der Meldung „Not yet implemented" gescheitert ist, wird die Applikation wieder geschlossen.

Wir schreiben jetzt einen einfachen Test (**Listing 34.1**), der den Titel der einzigen View der Applikation überprüft (und machen uns über die Sinnhaftigkeit dieses, lediglich als Beispiel gedachten Tests, keine weiteren Gedanken).

```
public void testGetTitle() {
    IWorkbenchPage page =
PlatformUI.getWorkbench().getActiveWorkbenchWindow().getActivePage();
    IViewReference[] viewReferences = page.getViewReferences();
    assertEquals("View",viewReferences[0].getTitle());
}
```

Listing 34.1: Kein besonders tiefgründiger Test...

Bei einem erneuten Start des Tests wird die Applikation gestartet und unser Test erfolgreich ausgeführt.

34.2 Und jetzt ordentlich...

Das ganze Verfahren ist nicht wirklich schnell. Wer nach dem Prinzip „Code a little, test a little" arbeitet, muss viel Geduld aufbringen, denn neben der VM wird gleich die ganze Applikation gestartet. Das kostet Zeit und Nerven. Der Ablauf lässt sich aber etwas beschleunigen.

Vorher noch eine Anmerkung: Es ist nicht besonders sauber, die Test-Klassen im selben Plug-in wie die zu testenden Klassen abzulegen. Besser ist es, zu jedem Plug-in ein dazu gehörendes Test-Plug-in zu erzeugen. Plug-in und Test können dann zusammen weiterentwickelt werden. Im Test-Plug-in werden in den Dependencies das JUnit- und das zu testende Plug-in eingetragen. Hier wird es nun knifflig; die Idee der Plug-ins ist es ja, nur bestimmte Erweiterungspunkte nach außen freizugeben. Wir aber wollen mit unseren Tests direkt an interne Funktionalitäten herangehen. Wir gehen wie folgt vor:

1. Wir erstellen ein neues Plug-in-Projekt namens net.jmage.tip.singleview.test.
2. Wir fügen in den Dependencies net.jmage.tip.singleview und JUnit hinzu.
3. Wir erstellen wieder unsere Testklasse TestView mit der einfachen Testmethode testGetTitle().
4. Wir erstellen eine neue Laufzeitkonfiguration „JUnit Plug-in Test" namens ViewTestConfiguration.
5. In der Karte Test geben wir als Projekt „net.jmage.tip. singleview.test" und als Testklasse „net.jmage.tip.singleview.test.TestView" ein.
6. In der Karte Main wählen wir wieder Run an application und in der Drop-down-Liste unser zu testendes Plug-in „net.jmage.tip.singleview.application".
7. In der Karte Plug-ins entfernen wir alle Plug-ins, die nicht benötigt werden. Wir wählen aus der Drop-Down-Liste „Launch with: selected plug-ins below only" und entfernen die Häkchen von allen Einträgen mit Deselect All. Dann markieren wir unser Test-Plug-in net.jmage.tip.singleview.test und drücken dann „Add Required Plug-ins"

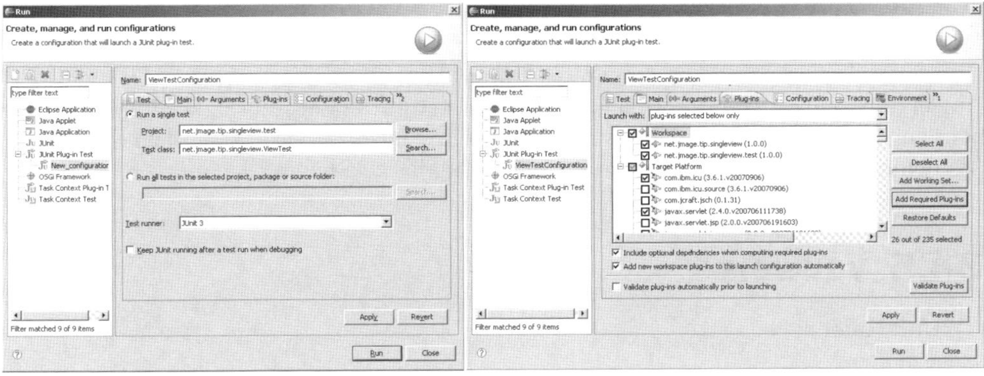

Abbildung 34.3: Einrichten der neuen Testkonfiguration

Das sieht schon viel besser aus! Eine Menge Plug-ins werden nämlich für den Test gar nicht gebraucht. Wenn wir nun die Laufzeitkonfiguration starten, so läuft alles sehr viel schneller ab. Unser Applikationsfenster ist nur für einen Sekundenbruchteil zu sehen, bevor das Testresultat angezeigt wird. Dieses Vorgehen wird noch wesentlich wichtiger, wenn die Applikation aus sehr vielen Plug-ins besteht.

Um nun professionell automatisiert zu testen, gruppiert man zusammengehörende Tests wie gewöhnlich in Test-Suiten und erstellt entsprechende Laufzeitumgebungen mit jeweils unterschiedlichen benötigten Plug-ins. Bei geschickter Programmierung lassen sich die jeweiligen Abhängigkeiten reduzieren und somit die Testlaufzeiten stark verringern. Es ist sogar möglich, Tests für RCP-Komponenten zu schreiben, die keine GUI-Komponenten benötigen, wie etwa das EFS. In diesem Fall wählt man in der Laufzeitumgebung als Applikation „[No Application] - Headless Mode".

Besondere Sorgfalt muss man auch beim Auf- und Abbau der Testumgebung walten lassen, d.h. bei den Methoden setUp() und tearDown() des Unit-Tests. Diese sind dafür zuständig, zu Beginn eines Tests eine genau definierte Testumgebung vorzubereiten und nach dem Test wieder abzubauen. Diese Funktionalität baut man am besten in spezielle Klassen (sog. Fixtures) ein. Mehr dazu findet man bei [2].

34.3 Tests der grafischen Oberfläche

Das hier vorgestellte Verfahren betraf reine Komponententests. Für automatisierte Tests der Oberfläche, also etwa das Füllen von Textfeldern und Drücken von Knöpfen, findet man im Internet einige Tools (wie auch für den Test von Weboberflächen). Hier soll vor allem das OpenSource-Tool Abbot [3] erwähnt werden, das man bei Sourceforge findet. Es enthält einige Erweiterungen von JUnit, mit denen SWT-Anwendungen getestet werden können.

34.4 Zusammenfassung

Unit-Tests sind aus der Software-Entwicklung kaum noch wegzudenken. Da eine RCP-Anwendung ein laufendes Framework voraussetzt, sind einige zusätzliche Schritte beim Start von Unit-Tests notwendig. Da der Start des Frameworks Zeit kostet, ist eine geschickte Bündelung der Test hilfreich, da dann weniger Plug-ins geladen werden müssen.

34.5 Verweise

[1] JUnit Homepage
www.junit.org

[2] Beck, Gamma: Contributing to Eclipse. Principles, Patterns, and Plug-ins. Addison Wesley, 2003, Kapitel 12 online
http://today.java.net/today/2004/02/02/ch12Eclipse.pdf

[3] Abbot bei Sourceforge
http://sourceforge.net/projects/abbot/

[4] Das Eclipse Test-Framework
http://dev.eclipse.org/viewcvs/index.cgi/org.eclipse.test/testframework.html

35 Rich Ajax Platform

Es existieren zahlreiche Web-Applikations-Frameworks, die es ermöglichen sollen, aus „normalem" Java-Code auf einfache Weise Webanwendungen zu generieren, ohne den mühsamen Weg über Java Server Pages, Faces oder Template Engines gehen zu müssen.

Die Rich Ajax Platform (RAP) verspricht, RCP-Anwendungen mit geringem Aufwand webfähig zu machen. Ein Großteil der GUI-Komponenten wie Perspektiven und Views werden durch entsprechend generierte HTML-Seiten ersetzt, die dann in Webbrowsern dargestellt werden können. Die Kommunikation mit dem Server wird dabei durch Ajax erledigt.

35.1 Das RAP-Plug-in

Das RAP-Projekt hat eine eigene Homepage bei Eclipse [1]. Dort können auch einige Live-Beispiele getestet werden, z.B. eine Mail-Applikation.

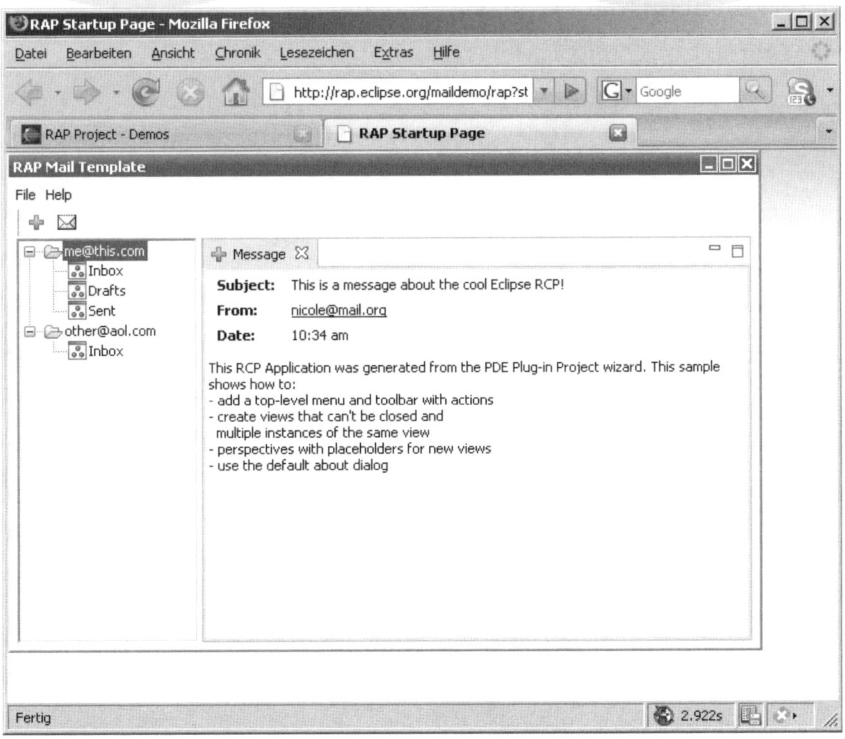

Abbildung 35.1: Die Mail-Demo-Applikation auf der RAP-Homepage

Um die Rich Ajax Platform benutzen zu können, lädt man das entsprechende Plug-in von der Update-Seite in seine Eclipse-IDE [2]. Zusätzlich lädt man von der Download-Seite das Target-Paket, das dann später als Zielplattform für die Entwicklung dient. Beides ist auf der Website vorhanden. Da RCP und RAP denselben Namensraum verwenden, müssen die Zielplattformen getrennt werden. Wie ein Target eingerichtet und für die Entwicklung angegeben wird, haben wir in Kapitel 1.3 beschrieben. Wir entpacken unser Target-Paket in das Verzeichnis eclipse_rap und stellen unsere Eclipse-Präferenzen entsprechend ein.

Nach der Installation und dem Neustart von Eclipse sehen wir auf dem Begrüßungsbildschirm das neue RAP-Tool. RAP kommt komplett mit einigen Demos, ausführlicher Online-Hilfe und Cheat-Sheets, so dass man schnell zu seiner RAP-Anwendung kommt.

35.2 Die RAP-Demo-Anwendung

Das RAP-Target-Paket enthält eine Beispielanwendung, die man wie folgt in seine Entwicklungs-Umgebung kopiert:

1. File | Import | Plug-ins and Fragments öffnet den Import-Assistenten.
2. Die Target Platform sollte schon korrekt sein; wir markieren den Radio-Button „Projects with source folders".
3. Im nächsten Dialog wählen wir das Plug-ing org.eclipse.rap.demo aus.

Danach sollte die Eclipse-Umgebung wie folgt aussehen:

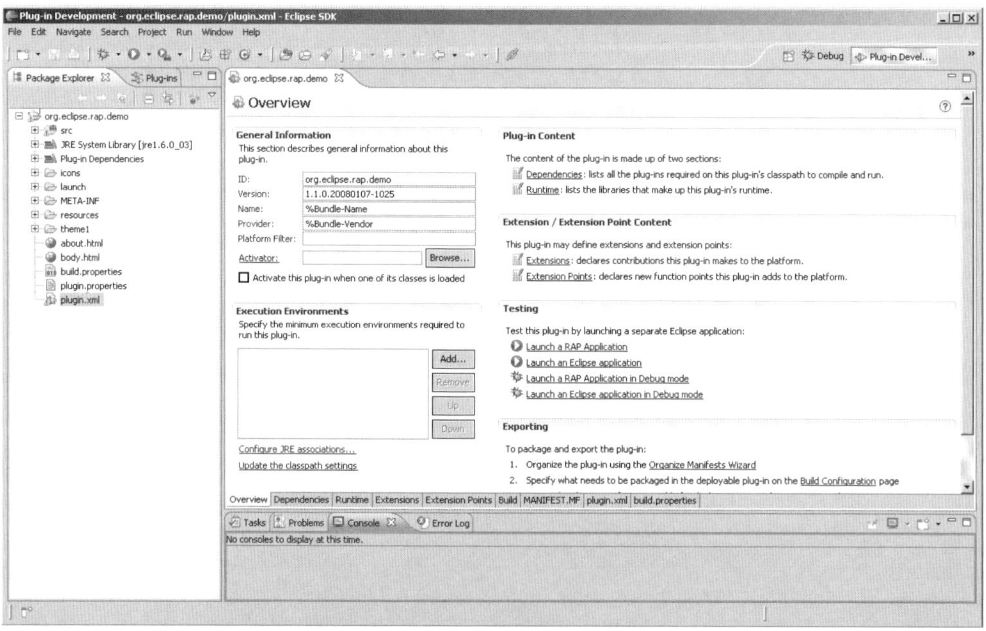

Abbildung 35.2: Die erweiterte Umgebung der RAP

Auffallend sind die zwei neuen Links im Bereich Testing des Plug-in-Editors

- Launch a RAP application
- Launch a RAP application in Debug mode

Nach Klick auf den ersten Link öffnet sich ein Auswahlfenster, in dem uns zwei Applikationen angeboten werden. Diese beiden Anwendungen finden wir im Verzeichnis „launch" im Package Explorer wieder. Wählen wir die Anwendung „RAP Workbench Demo", so öffnet sich nach einiger Zeit ein Browserfenster in unserer Eclipse-IDE mit der Webanwendung, die natürlich auch in einem externen Browser lauffähig ist.

Die grafische Oberfläche macht einen sehr ansprechenden Eindruck. Wir haben so spezielle Elemente wie Menüs mit Untermenüs, Tabulatoren, Views, Icons usw., alles Elemente, die wir aus unserem SWT-Baukasten kennen. Die Webanwendung erinnert sehr stark an eine RCP-Anwendung. Auch die Größe der Views kann wie gewohnt geändert und die gesamte Workbench verschoben werden. Wir können zwischen Perspektiven wechseln und Dialogfenster öffnen sich auf Knopfdruck.

Die Oberflächenelemente reagieren sehr schnell, ohne dass die Seite neu aufgebaut werden muss. Hierfür sorgt die Ajax-Komponente. Der hinter der Website verborgene HTML-Code ist sauber formatiert. Dabei enthält das Demo-Projekt nicht eine Zeile HTML-Code oder JavaScript.

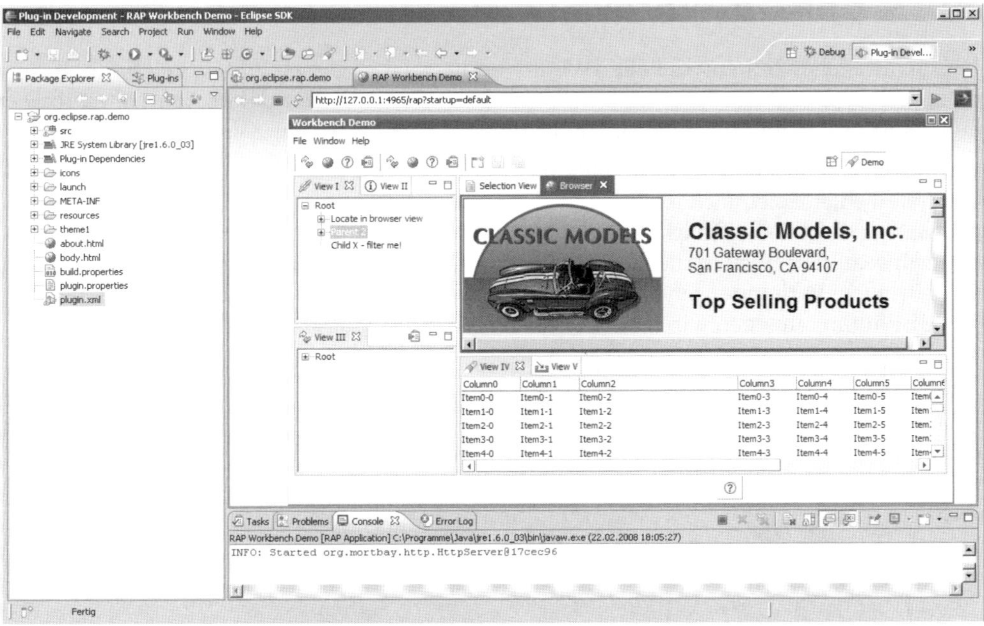

Abbildung 35.3: Die RAP-Demo-Anwendung in der IDE

Übrigens ist mit dem RAP-Paket gleich eine Servlet-Engine mitgeliefert worden. Wie man der Konsolenausgabe entnehmen kann, handelt sich dabei um Jetty, der für unsere Entwicklungszwecke völlig ausreicht.

```
osgi> 06.02.2008 15:51:16 org.mortbay.http.HttpServer doStart
INFO: Version Jetty/5.1.x
06.02.2008 15:51:16 org.mortbay.util.Container start
INFO: Started org.mortbay.jetty.servlet.ServletHandler@b4be3d
06.02.2008 15:51:16 org.mortbay.util.Container start
INFO: Started HttpContext[/,/]
06.02.2008 15:51:16 org.mortbay.http.SocketListener start
INFO: Started SocketListener on 0.0.0.0:2691
06.02.2008 15:51:16 org.mortbay.util.Container start
INFO: Started org.mortbay.http.HttpServer@2db19d
```

Wie können nun Plug-ins innerhalb des Servers laufen? Die OSGi-Implementierung von Eclipse („Equinox") ist vollständig in einem Servlet-Container lauffähig; die entsprechenden Plug-ins finden wir in der Target-Installation. Damit ist die Verbindung zur Webwelt geschaffen.

Lassen sich nun alle RCP-Applikationen so einfach in Webanwendungen konvertieren? Dies ist sicher nicht möglich, denn nicht alle Widgets des SWT haben Entsprechungen in der Browserwelt. Versuchen wir es mit einer einfachen RCP-Anwendung.

35.3 Der Dateibrowser als Webanwendung

Unsere im ersten Teil entwickelte Webanwendung ist etwas zu umfangreich, um hier in eine RAP-Anwendung konvertiert zu werden. Wir benutzen daher den Dateibrowser aus dem Kapitel über das Eclipse FileSystem.

Wenn wir es in unsere neu eingestellte IDE importieren, erhalten wir erst einmal sehr viele Compile-Fehler. So einfach ist die Welt also nicht. Sehen wir in den Dependencies nach, so finden wir dort Fehlermarkierungen bei den Plug-ins org.eclipse.core.filesystem und org.eclipse.ui. Ein Blick in das Verzeichnis Plug-in der Zielplattform zeigt uns, dass beide Plug-ins nicht vorhanden sind. Die zwei benötigten EFS-Plug-ins fügen wir einfach hinzu; das UI-Plug-in hingegen wird bei RAP durch org.eclipse.rap.ui.workbench ersetzt.

Selbst danach finden wir in EfsAdapterFactory noch einige Fehler, da die Klassen ImageFactory und Program nicht gefunden werden. Wir ignorieren diese Probleme einfach und entfernen diesen Teil. Wir verzichten damit auf die programmspezifischen Icons. Nun sollten keine Compile-Fehler mehr vorhanden sein.

```
public ImageDescriptor getImageDescriptor(Object object) {
if(! (object instanceof IFileStore) ) return null;
  IFileStore file = (IFileStore)object;
  if (file.fetchInfo().isDirectory())
      return AbstractUIPlugin.imageDescriptorFromPlugin("net.jmage.tip.browser",
  return AbstractUIPlugin.imageDescriptorFromPlugin
    ("net.jmage.tip.browser","icons/file.png"   );
}
```

Listing 35.1: Unsere neue Routine in EfsAdapterFactory.java

Der nächste Schritt besteht in der Anpassung der Start-Routine. RCP-Anwendungen werden durch Klassen vom Typ IApplication gestartet; genauer gesagt legen die Erweiterungspunkte org.eclipse.core.runtime.applications die Einstiegspunkte in die Anwendungen fest. Bei RAP sind dafür die Erweiterungspunkte org.eclipse.rap.entrypoint zuständig. Wir entfernen im Plug-in-Editor die Erweiterung applications und fügen den entrypoint hinzu. Wir geben dem notwendigen Feld „parameter" den Wert „default". Bei einer RAP-Anwendung sind mehrere Einstiegspunkte möglich, die durch dieses Feld beschrieben werden. Diese Einstiegspunkte können dann durch einen URL-Parameter angegeben werden in der Form

```
<host>:<port>/rap?startup=<entrypointname>
```

Ohne Parameter wird der Default-Punkt benutzt.

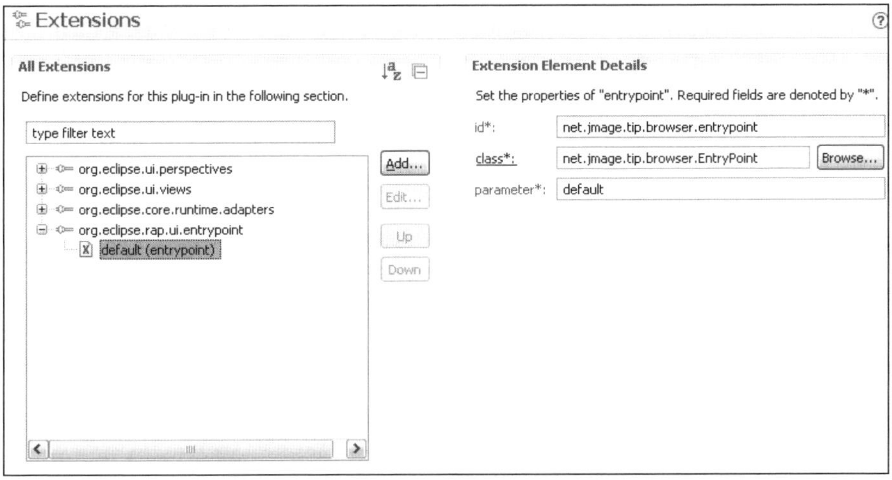

Abbildung 35.4: Der Einstiegspunkt der Applikation wird festgelegt

In der Klasse EntryPoint erzeugen wir wie gewohnt das SWT-Display und liefern es der RAP-Umgebung zurück; eine dispose()-Methode ist nicht notwendig.

```
public class EntryPoint implements IEntryPoint {
  public Display createUI() {
    Display display = PlatformUI.createDisplay();
    PlatformUI.createAndRunWorkbench(display, new ApplicationWorkbenchAdvisor());
    return display;
  }
}
```

Schließlich müssen wir zum Start noch eine Laufzeitkonfiguration vom Typ „RAP Application" anlegen. Hier sind etliche Einstellungen vorzunehmen. Am einfachsten ist es, erst einmal die Laufzeitkonfiguration der Demo-Applikation zu verwenden. Hier wählt man dann in der Karte „Bundles" das Plug-in net.jmage.tip.browser aus und fügt mit „Add Required Bundles" alle benötigten Bundles hinzu.

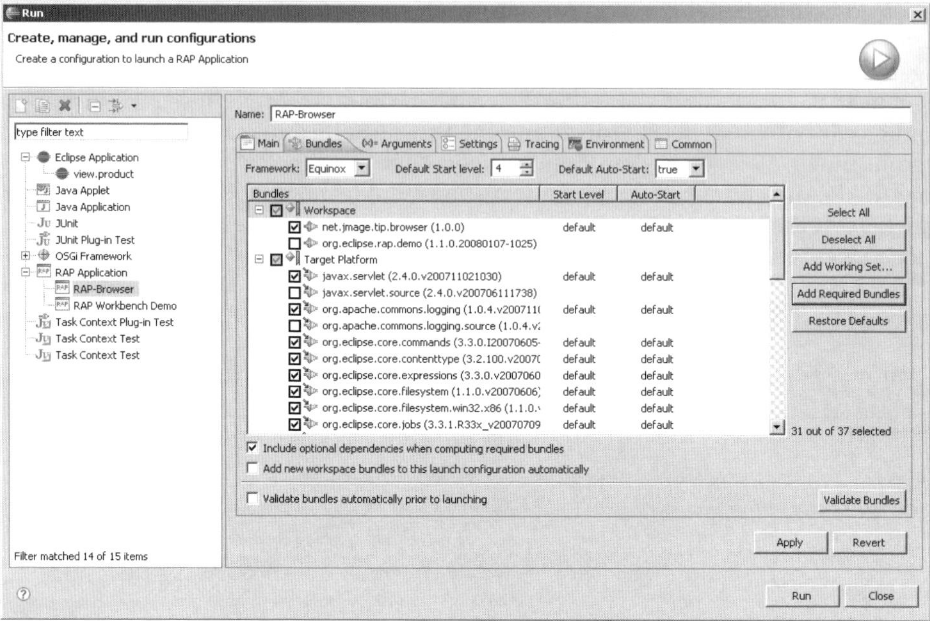

Abbildung 35.5: Die Konfiguration unseres Browsers als RAP-Anwendung

Nach dem Start der Anwendung ist unser Dateibrowser nun auch im Webbrowser zu bewundern.

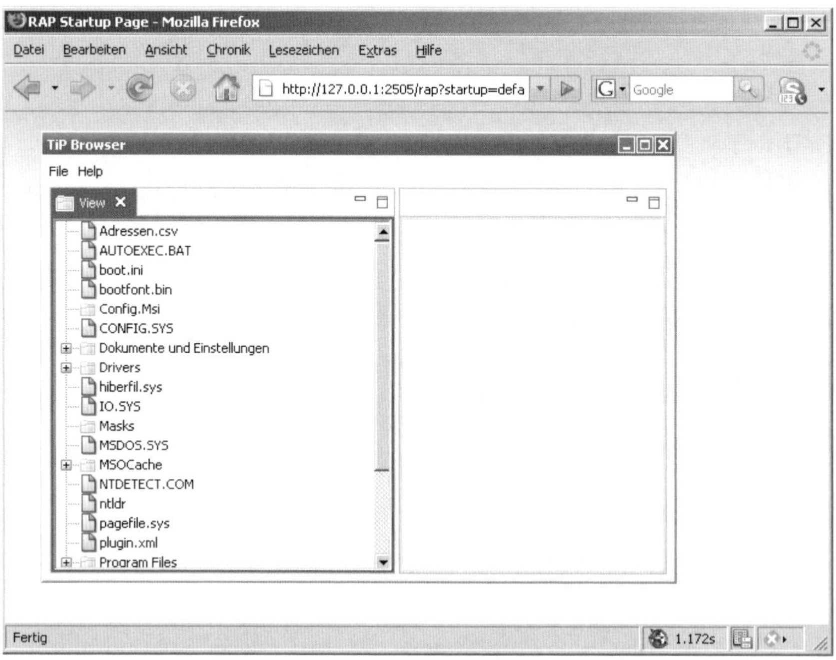

Abbildung 35.6: Unsere RCP-Anwendung nun auch im Browser

35.4 Wie RAP arbeitet

Wie schon erwähnt, ist Equinox, Eclipses OSGi-Framework, in einer Servlet-Engine lauffähig, und damit alle Plug-ins. Als Eintrittspunkt dient nun keine Implementierung von IApplication mehr, sondern eine Implementierung von IEntryPoint, die das SWT-Display erzeugt und dem RAP-Framework übergibt.

Die SWT-Widgets werden – soweit möglich – durch HTML-Widgets ersetzt. Dazu dient das RWT, das RAP Widget Toolkit, das auch für die Event-Verarbeitung zuständig ist. Für den Benutzerkomfort dient Ajax, so dass nicht bei jeder Aktion die komplette Seite neu aufgebaut werden muss. Stattdessen wird die Oberfläche durch JavaScript-Statements bei Bedarf neu dargestellt.

Allerdings kann man nicht erwarten, dass das gesamte SWT-Paket jemals komplett übertragen werden kann. Gerade bei großen RCP-Anwendungen sind daher umfangreiche Konvertierungsarbeiten notwendig. Zudem müssen natürlich die Besonderheiten von Webanwendungen berücksichtigt werden, allen voran die Multi-User-Fähigkeiten. Dies kann einem das Framework nicht abnehmen.

35.5 Themen

Ein zusätzliches Feature bietet RAP noch durch Einsatz von Themes, womit das Look&Feel der Anwendungen angepasst werden kann. Während man bei RCP eigentlich nahe beim Aussehen des Betriebssystems bleiben möchte, zumal sich hinter den SWT-Methoden meist native Routinen verstecken, kann man durch Austausch des Themes das Aussehen in gewissen Grenzen durch eine Properties-Datei anpassen. In der Beispielanwendung findet man eine solche im Ordner theme1. Auch das Thema muss als Extension deklariert werden:

```
<extension
    id="net.jmage.tip.browser.themes"
    point="org.eclipse.rap.ui.themes">
  <theme
      id=" net.jmage.tip.browser.defthemes"
      name="Default Theme"
      file="theme/default.properties"/>
</extension>
```

35.6 Anmerkungen

Für wen ist die Rich Ajax Platform gedacht? Eigentlich wollten wir ja mit der Rich Client Platform fort von den Webanwendungen, zurück zum Desktop. Wer andererseits ein Framework für Webanwendungen sucht, das ihm die Erstellung von HTML- und JavaScript-Code abnimmt und rein auf Java setzt, ist mit anderen Frameworks wie etwa dem Google Web Toolkit besser bedient. Es macht wenig Sinn, sich für die Erstellung einer Webanwendung zuerst in die RCP-Technologie samt SWT und JFace einzuarbeiten, um dann während der Entwicklung darauf zu achten, nur die vom RWT unterstützten Widgets zu verwenden.

Steht man allerdings vor der Aufgabe, eine RCP-Anwendung für das Web migrieren zu müssen, ist RAP sicher einen Blick wert.

35.7 Zusammenfassung

Die Rich Ajax Platform stellt eine Möglichkeit dar, fertige RCP-Anwendungen im Browser lauffähig zu machen. Allerdings wird nur ein Teil des SWTs unterstützt, so dass zum Teil erhebliche Modifikationen notwendig sind.

Für das RAP ist eine Erweiterung der Eclipse-IDE notwendig; zudem muss eine eigene Zielplattform installiert werden, die auf den RAP-Plug-ins basiert.

35.8 Verweise

[1] *http://www.eclipse.org/rap/*

[2] *http://download.eclipse.org/technology/rap/update-site*

36 OSGi

Mit dem Release von Eclipse 3.0 im Jahr 2004 wurden viele Teile der Plattform stark überarbeitet. Unter anderem wurde OSGi als Komponentenmodell ausgewählt.

Die OSGi Alliance [1] wurde 1999 gegründet, um eine Java-basierte Serviceplattform zu entwickeln. Diese Plattform sollte das Management des Lebenszyklus von Anwendungen ermöglichen, modular aufgebaut sein und das Registrieren von Services unterstützen.

OSGi spezifiziert die Plattform, implementiert diese aber nicht direkt. Inzwischen gibt es eine Anzahl von Implementierungen, und die OSGi Alliance bietet die Möglichkeit der Zertifizierung. Eine Open-Source-Implementierung ist Equinox, und diese wuchs aus dem Eclipse-Projekt durch die Entwicklung von 3.0. Seit 3.1 wird Eclipse auch mit einer eigenständigen OSGi-Implementierung ausgeliefert [2].

In diesem Kapitel werden nur die wichtigsten Konzepte kurz angerissen. Wer sich tiefer mit OSGi beschäftigen möchte, bekommt mit [3] einen guten Überblick.

36.1 Eclipse und OSGi

Da Eclipse nicht von Anfang an mit OSGi implementiert wurde, ist die Terminologie nicht immer konsistent. Zum Beispiel werden Plug-ins in OSGi als Bundles bezeichnet. Innerhalb von Eclipse können wir diesen Unterschied aber ignorieren und Bundles und Plug-ins als äquivalent betrachten. Die API wird auch Schritt für Schritt umgestellt – die Methode Platform.getPlugin() ist als deprecated markiert, während die Methode Platform.getBundle() mit Eclipse 3.0 eingeführt wurde.

Bei der Eclipse-Programmierung sollten wir das OSGi-Framework auf der gleichen Ebene sehen wie die Java-API, nur dass das OSGi-Framework für das Komponentenmodell zuständig ist. Auf dieser Ebene managt das Framework die einzelnen Plug-ins, stellt für jedes Plug-in einen Classloader zur Verfügung, löst die Klassenpfade auf und vieles mehr.

Wenn wir RCP-Anwendungen entwickeln, brauchen wir eigentlich nicht viel über OSGi zu wissen. Allerdings kann man doch manchmal Probleme bekommen, die man durch bessere Kenntnisse des Frameworks lösen kann – das trifft besonders auf Probleme mit dem Classloading zu, wenn konventioneller Java-Code mit in ein Projekt eingebunden wird. Da beispielsweise jedes Plug-in einen eigenen Classloader hat, kann es beim Einsatz von Reflection zu Problemen kommen. Equinox kann auch ohne RCP als Komponenten-Framework für Java-Applikationen, insbesondere Server-Anwendungen, genutzt werden.

36.2 OSGi-Konsole

Wenn man Eclipse den Parameter -console beim Starten mit auf den Weg gibt (z.B. durch das Editieren des Shortcuts unter Windows), dann hat man zur Laufzeit eine Konsole zur Verfügung, über die man interaktiv mit dem OSGi-Kern kommunizieren kann, um das laufende System zu inspizieren. Man kann sich die Details einzelner Bundles anzeigen lassen, Probleme diagnostizieren, usw.

36.3 Versionierung

Bundles werden durch Name und Versionsnummer identifiziert. Der Name ändert sich nie, und das Schema der Versionsnummer ist genau definiert und besteht aus bis zu vier Teilen, durch Punkt getrennt. Die vier Teile sind:

- Major – Unterschiede in der erste Nummer weisen auf signifikante Änderungen hin, die Rückwärts-Kompatibilität möglicherweise ausschließt.
- Minor – Unterschiede in der zweiten Nummer müssen Rückwärts-Kompatibilität zur älteren Version garantieren, können aber in der neueren Version neue Funktionalitäten enthalten.
- Service – Unterschiede in der dritten Nummer weisen auf Bug-Fixes hin oder Änderungen in der Implementierung, jedoch keine nach außen sichtbaren Veränderungen.
- Qualifier – der letzte Teil muss keine Nummer sein und hat auch keine feste Bedeutung. Um die korrekte Reihenfolge zu identifizieren, wird alphanumerische Sortierung vorgenommen.

Im Manifest (META-INF/MANIFEST.MF) können nun in der Referenzierung bestimmte Versionen gefordert werden. Am einfachsten ist es, gar keine bestimmte Version zu fordern, indem kein Versions-Qualifizierer angegeben wird, wie im Folgenden gezeigt:

```
Manifest-Version: 1.0
Bundle-ManifestVersion: 2
Bundle-Name: TodoManager Plug-in
Bundle-SymbolicName: net.jmage.tip.todo;singleton:=true
Bundle-Version: 1.0.0
Require-Bundle: org.eclipse.core.runtime ❶
```

Der Eintrag ❶ „Require-Bundle“ zeigt nur den Namen des geforderten Bundles, aber keine Version. Jedes Bundle mit diesem Namen wird akzeptiert.

Alternativ kann ein bestimmtes Intervall von Versionen angegeben werden. Dabei bedeuten eckige Klammern inklusive und runde Klammern exklusive, also zum Beipiel:

```
Require-Bundle: org.eclipse.core.runtime;bundle-version=[3.3.0,4.0.0)
```

In diesem Fall wird jede Version 3.3 und höher akzeptiert, aber nicht mehr Version 4.0 und höher.

36.4 Verweise

[1] OSGi Framework Homepage
http://www.osgi.org/

[2] Eclipse Equinox Projekt Homepage
http://eclipse.org/equinox/

[3] Bartlett: A Comparison of Eclipse Extensions and OSGi Services
http://www.eclipsezone.com/articles/extensions-vs-services/

A Die Autoren

Heiko Sippel

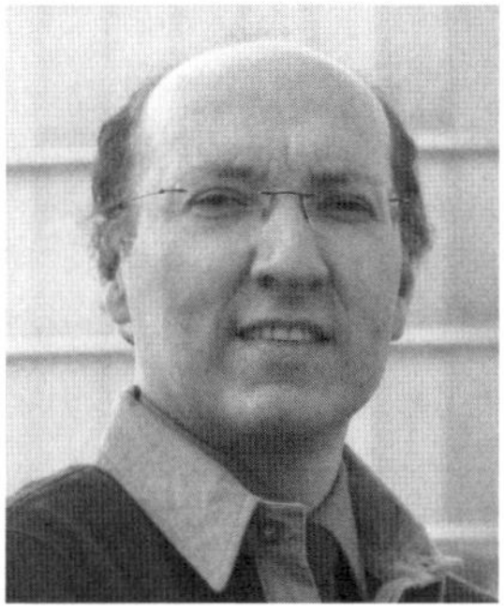

Heiko Sippel ist seit über 20 Jahren in der objektorientierten Software-Entwicklung tätig. Bereits während seines Studiums der Mathematik und Physik an der Heinrich-Heine-Universität Düsseldorf gründete er mit Kommilitonen ein Softwarehaus, das Programme für mittelständische Unternehmen produzierte.

Mitte der 90er Jahre wechselte er in die Medizin-Informatik, wo er sich mit internetgestützten Multicenter-Studien beschäftigte und zum ersten Mal mit Java arbeitete. Aus dieser Zeit stammen erste Veröffentlichungen sowie Vorträge auf internationalen Kongressen.

Danach folgten Anstellungen bei einem großen Telekommunikationsunternehmen sowie einer Großbank, bevor er sich als freier IT-Berater im Bereich Java/Java EE selbstständig machte. Seitdem unterstützt er Unternehmen bei Planung und Durchführung von Projekten. Im Zuge seiner Promotionsarbeit beschäftigt er sich mit statischer Code-Analyse und abstrakter Interpretation.

Mit djinn.it betreibt er eine IT-Akademie in Düsseldorf, wo er seine langjährigen Erfahrungen in Großprojekten weitergibt. Schwerpunkte sind OO-Methoden, Prozesse, Java und natürlich RCP.

Jens Bendisposto

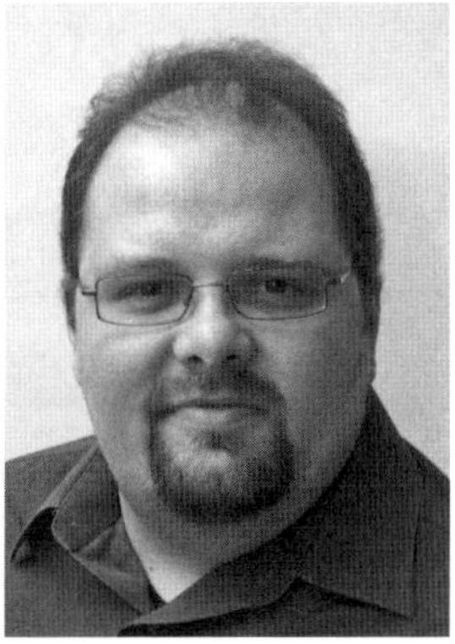

Jens Bendisposto hat vor seinem Informatikstudium an der Heinrich-Heine-Universität Düsseldorf als Entwickler und später als CTO in einem deutschen Start-up-Unternehmen gearbeitet. Im Jahr 2004 hat er sich entschlossen, ein Studium zu beginnen, das er im Jahr 2007 mit dem Master of Science abgeschlossen hat. Seit 2005 arbeitet er am Lehrstuhl für Softwaretechnik und Programmiersprachen. Seit Anfang 2008 ist er wissenschaftlicher Mitarbeiter. Während seines Studiums hat er sich mit der Integration von Werkzeugen für formale Methoden in die Eclipse-basierte RODIN Plattform beschäftigt. Außerdem beschäftigt sich Jens Bendisposto mit Werkzeugen zur Compilergenerierung in Java, in diesem Zusammenhang hat er ein Zusatzkapitel für die deutsche Ausgabe des Drachenbuchs (Compiler. Prinzipien, Techniken und Tools von Aho, Lam und Sethi, 2. Auflage, 2008) über den Parsergenerator SableCC geschrieben. Im Rahmen einer durch die DFG geförderten Forschungsarbeit beschäftigt er sich mit der Effizienzsteigerung von Modelcheckern durch Parallelisierung und Heuristiken, die durch abstrakte Interpretation gewonnen werden.

Michael Jastram

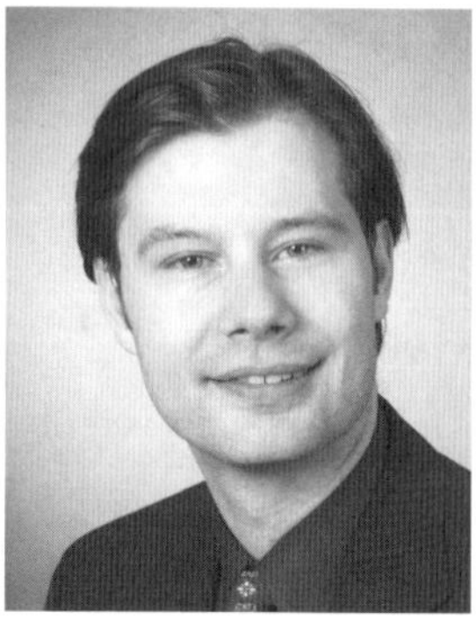

Schon lange vor dem Abschluss seines Doppelstudiums mit einem Dipl.-Ing. der Universität Hamburg und einem Master of Science des Massachussetts Institute of Technology (MIT) im Jahre 1997 war Michael Jastram in der Software-Entwicklung tätig. Bereits 1996 begann er sich mit Java zu beschäftigen und setzte sein Wissen seitdem in diversen US-amerikanischen Jungunternehmen als Software-Ingenieur und -Architekt ein.

2005 kehrte er nach Deutschland zurück und leitete als Manager die Software-Division der HOOD-Group, einer auf Anforderungsmanagement ausgerichteten Unternehmensberatung. In diesem Jahr gründete er auch die Düsseldorfer Java User Group (rheinjug.de), die regelmäßig Fachvorträge organisiert und sich inzwischen gut etabliert hat.

Seit 2008 ist er wissenschaftlicher Mitarbeiter der Universität Düsseldorf und arbeitet an seiner Promotion. Der Schwerpunkt seiner Forschungsarbeiten bezieht sich auf Requirements Engineering im Kontext von formalen Methoden, die er im Rahmen des von der EU finanzierten DEPLOY-Projektes durchführt. Nebenher ist er nach wie vor als freier Berater tätig.

Stichwortverzeichnis

H

I

J

K

L

M

N

O

P

R

S

T

U

V

W

Z